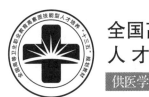

全国高等卫生职业教育高素质技能型
人才培养"十三五"规划教材

供医学检验技术等专业使用

临床实验室管理

主　编　吴阿阳　李树平

副主编　李庆华　徐文鑫　严家来

编　者　（以姓氏笔画为序）

王　静　重庆三峡医药高等专科学校

李树平　湖南医药学院

李庆华　岳阳职业技术学院

杨惠聪　福建医科大学附属漳州市医院

严家来　安徽医学高等专科学校

吴阿阳　福建医科大学附属漳州市医院

张　涛　郑州铁路职业技术学院

张兴旺　甘肃省人民医院

周　琳　益阳医学高等专科学校

徐文鑫　漳州卫生职业学院

高海闽　福建医科大学附属漳州市医院

华中科技大学出版社

http://www.hustp.com

中国·武汉

内 容 简 介

本书是全国高等卫生职业教育高素质技能型人才培养"十三五"规划教材。

本书共有十六章,包括绪论,临床实验室设计与布局、人员管理、仪器设备管理与试剂的管理、安全管理、质量管理体系,检验前、检验中、检验后质量管理,计量溯源性和测量不确定度,临床实验方法评价,检验项目临床效能评价,循证检验医学,床旁检验及其质量控制,临床实验室认可,临床实验室信息系统。

本书可供医学检验等专业学生使用。

图书在版编目(CIP)数据

临床实验室管理/吴阿阳,李树平主编. —武汉:华中科技大学出版社,2017.1(2025.1重印)
全国高等卫生职业教育高素质技能型人才培养"十三五"规划教材. 药学及医学检验专业
ISBN 978-7-5680-2302-3

Ⅰ.①临…　Ⅱ.①吴…　②李…　Ⅲ.①医学检验-实验室管理-高等职业教育-教材　Ⅳ.①R446

中国版本图书馆 CIP 数据核字(2016)第 261136 号

临床实验室管理　　　　　　　　　　　　　　　　　　　　　　　　　吴阿阳　李树平　主编
Linchuang Shiyanshi Guanli

策划编辑:陈　鹏
责任编辑:陈　鹏　余　琼
封面设计:原色设计
责任校对:刘　竣
责任监印:周治超
出版发行:华中科技大学出版社(中国·武汉)　　　电话:(027)81321913
　　　　　武汉市东湖新技术开发区华工科技园　　　邮编:430223
录　排:华中科技大学惠友文印中心
印　刷:武汉科源印刷设计有限公司
开　本:880mm×1230mm　1/16
印　张:14.5
字　数:470 千字
版　次:2025 年 1 月第 1 版第 9 次印刷
定　价:38.00 元

全国高等卫生职业教育高素质技能型人才培养"十三五"规划教材（药学及医学检验专业）

编委会

前 言

QIANYAN

本书编写的宗旨是：适应现代化检验医学科学及技术的发展趋势和 21 世纪医学检验教育的需要，以适应高职院校医学检验专业学生的培养目标的要求。其编写思路：突出基本理论、基本知识、基本技能，方便教学；突出"全面、系统、先进和实用"的特点。尽管我国近年来对临床实验室做了许多探讨和研究，出台了相关管理办法，对临床实验室管理的发展有很大的推动作用，但是目前大多数临床实验室管理水平与发达国家相比还存在较大差距。2006 年我国颁布的《医疗机构临床实验室管理办法》，对实验室的流程、设备、安全、人员，以及检验前、中、后的管理和信息化提出了明确要求，是医疗机构规范实验室管理的最重要依据。

本书共分十六章。分别介绍了临床实验室管理的定义和功能，以及我国临床实验室管理的相关规定；临床实验室的人员管理、技术管理和安全管理；检验前、检验中、检验后质量管理的要求；临床实验室质量管理有关的检测系统、溯源及不确定度和临床检验方法评价的理论和方法；有关临床实验室认可和实验室信息化管理，并根据 ISO 15189 条例和临床实验室管理办法介绍了具体的要求、方法、设施和流程。

本书内容丰富、通俗易懂，可供医学检验技术及相关专业学生或检验工作者参考使用。在章前对学习内容的侧重点提供指导，在章后对本章进行小结，并提供能力测试题目，为学生深入学习和研究指出了方向。

本书编者们均从事临床检验管理工作或检验专业教学工作多年，他们总结多年的工作和教学经验，查阅了大量国内外资料，认真编写、不断修改，做出了很大的努力，希望有助于学生对临床实验室管理内容的学习和理解。

由于水平和经验有限，书中难免有遗漏或不足，敬请各位读者提出宝贵意见。

编者

目 录

MULU

第一章　绪论　　　　　　　　　　　　　　　　　　　　　　　　　　　／ 1
　第一节　临床实验室的定义、分类、功能和工作准则　　　　　　　　　／ 1
　第二节　临床实验室管理的内容及特性　　　　　　　　　　　　　　　／ 4
　第三节　我国临床实验室质量管理的要求和进展　　　　　　　　　　　／ 5
第二章　临床实验室设计与布局　　　　　　　　　　　　　　　　　　　／ 8
　第一节　临床实验室设计的主要内容　　　　　　　　　　　　　　　　／ 8
　第二节　临床实验室的总体布局　　　　　　　　　　　　　　　　　　／ 12
　第三节　特殊实验室设计　　　　　　　　　　　　　　　　　　　　　／ 14
第三章　临床实验室人员管理　　　　　　　　　　　　　　　　　　　　／ 20
　第一节　临床实验室人员特点　　　　　　　　　　　　　　　　　　　／ 20
　第二节　临床实验室人员培养与管理　　　　　　　　　　　　　　　　／ 22
第四章　临床实验室仪器设备管理与试剂的管理　　　　　　　　　　　　／ 27
　第一节　临床实验室仪器设备的管理　　　　　　　　　　　　　　　　／ 27
　第二节　临床实验室试剂的管理　　　　　　　　　　　　　　　　　　／ 32
　第三节　临床实验室用水的管理　　　　　　　　　　　　　　　　　　／ 36
　第四节　临床实验室耗材的管理　　　　　　　　　　　　　　　　　　／ 38
第五章　临床实验室安全管理　　　　　　　　　　　　　　　　　　　　／ 41
　第一节　概述　　　　　　　　　　　　　　　　　　　　　　　　　　／ 41
　第二节　安全操作规范　　　　　　　　　　　　　　　　　　　　　　／ 49
　第三节　临床实验室生物安全风险评估　　　　　　　　　　　　　　　／ 50
　第四节　临床实验室生物安全防护　　　　　　　　　　　　　　　　　／ 54
　第五节　临床实验室其他安全管理　　　　　　　　　　　　　　　　　／ 63
第六章　临床实验室质量管理体系　　　　　　　　　　　　　　　　　　／ 66
　第一节　临床实验室质量管理体系概述　　　　　　　　　　　　　　　／ 66
　第二节　临床实验室质量管理体系的建立　　　　　　　　　　　　　　／ 68
　第三节　质量管理体系文件　　　　　　　　　　　　　　　　　　　　／ 71
　第四节　临床实验室的操作规程　　　　　　　　　　　　　　　　　　／ 73
　第五节　质量管理体系的运行与改进　　　　　　　　　　　　　　　　／ 77
第七章　检验前质量管理　　　　　　　　　　　　　　　　　　　　　　／ 82
　第一节　检验前质量管理概述　　　　　　　　　　　　　　　　　　　／ 82
　第二节　生物变异和患者状态对检验结果的影响　　　　　　　　　　　／ 83
　第三节　检验申请　　　　　　　　　　　　　　　　　　　　　　　　／ 86
　第四节　标本的采集、传送与保存　　　　　　　　　　　　　　　　　／ 87
　第五节　检验前质量保证措施　　　　　　　　　　　　　　　　　　　／ 90
第八章　检验中质量管理　　　　　　　　　　　　　　　　　　　　　　／ 92
　第一节　统计质量控制基础　　　　　　　　　　　　　　　　　　　　／ 92
　第二节　室内质量控制　　　　　　　　　　　　　　　　　　　　　　／ 95

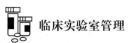

　　第三节　质量控制方法的设计与应用　　　　　　　　　　　/ 104
　　第四节　室间质量评价　　　　　　　　　　　　　　　　　/ 110
第九章　检验后质量管理　　　　　　　　　　　　　　　　　　/ 114
　　第一节　检验结果的审核与发放　　　　　　　　　　　　　/ 114
　　第二节　检验后标本的储存　　　　　　　　　　　　　　　/ 117
　　第三节　检验结果的查询　　　　　　　　　　　　　　　　/ 118
　　第四节　咨询服务　　　　　　　　　　　　　　　　　　　/ 118
第十章　计量溯源性和测量不确定度　　　　　　　　　　　　　/ 123
　　第一节　主要术语定义及有关概念　　　　　　　　　　　　/ 123
　　第二节　临床检验中的计量学溯源性　　　　　　　　　　　/ 126
　　第三节　测量不确定度　　　　　　　　　　　　　　　　　/ 129
第十一章　临床实验方法评价　　　　　　　　　　　　　　　　/ 132
　　第一节　实验方法的分级　　　　　　　　　　　　　　　　/ 132
　　第二节　分析性能及其评价方法　　　　　　　　　　　　　/ 133
　　第三节　定性实验方法的评价　　　　　　　　　　　　　　/ 140
第十二章　检验项目临床效能评价　　　　　　　　　　　　　　/ 143
　　第一节　检验项目临床效能评价的内容和意义　　　　　　　/ 143
　　第二节　检验项目临床效能评价的研究设计　　　　　　　　/ 145
　　第三节　检验项目临床效能评价方法　　　　　　　　　　　/ 146
　　第四节　提高检验项目诊断效率的方法　　　　　　　　　　/ 150
第十三章　循证检验医学　　　　　　　　　　　　　　　　　　/ 152
　　第一节　循证医学　　　　　　　　　　　　　　　　　　　/ 152
　　第二节　循证检验医学　　　　　　　　　　　　　　　　　/ 154
第十四章　床旁检验及其质量控制　　　　　　　　　　　　　　/ 157
　　第一节　床旁检验概述　　　　　　　　　　　　　　　　　/ 157
　　第二节　我国快速血糖仪的床旁检验质量管理　　　　　　　/ 161
第十五章　临床实验室认可　　　　　　　　　　　　　　　　　/ 164
　　第一节　实验室认可　　　　　　　　　　　　　　　　　　/ 164
　　第二节　合格评定和实验室认可的发展　　　　　　　　　　/ 166
　　第三节　实验室认可体系　　　　　　　　　　　　　　　　/ 167
　　第四节　实验室认可活动及相关标准　　　　　　　　　　　/ 168
第十六章　临床实验室信息系统　　　　　　　　　　　　　　　/ 174
　　第一节　临床实验室信息系统基本概念　　　　　　　　　　/ 174
　　第二节　临床实验室信息系统的功能特点　　　　　　　　　/ 176
附录　　　　　　　　　　　　　　　　　　　　　　　　　　　/ 184
　　附录 A　中华人民共和国传染病防治法　　　　　　　　　　/ 184
　　附录 B　微生物和生物医学实验室生物安全通用准则　　　　/ 193
　　附录 C　病原微生物实验室生物安全管理条例　　　　　　　/ 197
　　附录 D　医疗机构临床实验室管理办法　　　　　　　　　　/ 205
　　附录 E　中华人民共和国献血法　　　　　　　　　　　　　/ 208
　　附录 F　医疗机构临床用血管理办法　　　　　　　　　　　/ 210
　　附录 G　医疗卫生机构医疗废物管理办法　　　　　　　　　/ 214
　　附录 H　全国艾滋病检测工作管理办法　　　　　　　　　　/ 218
　　附录 I　医疗机构临床基因扩增检验实验室管理办法　　　　/ 223
参考文献　　　　　　　　　　　　　　　　　　　　　　　　　/ 226

第一章 绪 论

学习目标

掌握:临床实验室的定义和工作准则。

熟悉:临床实验室的作用和功能。

了解:临床实验室负责人的能力要求;政府部门对临床实验室的质量管理要求。

第一节 临床实验室的定义、分类、功能和工作准则

一、临床实验室的定义

国际标准化组织 ISO 15189 把临床实验室(clinical laboratory)或医学实验室(medical laboratory)定义为:以诊断、预防、治疗人体疾病或评估人体健康为目的,对取自人体的标本进行生物学、微生物学、免疫学、化学、血液免疫学、血液学、生物物理学、细胞学、病理学或其他检验的实验室,它可以对所有与实验研究相关的方面提供咨询服务,包括对检验结果的解释和对进一步的检验提供建议。上述检验还包括对各种物质或微生物进行判定、测量或描述存在与否的操作。如果只是收集或制备标本的机构,以及标本邮寄或分发中心,不能够被当做临床实验室;尽管法医鉴定实验室、科研实验室实验对象也包括取自人体的标本,但其检测目的不符合临床实验室定义,并不属于医学实验室范畴。虽然在我国病理科是完全独立的部门,依据国际标准化组织的定义也属于临床实验室。根据这个定义我们认为,我国各级医院的检验科就是 ISO 15189 所说的医学实验室或临床实验室,所以,我国各级医疗机构的检验科就应该以 ISO 15189 为质量管理的标准。

我国临床实验室存在于医疗、采供血、疾控、卫生检疫等各种机构中。

(1)综合性医院:综合性医院的检验科由于规模大,开展项目齐全,是我国临床实验室存在的主要形式。

(2)各种专科医院所:如妇幼医院、肿瘤医院、传染病院等所属临床实验室,除开展常规检验项目外,还着重开展与专科需要相关的检查项目。

(3)采供血机构:包括血液中心、中心血站、采浆站所属临床实验室,负责献血人员的血液质量和病原微生物检测。

(4)疾病预防与控制中心从事人体健康检查的临床实验室。

(5)卫生检疫部门从事出入境人员健康检查的临床实验室。

(6)独立的临床检验所、体检中心所属的临床实验室。

上述检验还包括用于判定、测量或描述各种物质或微生物存在与否的操作。临床实验室可以提供其检查范围内的咨询服务,包括对结果的解释和为进一步的适当检查提供建议。

二、临床实验室的分类

在医院的临床实验室主要有检验科、输血科、病理科等几种类型。

医院的检验科根据实验方法的不同可分为以下几种。

（1）临床血液、体液学：对全血、血浆、血清及其他体液组成成分进行检测。

（2）临床生物化学：临床生物化学是在人体正常的生物化学代谢基础上，研究疾病状态下，对生物化学病理性变化的基础理论和相关代谢物的质与量的改变进行检测，从而为疾病的临床实验诊断、治疗监测、药物疗效和预后判断、疾病预防等方面提供信息和决策依据的一门学科。

（3）临床免疫学：主要研究免疫系统造成的疾病，或是其他医疗导致的免疫系统产生的病变，根据抗原抗体特异反应对血液、体液、组织中正常和异常成分的检测。

（4）临床微生物学：对检测的微生物进行培养、分离鉴定、药物敏感试验。

（5）临床分子生物学：从分子水平上研究生命现象物质基础的学科。研究细胞成分的物理、化学性质和变化，以及这些性质和变化与生命现象的关系，如遗传信息的传递，基因的结构、复制、转录、翻译、表达调控和表达产物的生理功能，以及细胞信号的转导等。

（6）细胞遗传学：研究细胞中染色体遗传规律的学科。着重研究细胞中染色体的起源、组成、变化、行为和传递等机制及其生物学效应。

实验室的服务除提供一个定量或定性的检验报告外，还应重点体现在对检验项目的选择和检验结果的解释上，也可以就下一步的实验选择和治疗方法进行讨论。

三、临床实验室的作用和功能

临床实验室的作用就是为人类疾病的诊断、治疗、预防，以及健康状况的评估及时提供准确的、客观的及科学的报告结果。大量先进的自动化仪器和新技术、新项目的采用，使临床实验室在临床医学中发挥着越来越重要的作用。临床医生在为患者诊断、治疗过程中所采用的医疗信息，有 60％以上属于临床实验室的检查结果。

早期临床实验室规模很小，只有显微镜、目测比色计、温箱等简单的仪器，实验只是利用手工方法开展工作，检查项目少，由于检验人员的业务水平参差不齐导致检验结果偏差较大，无法开展规范质量控制。近年来，我国检验医学发展迅速，许多医疗机构的临床实验室改善了工作环境，更新了仪器设备，招收了专业检验人员，规范了检验流程（图 1-1），自动化仪器替代了手工操作，高水平的临床实验室整体管理成为检验质量的重要保证。临床医生、患者、健康体检人员和医疗保险部门对检验新项目的开展、检验结果的快速报告及实验数据的准确性、可靠性、稳定性有着更高的期待和要求，临床实验室应加强硬件和软件两方面建设，以应对这种新的挑战。

临床实验室有以下几种功能。

1. 疾病诊断　不同疾病对于检验结果的依赖程度不同，有的检验项目很灵敏，但缺乏特异性，这时检验结果只能作为诊断依据的一部分；有些检验项目特异性很高，则对疾病的诊断具有决定性的意义，能使患者得到早期诊断及确诊。临床微生物学提供的诸如病原微生物、寄生虫，细胞形态学检查（血涂片显微镜检查），细胞遗传学中的染色体培养结果，一些确认实验如抗 HIV 的确认试验等，公认为临床诊断的"金标准"；如乙型肝炎病毒表面抗原（HbsAg）的测定，当发现其呈阳性时，即使没有其他异常，也可以诊断为乙型肝炎病毒感染。有的检验结果是某些疾病的综合诊断标准的关键性指标，如在糖尿病诊断指标中的血糖浓度；尿毒症诊断指标中的肌酐、尿素氮浓度；血气分析结果对肺部功能的评价；心肌酶活性对心肌梗死的辅助诊断等。有部分的检验项目只是参考性指标，在修正临床医生诊断思路时提供重要信息，如白细胞计数及分类和 C 反应蛋白增高对判断发热患者是否有细菌性感染有很大的参考价值。还有一些试验是带有确定性意义的，如血型检查、HLA 检查等。感染性疾病、免疫性疾病、代谢性疾病、功能性疾病、遗传性疾病等的诊断是其他检查（如影像学检查）所不能完全替代的。一些检验对预后的判断也有指导意义。

2. 疗效监测　许多检验项目监测疗效方面也发挥着重大作用。如某些肿瘤标志物浓度下降，往往提

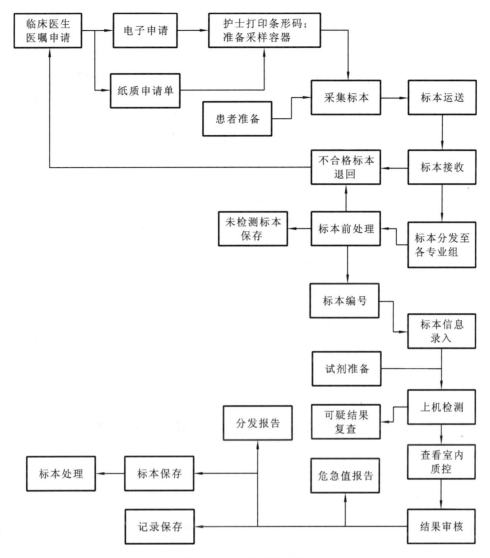

图 1-1   检验流程示意图

示肿瘤被完整切除或疾病好转,若升高则预示着转移、复发或肿块未清除;抗病毒治疗过程中的乙型肝炎病毒浓度检测;梅毒患者治疗过程中的梅毒螺旋体滴度测定等。

3. 指导治疗   如病原微生物的抗生素敏感试验、血药浓度测定等;许多疾病治疗方案的更改或治疗剂量的调节,也往往要参考某些检验指标。某些患者治疗过程中,所用药物引起肝、肾、造血功能的损害,必须参考检验结果调整治疗方案。

4. 健康评估   临床实验室检查是健康体检的重要手段,如高血脂、高血糖、HBsAg 携带者及肿瘤等,往往可早期发现。

5. 卫生防疫   传染病的流行时的诊断工作也离不开临床实验室的工作。如严重急性呼吸综合征(SARS)、禽流感、霍乱、手足口病等病原菌的检测。

此外,临床实验室还有结果咨询、科研、教学等任务。

四、临床实验室工作准则

临床实验室应当规范执业行为,保证临床实验室按照安全、准确、及时、有效、经济、便民和保护患者隐私的准则开展临床检验工作。

(1)实验室安全是实验室管理的重要内容,包括实验人员、工作环境和社会环境的安全,医疗机构和实验室负责人应按要求进行实验场所的布局和流程设计、注重生物安全管理、做好菌种保存和剧毒化学试剂保管,建立完善的规章制度和操作规程。

（2）准确性是检验结果的最重要指标,也是临床医生和患者对实验室的根本要求。要重视检验结果的溯源性和检测系统的完整性,把握好仪器的性能和试剂的质量,要积极参加各级临床检验中心室间质量评价,全面开展室内质控,使检验结果准确、稳定和有可比性。

（3）实验室配备相应数量的专业人员和仪器设备,建立相关制度以保证送检标本能及时进行检测,使医生和患者能在最短时间内获知检验结果,争取到宝贵的诊断和治疗时间,也可以方便患者,减轻患者的痛苦。

（4）有效检测就是要求医生和实验人员在检验项目的选择上,应按照循证检验医学的要求,明确选择临床意义明确的检验项目。对于临床意义不确定的检验项目可进行科学研究,切忌从经济利益出发匆忙应用于临床实验室。

（5）临床实验室应有各种检验项目和组合供临床医生或患者选择,避免出现重复检验和无意义的检查,在保证临床需求和医疗安全的前提下选择最经济的检验项目或检验组合,能节省费用,减轻患者经济负担。

（6）便民是指患者在接受检查过程中能以最简单的方法得知自己该怎么做,以最便捷、最快速的方式完成检验过程。医疗机构和实验室应有适当方式为患者提供全面、准确的检验流程,顺利引导患者进行抽血和领取样本采集容器,并告知患者何时在何地通过何种方式能取得报告结果。

（7）临床实验室有义务保护患者隐私,报告单要专人管理,凭条形码、就诊卡或其他凭证发放,不能让患者或家属随意查找。保护患者隐私既是道德问题,更是法律责任,临床实验室必须制订并严格执行检验报告发放制度,不得随意泄露患者的检验结果。

第二节　临床实验室管理的内容及特性

一、临床实验室管理的定义和内容

管理是为了实现某种目的而进行的决策、计划、组织、指导、实施、控制的过程。管理的目的是获得效率和效益。

临床实验室管理是整合和协调实验室资源以达到既定目标的过程。管理过程通过计划、组织、领导和控制四个阶段完成。计划阶段主要指确立实验室工作目标,明确实现目标方法和途径;组织阶段则是指对实验室内部的人、财、物等各种资源进行合理的分工和分配;领导阶段是指实验室管理者应建立质量管理体系、规章制度和标准操作规程,确定实验室各工作人员的具体工作;控制是根据质量管理体系的要求监督整个检测过程,找出偏差并不断地给予修正。

二、临床实验室负责人

临床实验室负责人是指对实验室整体及其成员的工作进行筹划、决策、组织和控制等职责的人。

临床实验室负责人最主要的能力是组织和指挥能力,而不是单纯的技术、业务工作。必须合理设计每一个检验项目的工作流程,建议采购和本单位需求相适应的仪器设备和试剂,提供检验结果的咨询服务,努力满足医生、患者和医院管理者的需求。临床实验室负责人必须拥有良好的身体素质,敏捷的思路,勇于开拓进取,愿意承担责任,有丰富的从事检验工作的知识、经验,对经营、财务管理等专业知识也有一定的了解。

三、临床实验室负责人能力要求

临床实验室负责人除应具备扎实的基础理论知识和丰富的管理经验外,还建议掌握以下几点。

（1）了解临床医学知识,多学习临床医学各个领域的基础知识,善于和临床医生和患者沟通并承担检验结果咨询,为临床医生选择检验项目和进一步检查提供参考意见的任务。

（2）开展新技术，广泛学习国内外医学新知识，把握医学检验发展新动态，配合临床需求开展新项目，引进新设备，改进实验方法。

（3）承担科研项目，努力争取科研立项，积极参与科研设计和实际操作。

（4）学习文献检索和医学统计的相关知识，运用于论文撰写。

（5）多看一些外文文献，了解国际上的检验学术新进展。

（6）了解相关法律、法规、规章和标准，从管理和技术两方面对检验前、检验中到检验后的整个实验过程实施全面质量管理。

（7）熟练掌握计算机的操作，建立并维护完善的实验室信息管理系统。

（8）积极参与在校学生和实习生教学，定期组织科室业务学习。

第三节 我国临床实验室质量管理的要求和进展

一、我国临床实验室质量管理的要求

临床实验室质量的保证需要有经费等资源的投入，质量保证并不直接产生经济效益，故需要通过政府行为对医疗机构和临床实验室加以约束。政府提出的要求应为临床实验室质量管理的最低要求，它主要通过法律、法规、规章、标准等形式体现，并需要相应的监督和指导以保证政府的要求得以落实，因此对临床实验室的政府管理是实验室质量保证的重要基础。

2003 年国际标准化组织针对临床实验室质量管理制定并发布了相应的标准，即 ISO 15189—2003《医学实验室的质量和能力认可准则》。该标准从组织与管理、质量管理体系、外部服务和供应、人员、设施与环境条件、实验室的设备、质量和技术记录、检验前程序、检验程序、检验程序的质量保证、检验后程序等方面提出了 23 项管理和技术的具体要求。目前国际上普遍认同的临床实验室质量管理要求主要为 ISO 15189 和 CLIA'88。

（一）各级临床检验中心的管理

卫生部临床检验中心成立于 1981 年，其主要任务是临床检验技术指导、培训技术骨干、开展科学研究、推荐检验方法、组织临床检验质量室间质量评价及进行国内和国际间的学术交流等。至 2012 年，卫生部临床检验中心在全国范围内先后组织开展了临床化学、临床细菌学、临床免疫学和临床血液学等 57 项室间质量评价计划，参加单位涉及医院、妇幼保健院、血站、疾病预防控制中心、独立实验室、试剂生产厂家、国境卫生检疫等多种机构类型。

在卫生部临床检验中心成立以后，陆续有 30 个省（自治区、直辖市）和部分城市成立了省、市级临床检验中心并积极地开展了地区性的质量改进活动，和卫生部临床检验中心一起，形成了一个检验医学质量控制网络。通过培训提高了专业人员的业务水平，推动了方法学的改进和统一，改善了临床检验结果的可比性，促进了检验医学的标准化。

（二）编写部门规章和文件，实行规范化管理

1991 年卫生部委托卫生部临床检验中心组织编写《全国临床检验操作规程》，并于 1997 年修订再版，2006 年年底第三版修订发布。该书是我国第一部检验医学的标准操作程序，是我国规范临床实验室操作的基础。1997 年成立了卫生部标准化委员会临床检验标准化专业委员会，临床检验标准化专业委员会已组织编写并经卫生部正式发 WS/T102—1998《临床检验项目分类与代码》等 31 个国家、行业推荐标准。2000 年卫生部印发了卫医发〔2000〕412 号《出凝血时间检验方法操作规程的通知》。以上规章、规程和标准的出台对于规范临床实验室的检验行为，提高检验质量发挥了重要作用。

2002 年卫生部发布了卫医发〔2000〕10 号《临床基因扩增检验实验室管理暂行办法》及其配套文件《临床基因扩增检验实验室基本设置标准》，这是我国第一个实验室质量保证的规范化文件，也是首次对特殊的检验技术进入临床应用实行准入。特别需要提出的是 2006 年 2 月 27 日卫生部发布了《医疗机构

临床实验室管理办法》(以下简称《办法》),《办法》从实验室行政管理、质量管理、安全管理等三个方面对医疗机构和临床实验室提出了具体要求,它为中国临床实验室管理奠定了坚实的基础,在我国临床实验室的发展中具有划时代的历史意义。

（三）体外诊断仪器、试剂的准入管理

仪器、试剂质量的优劣对检验结果有着直接的影响,2000 年国务院发布第 276 号中华人民共和国国务院令《医疗器械监督管理条例》,将体外诊断仪器、试剂的准入纳入医疗器械管理,由原国家食品药品监督管理总局负责。国家对医疗器械实行分类管理。境内第一类体外诊断试剂由设区的市级（食品）药品监督管理机构审查,批准后发给医疗器械注册证书。境内第二类体外诊断试剂由省、自治区、直辖市食品药品监督管理部门审查,批准后发给医疗器械注册证书。境内第三类体外诊断试剂由原国家食品药品监督管理局审查,批准后发给医疗器械注册证书。境外体外诊断试剂由原国家食品药品监督管理总局审查,批准后发给医疗器械注册证书。中国台湾、香港、澳门地区体外诊断试剂的注册,参照境外医疗器械办理。

二、我国临床实验室质量管理未来发展趋势

（一）人员资格

临床实验室工作人员应有任职资格:由于检验人员队伍建设尚不规范,影响了检测质量,故检验人员的任职资格成为近年来检验界呼吁较强烈的问题之一。目前根据国家有关的法律法规,医师、护士、药师均有上岗资格证书,实验室工作人员主要分为检验医师和检验技师两个系列,检验医师任职资格可以通过获得国家颁发的医师证书解决,检验技师则必须具有相应的专业学历和相应的技术职称。

明确实验室应设置检验医师岗位:为了提高检验医学的作用和影响,明确提出建立检验医师岗位的要求。检验医师首先要取得医师的资格,要了解临床医学和检验医学,检验医师的主要职责是在实验室与临床之间架起沟通的桥梁。目前检验医师尚未完全配备到位,实验室负责人或资深检验人员应该承担起与临床沟通的职责。

（二）管理规范

实验室是一个过程,标准化、规范化是其未来发展的趋势。某些发达国家像美国、德国、法国等,已经制定了一些关于临床检验的法律,其实这就是标准化、规范化的管理模式。中国合格评定国家认可委员会根据国际标准化组织 ISO 15189《医学实验室质量和能力的具体要求》的规定,从 2001 年开始对国内临床实验室进行认可,至 2012 年底,通过 ISO 15189 认可的实验室已超过 100 家,是我国实验室规范化管理的重要保障。

（三）技术发展

（1）自动化设备的引进解决了大量标本的检测问题,进一步提高科室管理水平和效率,从而使检验流程更科学,能更好控制质量,提高检测速度。

（2）芯片技术作为基因组学和蛋白质组学研究的一种新的技术平台,受到广泛重视。其中微流控芯片可用于基因组学和蛋白质组学的各个领域,包括基因表达分析、基因多态型分析和临床诊断等,可以完成样品的分离、反应和分析等所有步骤。其特点是在小面积的芯片上同时测定多个项目。

（3）床旁检验（POCT）:随着检验医学的飞速发展,为了更加方便患者,大量高效、快速、操作简单、设备轻便的小型仪器越来越多地被各医院临床科室及社区门诊所应用,即床旁检验方法随之诞生。床旁检验是一种快速、简便的筛查方法,主要应用于对疾病的及时监控和作为治疗过程中的用药剂量调控的参考依据。

（4）质谱分析法（Mass Spectrometry,MS）:用电场和磁场将运动的离子（带电荷的原子、分子或分子碎片,有分子离子、同位素离子、碎片离子、重排离子、多电荷离子、亚稳离子、负离子和离子-分子相互作用产生的离子）按它们的质荷比分离后进行检测的方法,测出离子准确质量即可确定离子的化合物组成。质谱分析法已运用于细菌的鉴定。

另外,独立实验室也是一个重要的发展趋势。独立实验室能够解决小型医院无法开展的常规检测,也能和较大型医院合作开展一些标本量较少、成本较高的特殊检查项目,它的主要好处在于节省资金、保证质量,有利于国家现有医疗资源的补充,能部分缓解群众看病难、看病贵的问题。

小结

临床实验室是以诊断、预防、治疗人体疾病或评估人体健康提供信息为目的,对来自人体的标本进行生物学、微生物学、免疫学、化学、血液免疫学、血液学、生物物理学、细胞学、病理学或其他检验的实验室,也有人称之为医学实验室。

临床实验室可以提供其检查范围内的咨询服务,包括对结果的解释和为进一步的适当检查提供建议。

临床实验室的作用为利用必要的实验室技术对疾病的诊断、筛查,监测疾病的发展过程和观察患者对治疗的反应等方面提供信息。临床实验室负责人最主要的能力是组织和指挥能力,而不是单纯的技术、业务工作。临床实验室负责人必须合理设计每一个检项目的工作流程,建议采购和本单位需求相适应的仪器设备和试剂,提供检验结果的咨询服务,努力满足医生、患者和医院管理者的需求。实验室负责人必须拥有良好的身体素质,敏捷的思路,勇于开拓进取,愿意承担责任,有丰富的从事检验工作的知识、经验。对经营、财务管理等专业知识也有一定的了解。安全、准确、及时、有效、经济、便民和保护患者隐私是临床实验室主要工作准则。《医疗机构临床实验室管理办法》是我国临床实验室质量保证和检验医学发展的重要基石,它在明确临床实验室定义及范围、临床检验技术准入、检验医师岗位设置、临床实验室质量保证和安全管理等方面意义重大。

能力检测

1. 简述临床实验室的定义。
2. 临床实验室有哪几种功能?
3. 临床实验室工作准则有哪些?

(吴阿阳)

第二章 临床实验室设计与布局

学习目标

掌握:临床实验室建设和设计时应考虑的基本因素。

熟悉:临床实验室的总体布局原则。

了解:特殊实验室设置与要求。

临床实验室的建设是一个复杂的系统工程,是医院总体规划的重要组成部分。检验医学新技术的开展应用极大地推动了检验医学的现代化进程,大量高精尖设备和自动化流水线的应用使临床实验室内设计与布局有了严格要求。临床实验室设计与布局应遵守《生物安全实验室建筑技术规范》和《病原微生物实验室生物安全环境管理办法》等相关标准与法规,并应符合国家和地方的规划、环境保护、卫生与建筑主管部门的规定和要求。同时为了生物安全的特殊要求必须考虑临床实验室防火设计,在不同区域应设置烟感报警器、火灾自动报警装置和配备有效的消防器材。临床实验室应具有一系列的生物安全防护措施,以确保实验人员的安全和实验室周围环境的安全。临床实验室设计应以安全、实用、经济为原则。因此,本章着重介绍与临床实验室建设有关的环境、供水、供电、通风、工作台面和储存空间等基础设施和基本条件。

第一节 临床实验室设计的主要内容

临床实验室设计与布局的研究内容较广,大致从以下几个方面设计考虑。

一、临床实验室环境设计

临床实验室环境的设计应综合考虑多种因素,如工作人员数量、检测专业范围等,实验室设计时应以发展的眼光合理进行实验室布局,既让工作人员感到舒适,又不产生空间上的浪费。实验室面积有相应规定的要求,一般建议三级综合性医院的临床实验室面积在 1200 m^2 以上,二级综合性医院的临床实验室面积在 800 m^2 以上。并且必须保证对生物、化学、物理和辐射等危险源的防护水平控制在经过评估的可接受中度程度,为关联的办公区和邻近的公共空间提供安全的工作环境,以防止危害环境。

临床实验室环境设计应考虑几个方面要求:节能、环保及舒适性要求,符合职业卫生要求和人类工效学要求。

每个临床实验室有各自的工作性质和特殊要求。通常情况下,临床实验室应重点关注以下几个主要安全因素:①实验室一级屏障、二级屏障和紧急逃生路线等设计;②实验室的通风系统设计和足够的换气次数;③上水供应、下水排放及防漏措施设计;④保证实验室温度、电力供应和下水排放及防漏措施等控制要求;⑤空气消毒、局部区域消毒方式确认和设计;⑥感染性医疗废物高压灭菌的位置和排放通道设计;⑦实验室内部和外部紧急报警、对讲机、监控等设计;⑧临床实验室其他应急预案设计。

临床实验室设计必须有安全保卫措施,评估生物材料、样本、药物、化学品和机密资料等被误用或被不正当使用的风险,采取相应的物理防范措施。并且专门设计确保储存、转运、处理和处置危险物料的安全路径。

临床实验室内环境设计要符合工作要求和卫生等相关部门审核要求,要从温度、湿度、照明度、洁净度和噪声等室内环境参数进行考虑。

二、临床实验室用水设计

临床实验室的日常工作,如仪器和玻璃器皿的洗涤、冻干品的复溶、样本的稀释、试剂的配制、仪器的运行,以及生活当中都需要用到水。近年来随着临床实验室管理的不断深入,实验室用水的规范也越来越为人们所重视。因此,临床实验室设计也要充分考虑用水的设计。

(一)实验室给水系统

给水系统设置按实验室规模、设备、实验过程对水质、水量、水压和水温等要求,并结合室外给水系统情况,经技术、经济上的比较,综合考虑而定。实验用水按照 GB/T6682—2008《分析实验室用水规格和试验方法》的要求使用。一般试验用水为三级水:pH 范围(25 ℃)为 5.0～7.5、电导率(25 ℃,ms/m)不超过 0.50、可氧化物质含量(以 O_2 计,mg/L)不超过 0.4、蒸发残渣含量(105±2 ℃,mg/L)不超过 2.0。

(1)临床生物安全实验室供水管道应设置管道倒流防止器或其他有效地防止倒流污染的装置,并应设置在办公区。

(2)临床生物安全实验室的防护区和辅助工作区给水管路的用水点处应设止回阀。

(3)临床生物安全实验室应设洗手装置,洗手装置应设在防护区和辅助工作区的出口处,对于用水的洗手装置的供水应采用非手动开关(感应水龙头)。

(4)临床生物安全实验室应设紧急冲眼装置。

(5)临床实验室内给水管材宜采用不锈钢管、铜管或无毒塑料管。管道宜采用焊接或快速接口连接。

(6)临床实验室可选用不同级别的试剂用水,要符合临床实验室试剂用水规定。临床实验室纯水的制备详见第四章第三节,如要用蒸馏水、离子交换法、电渗法、活性炭吸附法、反渗透法、超过滤法、纯水器系统等仪器设备的摆放要进行合理化设计。

(二)实验室排水系统

临床实验室设计时,应设置专用排污管道。实验废水须通过专用排污管道排至污水处理池,统一处理。生物安全实验室的排水管应采用不锈钢或其他合适的管材、管件,排水管材、管件应满足强度、温度、耐腐蚀等性能要求。

实验室根据废液成分不同处理方法也不同,一般采用物理法、化学法、生物法等做出处理。实验室污水按污水性质、成分及污染程度可设置不同的排水系统。一般或经稀释后无害的污水可直接排入医院的污水管网集中处理后排放。

三、临床实验室用电设计

临床实验室用电包括动力电、照明电和弱电三大部分。电力系统设计要科学计算负载及相匹配的电网线、开关、插座,否则有严重的用电安全隐患。临床实验室用电还必须配备应急电源系统。

临床实验室必须保证用电的可靠性。实验室应按一级负荷供电,当按一级负荷供电有困难时,应设不间断电源,不间断电源应能保证实验室主要设备 30 min 的电力供应,主要设备包括各种检验测试设备、生物安全柜、排风机、自动报警监测系统等。此外,实验室内设置不少于 30 min 的应急照明电力供应。

电源布局应对实验室所需电源,做充分的考虑和分析,需从以下几点考虑。

(1)实验室所有仪器设备所需电量和电插座(三孔或二孔)数量布局合理,保证使用安全和方便。

(2)实验室所需照明设备的数量由工作的类型、工作台面的颜色、工作室内天花板和墙壁的颜色、固定照明与工作台面之间的距离、需要照明空间的大小而决定。

(3)照明设备安装的位置:照明设备应安装成与工作台面呈垂直或对角线,可消除物体遮挡产生的阴影。

(4)特殊照明设备:微生物学和分子生物学实验区域,应能有效地保护工作人员和标本免受污染,紫外灯是最常用的消毒设备,虽不属于照明设备,但在电力系统设计时必须考虑。在设计电源时除考虑满足现在使用需要外,还要有足够多的扩展量满足实验室的未来发展需要。

弱电是指直流电路,电压在32 V以内,主要有音频及视频线路、网络线路、电话线路等。实验室的弱电系统是医院智能化系统的重要组成部分,若实验室实现信息化、网络化,将很大程度上提高实验室的管理质量和工作效率,并在实验室设计时应周密设计通信线路,除充分满足目前的需要外,还应有额外的容量适应仪器的增加和移动,同时又要满足先进性、实用性、稳定可靠、高效实时、完整及可扩展等需要。

实验室用电总的安全原则:要有合理的用电回路;要设置切断电源的总闸刀和电源安全保护;要满足设备对电源电压的要求;要配备应急电源系统;要有防雷及接地系统。

四、临床实验室通风设计

临床实验室通风设计的目的:及时排出各种有毒的、腐蚀性的、刺激性的物质或具有生物危害的气溶胶,保护人、环境和设施。

(一)一般要求

(1)实验室根据操作对象的危害程度、平面布置等情况设计出符合平面工艺要求的实验室整体气流设计,采取有效措施避免污染和交叉污染。

(2)实验室空调净化系统的设计应充分考虑生物安全柜、离心机、高压灭菌器、培养箱、冰箱、检测仪器等设备的冷、热、湿和污染负荷。

(3)实验室送、排风系统的设计应考虑所用生物安全柜等设备的使用条件。

(4)实验室可以采用带循环风的空气净化系统;如果涉及化学溶剂、感染性材料的操作,则应采用全新风系统。

(5)实验室污染区宜临近空调机房,使送风、排风管道最短。

(6)空调通风系统的风机应选用风压变化大时风量变化较小的类型。

(二)送风系统

(1)空气净化系统应设置粗、中、高三级空气过滤。

第一级是粗效过滤器,对于带回风的空调系统,粗效过滤宜设置在新风口或紧靠新风口处。新风系统的粗效过滤器可设在空调箱内。

第二级是中效过滤器,宜设置在空气处理机组的正压段。

第三级是高效过滤器,设置在系统的末端或紧靠末端,不得设在空调箱内。

(2)送风系统新风口的设置应符合下列要求:①新风口处采取有效的防雨措施;②新风口处应安装防鼠、防昆虫、阻挡绒毛等的保护网,且易于拆装;③新风口应高于室外地面2.5 m,同时应尽可能远离污染源。

(三)排风系统

(1)检测区重点污染区域要强化实验室内部的负压梯度,设置专业负压通风装置,保证污染空气不会蔓延至其他区域而污染环境。

排风系统的设置应符合以下规定:①操作过程中可能产生污染的设备必须设置局部负压排风装置,并带高效空气过滤器;②排风与送风必须连锁,排风先于送风开启,后于送风关闭;③Ⅱ级B1型、B2型和Ⅲ级生物安全柜的排风必须与排风系统密闭相连;④排风机应设平衡基座,并采取有效的减振降噪措施。

(2)对实验室的排风量必须进行详细的设计计算。总排风量应包括围护结构漏风量、生物安全柜、离心机和真空泵等设备的排风量等。

(3)实验室内气流设计如生物安全实验室内各区之间的气流方向应保证由办公区流向辅助工作区,由辅助工作区流向防护区。

(4)实验室内送排风应采用上送下排方式。室内送风口和排风口布置应使室内气流停滞的空间降低到最低程度。

(5)在实验室内要注意生物安全柜操作面或其他有气溶胶操作地点的上方附近不得设置送风口。

（6）高效过滤器排风口下边沿离地面不宜低于 0.1 m，且不应高于 0.15 m，上边沿高度不应超过地面之上 0.6 m。排风口排风速度不宜大于 1 m/s。应设在室内被污染风险最高的区域，单侧布置，不得有障碍。

（7）在一般实验室内空气交换数量，使用蒸汽和生化危险试剂的区域，空气每小时交换 12 次，从事微生物检验区域空气交换每小时达 16 次。

总之，实验室通风系统应考虑检测区域的通风系统一般尽量避免与中央空调回风管道系统连接，避免交叉污染；另外一个容易被忽略的问题是仅考虑检测区域有整体中央空调就可以满足所有检测设备的需要，而没有考虑到季节变更期间可能检测区域温度不能满足设备条件需要而造成检测设备报警，甚至停止工作的情况发生，应根据地域气候条件和中央空调运行规定时限，为检测区域设计独立控制的空调通风设施。

五、临床实验室工作台设计

临床实验室工作台和附属设备的质量、类型和布局影响着实验室的安全性、工作质量和舒适性。因此临床实验室工作台的设计应最大限度满足实验室的功能，工作台一般根据标准制造，可以预订和直接向厂家购买。最好可选用可拆卸的能随意重新设置或重新组装的工作台。在选择工作台时，应根据不同专业组的工作特点，征求工作人员意见和要求。

选择工作台的原则是具有良好的使用功能、操作的舒适性和安全性，以及简洁适用的外观和色彩。在选择工作台和附属设施时，请注意以下几点建议。

1. 外观 一个实验室在考虑工作台外形美观外，还应该考虑实验室空间设置和摆放。

2. 实用性和功能性 工作人员应注重设施（备）的实用性和功能性。实验室工作人员应参与工作台设施的设计。

3. 实验室的门 一般的实验室大门宽为 1.2 m，各室门宽一般为 0.91 m。将工作台设计为单元式的灵活样式，可以方便搬运。

4. 工作台的高度 供坐着操作的工作台一般高度为 76.5 cm；供站着操作的工作台一般高度为 91.4 cm；电脑键盘高度一般为 66.0～68.5 cm，人的高度超过 180 cm 的可能需要更高的高度，可通过调节电脑抽屉的高度来满足工作人员的需要。从污染控制角度讲，实验台不宜设置抽屉或箱柜。

5. 工作台的类型 工作台按照其结构和用途可分为如下几种。

（1）固定式工作台：固定式工作台的材料可选用钢材、木料或塑料薄板。可从类型、面料和构造等方面选择。

（2）模块式工作台：模块式工作台与固定式工作台不同之处在于前者的高度、抽屉和高架台储存区均可以重新组装、容量大和具有耐久性。当选择模块式工作台时，重要是了解单元式结构如何与支持系统相连接。

（3）可移动工作台：旋转可移动工作台可以支撑重的台式仪器，以便调整仪器的摆放，改善实验室工作效率和环境。

（4）拼装工作台：拼装工作台又称组合式工作台，适合经常有暂时变动的实验室，如每隔几个月就要调动工作，每个实验室均可由以上类型工作台组成。

6. 根据实验室的工作类型选择材料 对热、酸碱、染料、有机溶剂、冲击的抵抗力和承受力等方面进行材料选用。另外，生物安全实验室还应选用一些特殊材料的台面，如不能选用微生物容易滋生的台面，同时应注意工作台面拐角处的设计，以免对人或物造成伤害。

六、临床实验室信息系统设计

临床实验室随着信息技术的不断发展，各种检验仪器都将引进全自动或半自动投入使用并且连接电脑，实验室信息系统已成为临床实验室一个重要组成部分，它对临床实验室信息的检验申请、样本接收和识别、样本检测、结果报告、质量控制等各个方面的数据进行管理，可大大地简化流程、减少人为的差错、提高工作效率。在设计实验室信息系统时应遵循开放性、实用性、先进性、可靠性、扩展性和安全性原则，注意贯穿分析前、中、后的各个环节和关键点,并与医院信息系统(HIS)对接,同时,还需考虑服务器的存放位置,做好布线工作。

临床实验室信息系统设计安全系统是有必要的,临床一般不需要很复杂的自动控制系统,但需要比较全面的建筑智能化系统,以便安全管理,如安全监控系统、对讲仪、广播系统、消防报警系统,实验室内部局域网系统和一些简单的温度自动控制系统、消毒定时控制系统等;当出现紧急情况时,所有设置互锁功能的门都必须能处于可开启状态。

七、临床实验室储存空间设计

由于实验室有不同性质的工作,在决定储存空间(冷藏和非冷藏)的大小和种类时,应做相应计划。不同性质的工作包括实验类型、实验的数量、实验室总的有效空间、工作人员的数量、工作流程等都影响着储存空间。

(一)设计储存空间考虑因素

(1)每个专业的平均年工作量,估计因技术或服务内容改变,工作量增加或改变情况(增加或减少)。

(2)每年一次性耗材、试剂和化学药品的用量及订购和使用周期。

(3)实验材料的储存寿命和温度要求(储存室配置壁挂式温湿度传感器)。

(4)各种资料、材料保存的年限和数量。

(5)使用危险品、菌株的量和特性。

(6)是否需要冷藏,以及冷库或冰箱的配置。

(二)有效使用储存管理系统

有效使用基本材料储存管理系统能明显降低订购材料的数量,降低在实验室储存的数量。基本材料储存即为在能保证满足材料使用的前提下的最小储存量,可利用计算机进行管理,根据以上所有因素,编制各种材料(或试剂)最低储存限,当某一种材料(或试剂)储存量低于此限时,计算机就可通过报警功能或其他方式提示管理者购买所需材料。

危险物储存需要特殊的储存室,并注意通风。一般来讲,适当的储存空间应占实验室净面积的12%~17%。

(三)储存的温度和湿度

冰箱和冷冻柜的温度必须调节到满足厂商推荐的物品储存要求。低于20%的湿度水平能增加静电产生的概率。高于50%湿度水平可引起全凝发生。若厂商指明产品储存温度为室温,则温度为18~26℃,温度在2~8℃应用冰箱储存。冷冻是指-20℃或更低温度储存,必须储存数月的物品,通常储存于低于-30℃温度。由于冷冻柜、冰箱和其他储存设备可产生大量的热,在通风和空气循环方面,必须考虑放置这些设备的房间大小和设备的数量。装配温度监控器时,实验室冰箱和冰冻柜应装配带有警铃的独立的温度监控系统。警铃的电源与监控装置的电源是分开的。可使用小电池电能系统或远程监控系统,这样的监控系统可同时监控数台冰箱或冷冻柜。如果温度超过设置温度,监控系统可自动报警,并且根据要求打印温度记录图。

(四)储存的可延展性

新建储存室应考虑临床实验室以后长远发展的需要。

第二节 临床实验室的总体布局

在有工效划分功能区、满足各种基础设施和基本条件的基础上,如何合理布局直接影响临床实验室的工作流程、工作效率和可持续发展。

一、临床实验室的总体布局原则

总体布局应符合安全性、灵活性、适应性和可拓展性的原则,并充分考虑流程设计和文化建设。

(一)临床实验室的安全性应放在首位

临床实验室在总体布局方面是可设有不同的多功能房间,有些房间需要进一步限制非授权人员的进入;此外,要告知实验室工作人员实验室风险,并告诫遵守本科室生物安全管理规定,保障自身安全。如实验期间在不同工作状态时需要临时限制人员的进入。实验室应根据需求和风险评估,采取适当的警示和进入限制措施,如警示牌、警示灯、警示线、门禁等。实验室内部工作间入口应有工作状态的文字或灯光信号显示。尤其生物安全实验室应设紧急发光疏散指示标志,实验室的所有疏散出口都应有消防疏散指示标志和消防应急照明措施。

(二)适应性

实验室的空间设计必须满足每一空间对实际工作的需要,在制订空间分配计划前,应对仪器设备的数量和工作原则、家具的数量、工作人员数量、工作量、实验方法及实验室的供给和流向等因素做全面分析,在仔细分析各种因素后,对空间标准的要求进行评估,根据其功能和活动情况不同决定其分配空间的不同,以适应临床工作。分配实验室区域时,还应考虑工作人员、患者流动和样本的转运,并对一个实验室的每一具体区域的门、工作台和仪器做周密布局。

(三)灵活性

可使用灵活性强的工作台,以便减低开支和适应未来的发展;还应考虑相同工作原理或流程的仪器及其相应的附属设施、耗材等的合并与拆分能力;机械方面的灵活性还包括空气处理系统的类型和容量、泵的使用和各种输送管的维修与重建等。

(四)可拓展性

在根据现实工作需要决定空间的合理化分配的同时,应从发展眼光确定实验室空间大小,以便在较长时间内能容纳新添置的仪器和设备,保证高效、安全地完成临床工作,适应未来工作量增长的需要。

(五)提高工作的效率性与服务质量

设计布局时不仅要进行有效的功能分区,合理的资源配置,减少烦琐的工作步骤,使内部工作流程合理、通畅、高效,还应考虑结合实验室和医院的相对地理位置,优化外部服务流程,特别是窗口的设计,要有利于患者样本的采集、送检、等候、报告、咨询和投诉等,还应有利于保持实验室与患者和医护人员的沟通、和谐。

(六)促进文化建设,提高凝聚力

实验室的设计除了保证工作的有效进行外,还应注重色彩、感官等人文因素,并能促进科主任和员工、员工与员工之间的沟通协作,营造舒适、温暖的氛围,充分体现团队精神,提高凝聚力。

二、临床实验室的布局模式

临床实验室根据各个专业的特点,可采用封闭式和开放式相结合的布局。

早期的临床实验室由于开展的项目少,手工操作的项目多,主要以专业为区分较为独立地完成相应的工作。因此,每个专业实验室在设置时通常都是采用封闭式的,相当多的临床实验室一直沿用至今,封闭式的优点是工作相对独立,人员、噪声、温湿度和电磁等因素相互干扰少,也不容易产生交叉污染,但也存在着工作沟通协调困难、公用资源浪费等缺点。随着工作量的不断增加、自动化仪器和实验室信息系统的发展,特别是自动化流水线和前处理的应用,很多临床实验室已经采用开放式的大操作间布局模式,开放式的优点是可以优化工作流程、合理使用配置、人员集中调配,在实验室的扩展方面也更具灵活性,但容易产生人员、噪声、温湿度和电磁的相互干扰,交叉污染的风险也较高。因此,现在更趋向于根据各个专业的特点,采用封闭式和开放式相结合的布局(图 2-1),对于一些操作模式相似、可共同使用的资源(包括电、水、废液的处理和标本的共用等),仪器间相互干扰少、不容易产生交叉污染的项目(如生化、免

疫和血液的大部分项目)可以放在相对开放的空间进行,但要注意防噪声的措施,并保证温湿度的均衡等;而微生物、聚合酶链反应(PCR)及一些免疫的手工项目检测,则应该严格地进行功能性区域划分,并符合国家或行业的相应法规和标准,采用封闭式的模式,同时应注意开放式和封闭式区域之间通道的合理衔接,做到协调统一。

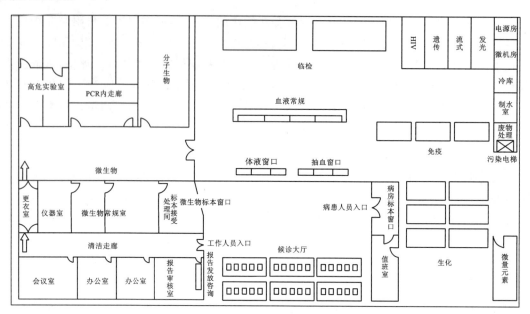

图 2-1　某综合医院临床实验室平面布局图

第三节　特殊实验室设计

　　随着科学技术的发展和社会对医学检验的需求增加,临床实验室不断地引进和开展新技术、新项目,以满足临床的需要,在这些检查项目中,有的涉及技术水平层次的高要求,有的需要严格的生物安全管理。医学实验室的认可目前仍遵循自愿原则,国家并未采取强制手段,但涉及一些特殊实验室则需遵循国家规定的准入制度,如临床基因扩增检验实验室和艾滋病病毒抗体检测实验室按国家规定必须通过权威机构相关部门的验收,取得相应资格后才能出具临床报告。

一、临床基因扩增检验实验室的设置与要求

　　医学发展进程中分子生物学起着举足轻重的作用,医学分子生物学在临床上日益成熟并得到广泛应用。基因扩增技术在医学领域已应用到微生物学、遗传学、法医学等多个学科,并正在成为临床实验室工作的重要组成部分。分子生物学检验技术已逐渐形成现代检验医学领域中的一门新兴学科,为临床诊断和治疗疾病提供着十分重要的信息。但临床基因扩增检验不同于以往常规的检验项目,该技术敏感性强,可将微量目的的核酸片段扩增一百万倍以上,因此该技术的应用对实验室的环境条件、仪器设备、试剂耗材、人员技术能力和质量控制等方面也都有严格要求,如果没有严格的管理,容易导致污染,检验结果的质量不能得到保证。2002 年原卫生部发布了《临床基因扩增检验实验室管理暂行办法》(卫医发[2002]10 号)和《临床基因扩增检验实验室工作规范》(卫检字[2002]8 号),对实验室的各个环节作出了明确的要求,规定医疗机构设置基因扩增检验实验室时,应向本省卫生行政部门提出申请,按要求上交材料。由省级临床检验中心或省级卫生行政部门指定的其他机构进行技术审核,并经卫生行政部门批准后方可开展检测工作,所展开的检验项目须向卫生行政部门登记备案。同时从事临床基因扩增检验的实验室人员(包括临床实验操作及发报告者),都必须具有培训上岗证,应当经省级以上卫生行政部门指定的机构进行培训合格后方可上岗。2010 年原卫生部又制定了《医疗机构临床基因扩增检验实验室管理办法》,对临床基因扩增检验实验室区域设计原则、审核、质量管理和监督管理等做出了严格的要求,下面对

临床基因扩增检验实验室的设计和配置做简要介绍。

（一）临床基因扩增检验实验室区域设计原则

原则上临床基因扩增检验实验室应当设置以下区域：试剂储存和准备区、标本制备区、扩增区、扩增产物分析区，如图 2-2 所示。这 4 个区域在物理空间上必须是完全相互独立的，各区域无论是在空间上还是在使用中，应当始终处于完全的分隔状态，不能有空气的直接相通。根据使用仪器的功能，各区域可适当合并。例如使用实时荧光 PCR 仪，扩增区、扩增产物分析区可合并；采用样本处理、核酸提取及扩增检测为一体的自动化分析仪，则标本制备区、扩增产物分析区可合并。按其功能及工作要求分以下几个区域设计。

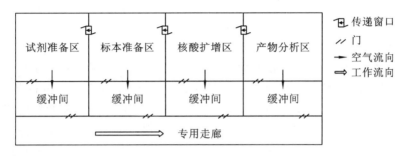

图 2-2 临床基因扩增实验室平面图

1. 试剂储存和准备区 下述操作在该区进行：储存试剂的制备、试剂的分装和主反应混合液的制备。储存试剂和用于标本制备的材料应直接运送至试剂储存和准备区，不能经过产物分析区。在打开含有反应混合液的离心管或试管前，应将其快速离心数秒。试剂原材料必须储存在本区内，并在本区内制备成所需的储存试剂。当储存试剂溶液经检查可用后，应将其分装储存备用，避免由于经常打开反应管吸液而造成污染。含反应混合液的离心管或试管在冰冻前都应快速离心数秒。大多数用于扩增的试剂都应冰冻储存。如配备 2~8 ℃冰箱、−20 ℃或−80 ℃冰箱储存，为避免因单次反应取液而频繁地冻融主储存试剂，应分装冰冻储存试剂溶液。储存试剂的分装体积通常根据在实验室内一次测定所需的扩增反应数来决定。主反应混合液的组成成分尤其是聚合酶的适用性和稳定性通过预试验来检查，评价结果必须有书面报告。对于"热启动"技术（在第一个高温变性步骤后加入酶），聚合酶也可不包含在主反应混合液中。在整个本区的实验操作过程中，操作者必须戴一次性手套，并经常更换。此外，操作中使用一次性帽子、专用工作服和工作鞋（套）也是一个能有效地防止污染的措施。严禁用嘴吸取液体，加样器和吸头等必须经高压处理。

2. 标本制备区 下述操作在该区进行：临床标本的保存，核酸（RNA、DNA）提取、储存及其加入至扩增反应管和测定 RNA 时 cDNA 的合成。要正确使用加样器。由于在加样操作中可能会发生气溶胶所致的污染，所以应避免在本区内不必要的走动。可通过在本区内设立正压条件避免从邻近区进入本区的气溶胶污染。为避免样本间的交叉污染，加入待测核酸后，必须盖好含反应混合液的反应管。对具有潜在传染危险性的材料，必须有明确的样本处理和灭活程序。用过的加样器吸头必须放入专门的消毒（如含次氯酸钠溶液）容器内。实验室桌椅表面每次工作后都要清洁，实验材料（原始血标本、血清标本、提取中的标本与试剂的混合液等）如出现外溅，则必须分别处理并做记录（设置一个指定地方储放记录本）。对实验台适当的紫外线照射（254 nm 波长，与工作台面距离为 60~90 cm 内照射）适用于灭活去污染。可移动紫外线管灯可用来确保工作后对实验台面的充分照射。

样本处理对核酸扩增有很大影响，必须使用有效的核酸提取方法，可在开展临床标本检测前对提取方法进行评价。用于 RNA 扩增检测的样本制备好以后，应立即进行 cDNA 合成，因为 cDNA 链较 RNA 稳定，保存相对容易。为保证逆转录反应的需要，应在标本制备区设置一个以上的温育装置。cDNA 合成的理想温度依所使用的酶而定，倾向于使用一步法：使用在扩增反应缓冲液条件下具有逆转录活性的热稳定的 DNA 聚合酶进行逆转录，其较 cDNA 合成后再开盖以调节缓冲液或加入聚合酶进行扩增发生污染的可能性降低。待测 RNA 的 cDNA 拷贝须保存在标本制备区，不得在本区对样本进行 PCR 扩增。

3. 扩增区 下述工作在该区内进行：DNA 或 cDNA 扩增。此外，已制备的 DNA 模板和合成的

cDNA(来自样本制备区)的加入和主反应混合液(来自试剂储存和制备区)制备成反应混合液等也可在本区内进行。在巢式PCR测定中,通常在第一轮扩增后必须打开反应管,因此巢式扩增有较高的污染危险性,第二次加样必须在本区内进行。不能从本区再进入任何"上游"区域,可降低本区的气压以避免气溶胶从本区漏出。为避免气溶胶所致的污染,应尽量减少在本区内的走动。如有加样则应在超净台内进行。打开预处理过的反应混合液时必须防止液体溅出,尤其是在巢式扩增步骤之间。一个简单的方法是在打开反应管前快速离心数秒。可使用体积较小的离心机,因其所占实验台面小,易于用一只手操作,适合于大多数超净台。防潮屏障如液体石蜡或轻矿物油也具有防污染作用,但必须注意的是矿物油本身也可能成为一种持续性的污染源。用过的加样器必须注意清洁消毒。完成操作及每天工作后都必须对实验室台面进行清洁和消毒,紫外照射方法与前面区域相同。如有溶液溅出,必须处理并做记录(设置一个指定地方储放记录本)。

4. 扩增产物分析区　下述操作在本区内进行:扩增片段的测定。核酸扩增后产物的分析方法多种多样,如膜上或微孔板上探针杂交方法(同位素标记或非同位素标记)、琼脂糖凝胶电泳、聚丙烯酰胺凝胶电泳、Southern转移、核酸测序方法等。目前国内的商品试剂盒绝大部分均采用非同位素标记的微孔板上探针杂交方法,即PCR-ELISA方法,也有膜上探针杂交方法。本区是最主要的扩增产物污染来源,因此必须注意避免通过本区的物品及工作服将扩增产物带出。在使用PCR-ELISA方法检测扩增产物时,必须使用洗板机洗板,废液必须收集至1 mol/L HCl中,并且不能在实验室内倾倒,而应至远离PCR实验室的地方弃掉。用过的吸头也必须放至1 mol/L HCl中浸泡后再放到医用垃圾袋中按程序处理,如焚烧。

由于本区有可能会用到某些可致基因突变和有毒物质如溴化乙锭、丙烯酰胺、甲醛或同位素等,故应注意实验人员的安全防护。本区的清洁消毒同前面区域,但由于扩增产物仅几百或几十碱基对(bp),对紫外线损伤不敏感,因此紫外照射扩增片段必须延长照射时间,最好是照射过夜。本区如采用负压条件或减压情况(如安装排风扇)可减小扩增产物从本区扩散至前面区域的可能性。

(二)临床基因扩增检验实验室的空气流向分布路径

临床基因扩增检验实验室的空气流向可按照试剂储存和准备区→标本制备区→扩增区→扩增产物分析区进行,防止扩增产物顺空气气流进入扩增前的区域。可按照从试剂储存和准备区→标本制备区→扩增区→扩增产物分析区方向空气压力递减的方式进行。可通过安装排风扇、负压排风装置或其他可行方式实现。同时,工作人员进入各工作区域也必须严格按照单一方向进行,即试剂储存和准备区→标本制备区→扩增区→扩增产物分析区,不可逆向行走。在门上还应贴上生物安全和行走方向的警醒标识。

二、艾滋病病毒抗体检测实验室的设置与管理

按原卫生部《人间传染的病原微生物名录》(2006年)(简称《名录》),人类免疫缺陷病毒(HIV)列为危害程度第2类病原微生物,根据国务院2004年颁布的424号令《病原微生物实验室生物安全管理条例》,HIV属于高致病性病原微生物。HIV以血液传播为主,通过共用针头吸毒、使用被污染的血制品及血液是我国获得性免疫缺陷综合征(AIDS)流行的主要传播途径。我国广西、云南等地区是艾滋病高发区,国外临床医护人员和实验室工作人员由于职业暴露引起的感染多有报道,HIV抗体检测实验室以检测血液样本为主,为加强实验室生物安全,防止实验室交叉感染。HIV抗体检测不同于其他病原微生物检测,任何错误的结果,如假阳性或假阴性结果都对被检者和社会带来重大影响。因此2006年6月原卫生部颁布的《全国艾滋病检测工作管理办法》和2015年12月中国疾病预防控制中心制定的《全国艾滋病检测技术规范》对艾滋病检测实验室的设置、验收、工作要求、质量管理和监督管理做出了明确的要求,对加强艾滋病检测工作的规范管理和质量控制,确保检测结果的准确性和可靠性,并对保证艾滋病检测实验室安全等方面具有重要意义。

(一)HIV危害程度分类

HIV危害程度属于第2类病原微生物。

（二）实验室生物安全级别

1. HIV 抗体检测 HIV 抗体检测属于非病毒培养的实验，仅为血清学检测，按《名录》要求，应在符合Ⅱ级生物安全实验室（BSL-2）要求的 HIV 抗体检测实验室中操作。

2. HIV 分离、研究 HIV 分离、细胞培养及研究工作按《名录》要求，应在Ⅲ级生物安全实验室（BSL-3）中进行。

（三）实验室要求

HIV 抗体检测实验室应按国标《实验室生物安全通用要求》（GB 19489—2008）及《全国艾滋病检测技术规范》（2015 年修订版）、《全国艾滋病检测工作管理办法》（2006 年）要求设置。HIV 实验室有以下必备条件。

1. 人员条件 确认实验室要求有 5 名以上的技术人员。其中高级卫生技术职称人员 1 名以上、中级卫生技术职称人员 2 名以上。担任确认实验的操作人员，需从事病毒血清学检测技术工作 5 年以上，HIV 筛查工作 3 年以上，接受过国家或省级 HIV 检测确认中心举办的 HIV 确认实验学习班培训，并获得合格证书。艾滋病筛查实验室人员至少由 3 名医技人员组成，具有中级卫生技术职称人员至少 1 名。负责筛查试验的技术人员需具有 2 年以上从事病毒性疾病血清学检测工作经验，接受过确认中心实验室的技术培训，并获得合格证书。直接接待检测对象的实验室需配置咨询人员，咨询人员须接受国家级或省级咨询培训。

2. 实验室设置和设备 确认实验室需有独立的实验用房并设置清洁区、半污染区和污染区三个区域，如条件许可在每个区都应该有自来水管和水池，至少在清洁区和污染区应有自来水管和水池。实验室主要配置设备有：专用的冰箱、恒温水浴箱、酶标分析仪、全自动洗板机、离心机、振荡器、精密移液器、洗眼装置（如冲眼器）、生物安全柜。其中，生物安全柜应放置在没有气流明显流动的地方，避免生物安全柜在工作时受到外界气流而影响了正常的内部层流。

3. 实验室按照工作区域仪器设备配置标准

（1）试剂储存和准备区：①2～8 ℃和－20 ℃以下冰箱；②混匀器；③微量加样器（覆盖 0.2～1000 μL）；④可移动紫外灯（近工作台面）；⑤消耗品，如一次性手套、耐高压处理的离心管和加样器吸头；⑥专用工作服和工作鞋（套）；⑦专用办公用品。

（2）标本制备区：①2～8 ℃冰箱、－20 ℃或－80 ℃冰箱；②高速离心机；③混匀器；④水浴箱或加热模块；⑤微量加样器（覆盖 0.2～1000 μL）；⑥可移动紫外灯（近工作台面）；⑦生物安全柜；⑧消耗品，如一次性手套、耐高压处理的离心管和加样器吸头（带滤芯）；⑨专用工作服和工作鞋（套）；⑩专用办公用品；⑪如需处理大分子 DNA，应当具有超声波水浴仪。

（3）扩增区：①核酸扩增仪；②微量加样器（覆盖 0.2～1000 μL），视情况定；③可移动紫外灯（近工作台面）；④消耗品，如一次性手套、耐高压处理的离心管和加样器吸头（带滤芯）；⑤专用工作服和工作鞋；⑥专用办公用品。

（4）扩增产物分析区：视检验方法不同而定，基本配置：①微量加样器（覆盖 0.2～1000 μL）；②可移动紫外灯（近工作台面）；③消耗品，如一次性手套、加样器吸头（带滤芯）；④专用工作服和工作鞋；⑤专用办公用品。上述各区域仪器设备配备为基本配备，实验室应当根据自己使用的扩增检测技术或试剂的特点，对仪器设备进行必要的增减。

（四）HIV 检测实验室生物安全管理

1. 实验室危害评估 对新建或已建的 HIV 抗体检测实验室必须做一次实验活动危害评估，评估内容应根据各实验室现况、条件、人员，以及具体实验活动等诸多因素综合考虑。

2. 健全实验室管理制度 体系完善各类生物安全管理制度，应包括：样本的处置与保藏管理、仪器的安全使用、消毒隔离措施、应急事故处理、实验废弃物处理、人员健康定期医学监护制度、职业暴露处理等。

3. 个人防护 实验室工作人员所用的个人防护装备均应符合国家有关标准的要求。使用前应仔细检查，不使用标志不清或破损的防护用品。同时应根据本实验活动的特点，选择适当的个人防护用品，并要正确使用。一次性的用品不可反复使用。

（五）样品采集管理

HIV抗体检测主要采集血液样品,样品采集的工作人员应掌握相关专业知识和操作技能,能有效地防止病原微生物扩散和感染。样品采集过程中,工作人员必须清楚意识到待检样品的潜在感染性,操作时须戴手套(如果采集已知的HIV感染者或患者的样本时,应戴双层手套),提倡使用真空采血器,若使用普通的注射器,采血后,不得用手摘取针头,不得给注射器重新"戴帽",避免刺伤手。针筒内的血要小心缓慢地沿管壁注入试管内,防止血液外溅。盛有血液的试管必须及时加盖,并放置于稳妥的试管架上,防止倾侧。试管在注入血液前应认真检查试管底、管壁有无裂纹和破损。使用后的真空采血器或普通注射器及止血棉球都含有待检样本的血液,必须立即放入内含消毒液的容器内,按有关要求消毒一定期限后,作为医疗废弃物处理,或放置于生物废弃袋中,在密封的情况下送去做高压灭菌处理。如果因流行病学调查及疾病监测需要,在现场采集样本时必须注意如下几项。

（1）大面积采血时,尽可能不污染采血现场,工作台面应采用一次性的台布铺垫。

（2）受检人员较多时,可能出现较混乱场面,应有工作人员注意维持工作秩序,防止人群弄翻已采好的血液样本。

（3）必须备足消毒液,以便对被污染的环境及时有效地进行消毒处理。

（4）工作完毕,应该将所有的样本采集的残余物质用一次性台布包裹集中放置于生物废物袋(注意:针头等锐器应放置于耐扎的容器内)带回单位高压灭菌后做无害化处理。

（5）离开现场前,对现场进行一次彻底的消毒处理。

（6）采集的血液样本要按照有关规定运输回本单位。

（六）样品转移管理

1. 单位内部运输 一般单位的采血点与实验室都有一定的距离,可能是在同一楼,或在另一楼内,采好的样本放在规定的容器内送到实验室,不得徒手拿到实验室内。

2. 实验室间远程运输 需利用车、船、飞机等交通工具运输的样品,应采用世界卫生组织(WHO)提出的三级包装系统,根据原卫生部2005年第45号令《可感染人类的高致病性病原微生物菌(毒)种或样本运输管理规定》的要求,高致病性病原微生物事先应进行规范合适的包装和标记,办妥必要的运输申请手续,方可实施运输。

（七）样品接收、开启管理

实验室接收样本应在生物安全柜内开启包装件,并检查盛装样品的试管有无破损或渗出的情况,如发现溢漏应立即将存留的样品移出,对被污染的试管、试管架和盛器均需做严格消毒。

（八）样品分离管理

1. 离心机分离血清样品 在离心前,最好在实验室自然放置$1\sim2$ h。在离心时,最好使用带有密封离心桶(安全杯)或者密封转头的离心机分离血清,离心后,应在生物安全柜里开启试管盖。在生物安全柜内分离血清,操作时尽量避免产生气溶胶,工作人员的手臂动作幅度不能太大,以免影响安全柜内的空气层流。如果是无盖的试管,应在离心完毕后,静止30 min后,再开启离心机盖,如发生试管破损,要对离心机进行严格的消毒。

2. 废弃物处理 血清分离器械的处理操作完毕后,所有的吸管、Tip吸头、含血球的试管等废弃物应置于规定的已含适当消毒液的容器内,小心地移出生物安全柜,高压和(或)焚烧。如使用滤纸片作为载体收集的样本,在实验室内使用缓冲液浸泡、离心收集样本的操作,亦参照上述要求处理。要求工作人员将所有实验操作移至生物安全柜中间进行,安全柜内工作台面由左到右分别为相对清洁区域和污染区域。

3. 消毒 应备有合适的消毒液,以随时清除溅出物及溢出物。

小 结

　　临床实验室的建设是一个复杂的系统工程,是医院总体规划的重要组成部分,随着对外交流和现代化装备的引进,国外先进的管理理念的借鉴和推广,宽敞的环境、有效的使用面积、人性化的设计逐渐成为建设临床实验室的基本要求。临床实验室是临床实验技术人员根据临床工作的任务和要求来建设的,所以临床实验室建设中,也应充分考虑到临床实验室各专业工作的特殊性。此外,现代临床实验室还应兼顾快速检测、避免污染、自动化程度高、环境舒适、符合国家规范、有利于改善服务流程、融入医院和科室文化、有利于未来发展等因素。

　　临床实验室设计时应考虑的基本因素包含空间布局、临床实验室用水、临床实验室用电、临床实验室的通风、临床实验室的工作台、临床实验室信息系统、临床特殊实验室的设计等,总的来说,临床实验室总体布局应符合安全性、灵活性、适应性和可拓展性的原则,并充分考虑流程设计和文化建设。

能力检测

1. 临床实验室建设和设计中考虑的基本因素有哪些?
2. 临床实验室怎样进行功能分区?
3. 临床实验室总体布局的原则有哪些?
4. 临床基因扩增检验实验室区域设计原则是什么?
5. HIV 抗体检测实验室设置的必备条件是什么?

（周　琳）

第三章　临床实验室人员管理

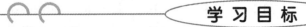

学习目标

掌握：临床实验室人员的素质、组成和结构。
熟悉：临床实验室人员应履行的职责。
了解：临床实验室人员培训的相关知识。

随着人民生活水平的提高，人民对健康需求的日益重视，临床实验室的检测项目和服务范围（服务对象）也在不断扩大，临床实验室需要在人力、财力、物力等方面进行有效组织和管理，以便最大化发挥临床实验室的作用，其中人力资源管理是第一位的。我们需要了解临床实验室人员的特点，熟悉临床实验室人力资源管理制度，运用现代化的科学方法对临床实验室人员进行合理规划、组织、培训、调配等有效管理，以保障临床实验室工作的顺利开展。

 ## 第一节　临床实验室人员特点

组建一支良好的临床实验室团队，需要考虑人员的素质、组成和结构、能力等方面因素。

一、临床实验室人员素质

人员素质是指人的内在基质，是一个人能完成特定工作或活动所必须具备的基础条件，也是其能完成任务取得成绩及能继续发展的前提。虽然事业的成功需要许多客观条件的保证，但良好的素质是任何一个有成就、有发展的人完成任务并获得成功必不可少的重要因素。

一般情况下，人员素质由人员的心理素质、品德素质、文化知识素质、身体素质四方面构成。

1. 品德素质　临床实验室工作人员必须要有良好的品德素质，自觉遵守和执行国家的有关法律、法规和各项规章制度；要有良好的敬业精神，严格遵守本行业的职业道德规范；要有实事求是、精益求精的精神；要有集体荣誉感，以主人翁的意识来维护临床实验室声誉；要有大爱无疆的精神，树立良好的服务意识。

2. 文化知识素质　临床实验室工作人员不仅要有现代检验医学专业知识，还应具有一些现代企业管理知识、经济管理知识、信息管理知识、人力资源管理知识和人文知识底蕴等，不仅要熟悉专业理论知识，还要熟悉实践操作知识。

3. 身体素质　即身体条件、健康状况。健康的身体，是发挥聪明才智的物质（体力、生理）基础。面对各种不同的检验活动和不明原因的突发公共卫生事件，既有艰苦的脑力劳动，又有繁重的体力劳动。作为核心能力的承载机体，临床实验室人员需要有健壮的体魄、旺盛的精力和适应艰苦紧张工作的耐力，才能具有应对条件变化的应变力和抵御疾病的抵抗力。

"身体是革命的本钱"，良好的身体素质是实验室人员充分胜任实验室工作任务的保证。

4. 心理素质　人的心理素质应包括个人的知、情、行或指智力因素及非智力因素，是一个人人格气质、性格、个性倾向等方面的综合体现。具备良好的心理素质体现在情绪稳定性、对人宽容性、对事物具有创新性及对工作具有实效性。具备良好心理素质的人员在遇到任何障碍和困难时,心理不失衡,能采取社会所需要的正确姿态和行为来对待;能包容别人的缺点及自己看不惯的事,心胸宽阔,能与人和睦相处、密切配合并共同完成承担的任务;具有创新精神、敢想敢干、不故步自封,能做到胜不骄、败不馁;能合理运筹时间,在单位时间内大大提高工作效率;能耐得住寂寞和承受失败及挫折,能在任何错综复杂的干扰和假象中保持清醒的头脑,时刻富有事业心和进取心。

以上所列人员素质对于临床实验室人员而言,良好的品德素质是前提,良好的文化知识素质是基础,良好的身体素质是保证,良好的心理素质是聪明才智得以发挥的精神力量。

二、临床实验室人员的组成和结构

(一) 临床实验室人员的组成

临床实验室人员的组成是实验室各项工作顺利开展的前提,各级临床实验室开展的工作多种多样,专业性质各不相同。根据工作性质的不同,临床实验室人员可分为以下三大类。

1. 负责各种管理工作的管理人员 主要包括实验室主任、技术主管、质量主管、生物安全主管和专业组长等;有教学和科研任务的临床实验室还需设立教学主管和科研主管;对于独立实验室来说,还可设立财务主管和部门经理等。

2. 承担各类临床实验室工作的实验技术人员 主要有主任技师、主管技师、技师、技士等。

3. 提供各种服务的人员和物资供应的后勤保障人员 主要有临床医师(或检验医师)、护士(或护师)和工人。

临床实验室对人力资源的需求应根据工作任务的特点、数量及实验的特点,通过评估临床实验室人力资源的现状及发展趋势并进行系统全面的分析来确定,保障能够提供一定数量和质量的人员,以满足各个岗位的需要。

(二) 临床实验室人员的结构

临床实验室人员的结构是实验室建设与管理的基础,也是临床实验室人力资源管理的重要组成部分,它不仅决定着临床实验室人才群体的功能、成果和贡献的多少,更决定着临床实验室活力的大小。临床实验室人员的结构包括职称结构、学历结构、专业结构及年龄结构。

1. 职称结构 临床实验室人员的职称结构是指不同知识和能力级别的人员比例,是影响临床实验室队伍质量和效能的一个重要的因素。合理的职称结构应由不同知识水平和能力水平的人员,按一定的比例构成一个有机体。在一个机构中,高、中、低级人才要合理配套,形成梯队。团队中需要有高级职称人员做学术带头人和指挥人员,中级人员可作为高级人员的助手,初级职称人员可在中级技术人员指导下完成一般性的技术工作。职称结构合理,各级人员就能各司其职、各负其责、各展其能、相互配合、彼此协作,形成高效能的团队,就能胜任各种复杂的实验任务,克服工作中遇到的各种难题。反之,就会导致人才的浪费、积压、埋没。合理的临床实验室职称结构应该根据临床实验室工作的性质、工作量及临床实验室的发展等多方面进行综合考虑。对于现存的不合理的职称结构应有计划、有步骤地逐步改善,从而建立起一支完善的技术人员梯队。

2. 学历结构 学历结构是指临床实验室人员具有不同学历的人员的比例,反映临床实验室人才队伍受教育的程度,以及专业队伍的基本素质水平。医疗机构临床实验室专业技术人员应当具有相应的专业学历,并取得相应专业技术职务任职资格。学历结构和能力结构有比较密切的关系,但学历只能代表人员受教育的情况,与工作能力没有必然的联系。

3. 专业结构 专业结构是指在实验室技术队伍中具有的各种学科和专业知识的人员,以及他们之间的合理比例,即一个临床实验室系统内,相关专业比例构成及其相互关系。当代科学技术的相互渗透、相互促进,各种技术装备的综合性越来越强。因而,要求临床实验室人员所具备的知识不但要有一定的深度,还要有一定的广度。

4. 年龄结构 年龄结构是指一个临床实验室系统内,临床实验室人员各种年龄比例构成及人员平均年龄等。年龄结构与临床实验室队伍整体的质量、创造力和生命力及这支队伍科研、技术开发的整体活力和潜力密切相关。青年人创新能力强、精力旺盛、记忆力强；年龄较大的工作人员经验丰富、判断力强、情绪稳定。因而,合理的年龄结构可更好地发挥临床实验室的能力,建立良好的年龄梯队,实现人员的新老交替,促进实验室建设,提高临床实验室的技术水平和科研能力。

三、临床实验室人员的能力保证

临床实验室人员的能力主要包括一个人的智力、技能或才能、观察力、记忆力、想象力、思维能力及接受新事物的能力。智力是一个人运用知识解决实际问题的能力；技能是在多种素质的基础上,经过实践锻炼而形成的工作能力。不同的工作需要具备不同的才能,如领导者应具备科学的决策能力、组织指挥能力、沟通协调能力、灵活应变能力和改革创新能力等,实验室技术人员则应具备良好的动手能力、独立思考能力、分析思考能力、分析问题与解决问题的能力和创新能力等。

 ## 第二节　临床实验室人员培养与管理

每个临床实验室应根据自身的规模和工作特点,建立相应的组织结构,在组织内部设立相应的部门和岗位,进行分工和合作,赋予每个部门和个人相应的权力和责任,这样才能各司其职。另外临床实验室应该建立人才培养(培训)制度,做好人才的储备,并加强使用和管理工作。

一、临床实验室人员应履行的职责

如前所述,临床实验室人员可分为三大类:负责各种管理工作的管理人员、承担各类临床实验室工作的实验技术人员、提供各种服务的人员和物资供应的后勤保障人员。每类人员在临床实验室中需要履行相应的职责。

不论是什么性质的临床实验室,其主要工作是以实验技术为主,因此其主体是实验技术人员,其主要职责是对患者或者健康体检者的血液、体液、分泌物、排泄物和其他组织标本等进行标本采集、运送和保存,标本的准确检验、检验报告的发出等。

检验医师的主要职责是与临床医护人员进行有效的沟通,参与确定项目的开展和项目的组合,对结果进行专业判断和解释等,必要时参与临床会诊；护士的主要工作有静脉采血、标本收集和报告的查询；工人则参与标本的运送、实验室的洗涤与清洁工作等。

实验室主任是实验室的领导者和管理者。实验室主任的个人行为和管理行为对实验室的建设和发展、科室文化的形成常常起着决定性作用。一个理想的实验室主任应具备以下素质:首先,要具有较高的专业技术水平并有能力追踪国内、国外检验医学的发展,具有事业心,能够以科室的发展为己任,有能力建立科学的管理系统,制订组织的目标,为组织指明方向；其次,要具有良好的沟通能力、人文知识和人格魅力,这样才能传达领导的意图,相互交流信息,及时发现问题,为决策提供有用的信息,同时可以加强组织凝聚力和激发士气；第三,应具有一定的现代管理(包括经济管理、信息管理)知识和管理技巧,乐于管理、敢于管理、善于管理,指导工作时要做到准确、完整、清晰和可执行；第四,与下属间要保持相互信任,使得下属以积极的态度配合工作；第五,还要具有较高的法律意识,能够遵纪守法、以身作则和廉洁自律,做到奖罚分明、一视同仁,这样才能增强领导的影响力。ISO 15189—2007《医学实验室质量和能力的专用要求》描述了实验室负责人的主要职责:实验室负责人或指定人员的职责应包括专业、学术、顾问或咨询、组织、管理及教育事务,这些事务应与该实验室所提供的服务相关。实验室负责人或某项工作的指定负责人宜有适当的培训及背景,以便能履行以下责任。

(1)对问询者提供试验选择、实验室服务的应用及实验数据解释的咨询服务。

(2)为所服务机构的现职医务人员,适用且适当时能与相应的认可和管理部门、相关的行政管理人员、卫生保健团体和接受服务的患者人群有效联系并开展工作。

(3)制订、实施并监控临床实验室的服务和质量改进标准。

(4)实施质量管理体系。

（5）监控实验室内的全部工作，以保证实验结果的可靠。

（6）确保实验室具有足够的、有充分培训的、有经验的、有资格的人员，以满足实验室工作的要求。

（7）制订计划，设定目标，并根据医疗环境的需求提供、配置资源。

（8）对实验室的医疗服务实行高效管理，依据所在机构赋予的职能范围，负责财政管理中的预算安排及控制。

（9）为本实验室及相关工作人员提供教育计划，并参与所在机构的教育计划。

（10）规划并指导适合本单位的研究与发展工作。

（11）选择委托实验室并对所有委托实验室的服务质量进行监控。

（12）建立符合良好行为规范和相关法规的安全的实验室环境。

（13）处理来自实验室服务的用户的投诉、要求或意见。

（14）确保员工保持良好的工作热情和树立良好的职业道德。

为了搞好全面质量管理，临床实验室主任还应指定一名质量主管，赋予其职责和权力以监督实验室所有活动遵守质量管理体系的要求。质量主管应直接向对实验室政策和资源做决策的实验室管理层报告工作。

技术主管全面负责技术运行，并提供资源以满足实验室程序规定的质量要求，可以一名或多名，在许多实验室，他们同时也是各专业组组长，他们的工作职责：确保本部门职工能按质量标准并在规定时间内完成检验任务；制订并改进实验室的制度和程序并报经主任批准执行；保证本部门工作遵守相关法令法规和（或）国家实验室认可委员会的规定；安排本部门职工的培训并评价职工的工作等。

实验室主任还可任命一些技术人员兼职帮助主任做好科室技术工作以外的一些事务，如科室预算、核算、日常采购、报表、统计和资料管理等。临床实验室主任还应任命一名生物安全技术负责人，负责生物安全手册的建立、生物安全知识的培训、自查和持续改进等。同时，为了使临床实验室的一些关键工作或关键职能能够很好地受控运行，实验室主任还可根据需要任命专项工作的授权代理人和（或）授权签字人。

二、临床实验室人员培训

人力资源培训是指由组织提供的有计划、有组织的教育学习，旨在改进工作人员的知识技能、工作态度和行为，从而发辉更大的潜力，以提高工作质量，最终实现良好组织效能的活动。人力资源培训是人力资源管理的重要内容，是提高整体素质和水平，充分发挥员工效能的重要措施。

（一）临床实验室人员培训的必要性

由于科技不断进步，新理论、新知识、新技术层出不穷、日新月异。"知识就是财富"已逐渐得到社会的认可。因此，每个工作者必须紧跟时代前进的脚步，不断学习和提高。终身学习也因此成为人们的一种需求，成为生存和发展所必需。人们只有不断学习和培训，才能跟上时代前进的步伐。所以培训是每个人生存和发展的需要。

培训是提高个人竞争力和增强综合国力的需要。随着科技的进步，特别是互联网技术的飞速发展，知识的无限性、易老化性日益明显，知识的生命周期在变短。同时知识经济时代是一个竞争的时代，是一个主要靠知识和智力取胜的时代。因此，客观上要求每个人应不断地接受培训，增长知识，增长才干。个人竞争力取决于个人对知识的占有和应用，国家间的竞争则表现为综合国力的竞争。而提高综合国力的关键是人才，谁拥有人才就拥有未来。所以培训是国家提高劳动者素质和能力的需要。

随着临床实验室开展的项目越来越多、服务对象越来越广、检验仪器设备越来越先进，社会对临床实验室的要求和期望也越来越高。临床实验室要想在发展和竞争中取胜，就必须要聚集人才、增加凝聚力。而人才是临床实验室发展的基础和动力，是取胜的关键。培训是临床实验室帮助员工专业成长和提高综合素质，吸引、凝聚人才，提高检验水平的重要手段。临床实验室不仅要为员工提供必备的工作条件，还应积极为员工提供培训的机会。

（二）实验室人员培训的原则

1. 理论与实践相结合 理论是实践的先导，学习理论的目的是要解决临床实验室实际工作中存在的问题,所以培训必须注意理论与实践的结合,围绕培训对象和实验室实际工作设定培训内容。

2. 分类培训,因材施教,学以致用 应当根据员工所从事的工作岗位职责的不同分类进行培训。要从培训对象中的实际出发,并考虑未来的发展方向和需要而安排培训内容,因材施教。

3. 远期目标与近期目标相结合 临床实验室对人员的培训不仅要解决目前的岗位需要,还必须考虑到人才的长远发展。临床实验室必须制订人才培养规划,远期目标与近期安排有机结合,既要确保实验室近期工作的有序进行,又要确保实验室长远目标的实现。

4. 以内部培训和在岗培训为主 临床实验室的日常实验工作任务繁重,临床实验室的人员配置又是按岗位和实际情况来确定值班人数,不可能安排很多人同时外出参加培训,因此临床实验室人员培训只能以内部培训和在岗培训为主。

5. 以专业知识和技能培训为主 临床实验室人员培训的时间和内容上,应以专业知识和技能培训为主,以适应检验医学发展的需要。

6. 灵活和激励 每个人的知识、能力、精力、经历、经验、兴趣、理想与追求等都不尽相同,培训要有一定的灵活性、针对性,这样才能收获较好的效果;激励可激发人的学习热情,能促进工作人员在工作中树立信心、克服各种困难。临床实验室管理人员要善于利用灵活机动的激励措施来激发员工的工作热情。

7. 系统综合和最优化 培训是涉及临床实验室各个专业的一个系统工程,需要综合考虑各专业临床实验室、各类人员的相互关系,不能忽略任何一方,又不能无所侧重。最优化原则是培训要抓住最本质、最重要的内容,根据培训对象的特点科学设置培训课程、合理安排教学进度、选择有效的教学方法以实现最佳的培训效果。

8. 循序渐进和与时俱进 临床实验室是由各级卫生专业技术人员组成的知识密集型单位。对初、中级人员的培训应遵循由浅入深、公平竞争的原则安排学习。高级人员的培训则应与时俱进,注重学习、研究和运用国内外先进理论和先进技术。

(三)培训的类型及途径

1. 培训的类型 依据培训与岗位的关系,培训内容如下。

(1)岗前培训:岗前培训分为新录用人员上岗前培训和本科室人员从事新岗位时培训两种,新录用人员上岗前的培训内容涉及临床实验室和科室基本情况的介绍、岗位规范化的学习及从业要求等。本科室员工到新的技术岗位是也要进行培训,培训后经考试合格,经主管人员以书面授权后才可进行本岗位工作。

(2)在岗培训:边工作边学习。

(3)离岗培训:离岗培训又称脱产培训,包括外派进修学习、参加脱产学习培训班、保留公职参加学历教育等。此外,还包括转岗培训、待岗培训等。

2. 培训的时间与途径 依据培训时间的长短,分为长期培训和短期培训。长期培训一般指半年及以上时间的培训,短期培训则时间相当灵活,可以是几小时、几天或几个月。培训又可分为内部培训、外部培训、内外联合培训等。

(1)内部培训:内部培训是指由临床实验室组织的,在内部进行的培训,如临床实验室的规范化培训、临床实验室内各科室学术讲座、科内各种新技术训练等。

(2)外部培训:外部培训一般是指组织派出本实验室人员到外单位学习,由本实验室支付培训费,或由实验室与学习者共同支付费用,或者相关单位、组织赞助经费。外部培训又可分为国外培训、国内培训、国内外联合培训等。

(四)培训的组织实施

临床实验室人才培训应围绕开展什么样的培训有利于组织和员工的发展,进行需求分析。根据科室建设目标的发展规划,从中找出实验组织目标的人才需求,探索人才战略,判定培训目标。分析人力资源现状,找出能力现状与实验组织目标所需人才之间的差距,了解科室人才自身对培训的需求,了解卫生人力资源市场的行情。根据本学科发展需要、结合本单位人才特点,分析人才培训的需求,以满足人才需要的可能性,从外部引进本实验室急需、紧俏人才的可能性。从解决现存问题、适应环境变化的挑战和未来发展需要三个方面确定人员培训的需求。可以依据培训对象,分别制订计划,并且根据需要和重要性,按优先顺序排队,以保证重要项目的实施。在分类分层计划的基础上,将确定下来的培训任务按执行时间排序,便于工作安排和监督。

1. 制订培训计划 计划制订应以突出重点,组织需要与个人需要相结合,系统性、渐进性、可操作性、整体性等为原则。

(1)突出重点:针对不同的工作人员应在普遍培训的基础上,要突出重点。对初级人员培训的重点应是侧重基础理论、基本知识、基本技能的培训,对中、高级人员培训的重点应侧重高级技术,新知识、新理论、新技术发展的新动态的介绍和研讨。

(2)组织需要与个人需求相结合:按照培训人员的自身素质、技术水平,结合实验室对人才的需求确定培训对象及培训内容。

(3)系统性、渐进性:工作人员个体水平的提高和科室整体技术水平的提升,都是一个渐进的过程,计划的制订必须考虑在培训期内可能达到的目标,根据人员现状,分层次、分阶段、有步骤地进行。

(4)可操作性:一个规划或计划,必须具有可操作性。

(5)整体性:培训要遵从临床实验室整体战略目标,重点专业、重点人员(团队)的培训,都应建立在提高科室整体水平的基础上进行培训的安排,应根据科室发展的需要统筹规划,有序进行。

2. 实施培训

(1)成立培训领导机构:科室的领导者和管理者应具有人力资源培训与开发工作的理论和实践经验,具有人力资源开发与培训的战略眼光,具备较多的管理知识和较广泛的知识面,善于人际交往,具有服务和奉献精神及一定的组织和管理能力。

(2)确定接受培训的对象:参加每一次培训的学员类型与层次应基本一致,以便课程设计的针对性并保证教学效果。

(3)选定培训教师:教师承担着传授知识和技能的主要任务,是培训成败的关键,教师应当是在所从事知识领域有较深造诣的专家,教师应认真安排课程,讲授丰富和恰当的内容,有效运用各种必要的学习、教学辅助设备与设施,进行生动活泼的讲解,达到良好的教学效果。

(4)解决培训经费:经费是培训得以实施的重要保证,应当有明确合理的经费预算规定、使用范围、使用重点和方向,加强培训经费管理。

(5)培训实施:要保证培训所需的教材、教学设备和环境要求,要有培训记录,其内容包括每次培训内容、参加人数、教师教学质量和学员对教学的反馈意见及学员成绩的考评记录等,在培训实施过程中做到精细化管理。

(五)培训的评估

评估是运用科学的理论、技术、方法和程序对培训项目的建立、设计、实施、组织管理及培训实际效果等进行的系统考察,收集系统的有关资料、信息,评价该项目是否达到了预期目标并做出总结,为进一步决策提供参考。评估的类型一般有全面评估和单项评估两类。全面评估是指在规划、计划结束或某一培训项目(培训班)结束后,对培训从开始计划、设计,到项目完成一系列过程的全面评估。单项评估是指对培训工作的某个方面、某个环节的评估,包括培训计划评估、教学评估、培训管理评估、培训成本评估等。

三、实验室人员的使用与管理

在具有合理配备的人员结构、良好的人员素质的基础上,应建立一套切实可行的人力资源管理制度,以保障实验室人员的能力得到充分的体现。欲使实验室人员的能力得以充分体现和发挥,并得到有效保证,应该遵循以下基本原则。

1. 任人唯贤的原则 在临床实验室管理中任人唯贤是根据每个临床实验室人员的不同才能,安排适合岗位,做到适才适用、人事相配、职能相称、人尽其才、才尽其用。这是人力资源管理的一个重要原则。不同的工作人员的才能是有差异的,在使用人员时,要善于发现人才,并根据其能力,安排好相应工作,给予适当的位置及充分的尊重和信任。坚持任人唯贤的原则,就能够充分发挥各种人才的积极性和创造性,使临床实验室人员的各种能力得到最大限度的发挥。

2. 注重实际业绩的原则 工作实际业绩是工作人员通过投入脑力劳动和体力劳动创造出来,体现在敬业精神、专业技术能力等方面。思想政治觉悟高,对工作认真负责,专业能力强,就能提高劳动效率,工作实际业绩就突出。因此,评价临床实验室人员工作的好坏和能力高低,应以其工作的实际业绩为根据。

3. 激励的原则 在人力资源管理中运用激励机制就是采取各种办法来激发人的欲望,使其产生某种工作动机,并通过适时地给予适当的满足或限制的办法,来影响其工作动机,以达到调动工作人员工作积极性和创造性的目的。合理的激励机制在调动临床实验室人员积极性、创造性和主观能动性方面起重要作用。因此,临床实验室管理者应根据各自实验室的实际情况,在大量调查研究的基础上,制订出符合本单位特点的激励措施,充分调动工作人员的工作积极性和创造性。

4. 竞争的原则 临床实验室在选人、用人、个人成长通道、待遇等各方面建立竞争机制,充分发挥每个人的主观能动性。在各层次工作人员的录用上,要坚持公平、公正、公开的竞争原则,通过面试、考试(考核)等方式择优任用;坚持竞争原则,在用人方面和提拔上必须坚持德才兼备,能者上,不称职者下;工作人员的职务升降要以实际业绩为主要依据。临床实验室人才的使用与管理还需要考虑精干原则、民主监督原则、岗位责任制原则等,使实验室人员能力得以充分体现和发挥。

临床实验室的管理者要牢固树立以人为本的理念,通过建立科学合理的用人机制,增强人才的紧迫感和压力感;通过强化人才激励与保障措施,增强人才的价值感、安全感及人才的归属感和荣誉感,营造一个和谐的临床实验室工作和科研的环境。

小 结

临床实验室是健康服务体系中不可或缺的一个部门,在现代社会发挥着越来越大的作用。在临床实验室的组成部分中,人员是最关键的因素。要组建一支良好、高效的临床实验室团队,需要考虑人员的素质、组成和结构、能力等方面因素,并且要经常通过各种途径、方式对实验室人员进行培训,提高实验室人员的素质和业务水平。临床实验室的管理者是领头羊,应高屋建瓴,带好团队,合理选人、用人,营造良好、和谐的工作氛围;临床实验室人员应既分工又合作,发挥各自的能力和专长,共同完成科室的任务。

能力检测

1. 临床实验室人员的素质包括哪些?
2. 临床实验室人员可分为哪几类?
3. 临床实验室人员的结构包括哪些?
4. 临床实验室负责人或某项工作的指定负责人应履行哪些责任?
5. 临床实验室人员培训的类型及途径有哪些?

(李庆华)

第四章　临床实验室仪器设备管理与试剂的管理

学习目标

掌握：临床实验室仪器设备和试剂的管理。

熟悉：临床实验室用水的管理。

了解：临床实验室耗材的管理。

仪器，指科学技术上用于实验、计量、观测、检验、绘图等的器具或装置，通常是为某一特定用途所准备的一套装置或机器。仪器通常用于科学研究或技术测量、工业自动化过程控制、生产等用途，一般来说是指专用于一个目的的设备或装置。仪器构造较为复杂，属于高新技术产品，由多个部件组成。仪器体积、重量、形状有各种各样，最小的可以直接拿在手中操作，较大体积的仪器一般被称为装置或设备。

临床实验室（简称实验室）的仪器设备直接用于提供检测结果或辅助检测的进行，是实验室的重要资产，也是重要的检验工具，对保证检测结果的准确和可靠起到至关重要的作用。因此，如何加强仪器设备管理工作，发挥仪器的效益，是实验室的重要内容，对保证工作质量和技术水平起着重要作用。

第一节　临床实验室仪器设备的管理

临床实验室仪器设备的管理是指在实验室环境下，根据一定的程序、方法和原则，对实验室仪器设备在整个寿命周期中加以计划、指导、维护、控制和监督，使之安全、有效、高质量、高效益地为实验室工作服务。它是自然科学与管理科学相融合、技术与经济相结合的边缘科学，同时也是一项系统工程。仪器设备从购置到报废这段时间，有两个变化过程：一是仪器设备的物质变化过程；二是仪器设备的经济价值变化过程。在管理过程中，实际上要采用两种管理方式：其一是技术管理方式，管理的对象是仪器设备的物质变化过程，其目的是掌握仪器设备物质的运动规律，使仪器设备处于良好的技术性能状态，保证工作质量和技术水平；其二是经济管理方式，管理对象是仪器设备从购置、运行一直到报废的各项费用，其目的是掌握仪器设备价值运动规律，包括购置、运行、维护修理、更新等各项经费，以期花最小的投资，求得最大的经济效益。仪器设备管理应该是这两种方式的动态管理过程，是技术与经济管理的统一体。我们在以往的仪器设备管理工作中，常常注重仪器设备的物质变化过程，而忽视了仪器设备的经济价值变化过程。

实验室仪器设备的管理内容可以概括为两个大的方面。其一是"软件"管理，包括实验室仪器设备的配备与购置管理（配备标准、购置计划、购置论证、采购和验收等），使用管理（规章制度、操作规程、记录、出借、转让、调拨和报废等）。其二是"硬件"管理，包括技术管理（仪器设备量值溯源，仪器设备的技术资料管理，仪器设备的维修、改造和更新等），日常管理（仪器设备的分类、编导、登记和标志，仪器设备的保管，仪器设备的事故处理等）。

一、临床实验室仪器设备的配备与购置管理

（一）临床实验室仪器设备的配备

随着社会的进步和科学技术的发展，对临床检验仪器的评估越来越严格，选用的标准也越来越全面。配置临床检验仪器的标准应着眼于全面质量。全面质量是指仪器精密程度和价廉质高的总体评价。配置临床检验仪器一般可以从以下几个方面考虑。

（1）要求仪器的精度和分辨率等级高、应用范围广、检测范围宽、稳定性和重复性好、灵敏度高、误差和噪声小、响应时间短等。

（2）要求仪器的检测速度快、检测参数多、结果准确可靠，可靠性好。

（3）用户操作程序界面全中文显示，操作简便、快捷。

（4）有国内生产的配套试剂盒供应。

（5）仪器不失效的性能、寿命、可维修性和仪器的保存性能好。

（6）能充分体现高利益、低成本。

各级各类临床实验室应根据实验室规模和实际工作需要，配备适宜的仪器设备。例如：2004年卫生部与国家发展和改革委员会共同组织专家制定了《省、地、县级疾病预防控制中心实验室建设指导意见》，对省、地、县级疾病预防控制中心开展各项检验工作所需的仪器设备配置标准做了细化要求。各级各类实验室配备仪器的基本原则：工作上适用，技术上先进，经济上合算。

（二）仪器设备的购置管理

购置管理是仪器设备管理工作的重要环节，是实验室技术和经济保障的源头。通常，购置仪器设备需要做好计划和论证两项工作。

1.计划　实验室仪器设备的购置，应根据工作内容和发展需要有计划地进行。首先实验室要填写并向仪器设备管理部门提交"仪器设备购置申请表"。仪器设备管理部门进行综合评价，制订仪器设备采购计划，报上级主管部门审批，最后由仪器设备采购部门按有关采购管理办法进行采购。

2.论证　论证的目的是为了避免重复购置、低水平投资和运行不良，同时确保购置的仪器设备质量可靠、使用安全。可行性论证包括项目论证和技术评估两方面的内容。

（1）项目论证：对仪器设备购置的必要性、可行性、经济效益等进行论证。它包括：①投资必要性论证；②经济效益预测；③技术力量配备的论证；④安装条件的论证；⑤运行费及维护资金来源的论证。项目论证是配置和购买仪器设备的重要环节，必须在技术评估前就要做好项目论证，否则，再好的技术评估都将前功尽弃。

（2）技术评估：指对拟购仪器设备同类型号、性能、配置和技术指标等进行调研，收集各种同类产品的技术资料，然后进行分析和比较。技术评估的内容应包括：①技术先进性；②仪器设备可靠性；③可维护性；④安全性；⑤节能性；⑥配套性；⑦环保性；⑧前瞻性；⑨合法性。

购置选择仪器设备是一项综合技术，必须认真做好调查并对诸多方面因素进行全面的综合分析。当本单位缺少适当的专业人员时，应通过专业机构的专家进行咨询，力求获得尽可能准确可靠的信息，以免做出错误的判断。购置仪器设备往往投资费用大，对实验室技术和经济保障影响大，可引入投资风险问责制，分清责任，加强论证管理。

（三）采购规范

我国现有的医疗卫生机构绝大部分属于国有公共卫生事业，医疗设备和器材的购买属于非生活性基础设施项目，在《中华人民共和国招投标法》规定范围内。临床实验室设备和器材的采购应通过招标采购，如公开招标、邀请招标、竞争性谈判招标等方式进行。无论以何种形式进行招标采购都应秉承公开、公平、公正及诚实守信原则。

（四）仪器设备购置受控

根据国家标准《检测和校准实验室能力的通用要求》（GB/T 15481）中"服务和供应品的采购"要求，实

验室应制订以下内容。

①控制选择供应商、购买、验收和存储工作的程序；②技术评审程序；③行政审批程序；④采购文件描述拟采购的仪器设备的资料或信息；⑤评价跟踪程序，评价和跟踪评价仪器设备的供应商，其内容包括供货质量、交付进度、履行合同情况、有无质量保证体系、货源是否稳定、价格是否合理、售后服务、包装运输质量等；⑥建立供应商档案；⑦编制合格供应商名录，跟踪其持续保持的能力。

（五）验收管理

仪器设备的验收是保证仪器设备质量和正常运行的关键环节；验收工作可分为到货验收与技术验收两部分，是购置过程的结束，常规管理的开始；它是一项技术性很强的工作，必须有一套完善的验收程序。要成立专门验收小组，由熟悉该类仪器的专家负责，组织学习说明书等资料，拟订验收、安装的计划并认真实施。验收人员应当具备高度的工作责任心和一定的专业技术水平，熟悉验收工作流程。验收工作应及时地严格按照有关要求和程序进行，特别是进口的大型仪器设备，合同索赔期在其到达口岸至验收之间有一定的时间要求，验收不及时会造成不应有的损失。

（六）仪器安装

设备的安装、调试、验收是购置过程的一个重要环节。设备购置到位通过验收后，代理公司和生产厂家根据医院所购置的医疗设备，提出具体的安装要求，通过医院设备管理部门与检验科协调，并向医院领导汇报安装地点和安装技术要求。

临床检验设备的正常使用对环境有一定的要求。如需要一定的温度、湿度范围及合适的使用面积和室内空间等。在设备安装前，医院应按照厂家提供的设备安装必备条件做好安装前准备，如水、电、网络线等的铺设。在安装前能对仪器的结构原理和性能进行熟悉、了解，使安装调试顺利进行。实验室的工作环境应能确保测试结果的有效性和测量的准确性。

二、仪器设备使用管理

仪器设备使用管理包括：仪器设备的分类、编号和登记；规章制度的建立、执行和落实；仪器设备的使用、保管与维护；仪器设备的出借、转让、调拨和报废；仪器设备事故处理等。

（一）仪器设备的分类、编号和登记

实验室仪器设备种类繁多，分类、编号和登记是仪器设备管理的重要手段，应有统一的分类代码及编号。分类编号确定之后，为了便于核对管理，应在仪器设备上做出标志，粘贴标签，并及时填写各种统计报表，供财务部门、仪器设备管理和使用部门登记。为了掌握仪器设备的分布和流向，便于仪器设备各种信息的综合利用与共享，可建立仪器设备管理数据库，并实现计算机网络信息化管理。

（二）规章制度的建立

仪器设备管理是一项系统工程，实验室工作与仪器设备构成庞大的运作体系，交织着各种技术、经济与安全问题。应根据国家有关的法律、法规和政策，建立健全适合本单位仪器设备管理的各项规章制度，明确各自的职责，使仪器设备的管理工作制度化、规范化。切实可行的规章制度是有效管理的基础，有关仪器设备管理的规章制度应包括：购置审批制度、采购管理制度、验收管理制度、操作使用管理制度、维修保养工作制度、报损报废制度、调剂管理制度、事故处理制度和计量管理制度等。以上可根据实际情况制订。

（三）仪器设备的使用、保管与维护

仪器设备经过验收投入使用后，使用部门要落实操作和保管人员，建立岗位责任制，制订操作规程和维护、使用管理办法，以保证仪器设备经常处于可用的良好状态。凡本单位已不适用或长期闲置的仪器设备，要及时调出。对不值得修复改造的陈旧仪器设备，可以申请报废，经过技术鉴定，办理报废手续，并做财务处理。

1. 仪器设备的使用 仪器设备的使用原则是安全、合理、充分。仪器设备的合理使用是延长仪器设备的使用寿命、保持仪器设备应有精度、提高使用效率的重要保证。合理安排仪器设备的任务和工作负荷,既要禁止仪器设备超负荷运行,又要避免高精度仪器设备长期低档运行,浪费精度,增加损耗,同时也增加检验成本。从事仪器设备操作的工作人员应经过必要的技术培训,考核合格方能上机操作。大型精密仪器设备更应从严掌握。

建立健全操作规程及维护制度。仪器设备使用科室在安装验收完成后正式投入使用之前,应根据仪器设备的使用操作说明书、维修手册、有关国家规定和实际工作使用要求制订好操作规程,明确基本的操作步骤和正确的使用方法。操作规程制订后,操作人员应学习、掌握每项规程,并试运行一个月以上,然后统一报仪器设备管理部门审核、存档。对于固定使用场地的设备、操作规程应张贴(悬挂)于使用场地;对于移动使用的设备应以书面形式保存在随时可以看到的适当位置。操作使用人员必须严格按照操作规程操作。

提供良好的运行环境:根据仪器设备的不同要求,采取适当的防潮、防尘、防震、保暖、降温、防晒、防静电等防护措施,以保证仪器设备正常运行,延长使用寿命,确保实验安全、数据可靠。设置仪器设备警告标志,仪器设备在使用中可能造成工作人员或无关人员的危害,必须有明确的危险警告标志。如放射线、电离辐射、高磁场等区域,应在有危险的通道与入口处设置明显的警示标志,警告哪类人员不能靠近或禁止入内,提醒进入操作区的注意事项及可能造成的危害。

2. 仪器设备的保管和维护 保管和维护工作是仪器设备使用过程中的一项例行工作。做好仪器设备的日常维护保养,对延长仪器设备的使用寿命意义很大。

建立健全仪器设备的保管制度:对所有仪器设备无论是投入运行还是储存状态,均应指定人员保管。保管人员应负责仪器设备的日常维护、保养工作和日常运行档案的记录工作。在仪器设备保管过程中,应按规定要求对其进行状态标志。例如:正在使用的仪器设备用绿色标志;备用仪器设备用黄色标志;损坏停用的仪器设备用红色标志。

根据仪器设备使用手册和操作规程要求,做好仪器设备外表的清洁、防尘罩清洗、防潮袋的更换、管道的清洁、废液的清除、电池的定期充电及打印纸的更换安装等工作。对暂时不用的仪器设备,应封存保管,并定期清扫、检查,做好防尘、防潮、防锈等维护工作,以保护封存仪器设备不致损坏。对不再使用或长期闲置的仪器设备,要及时调出,避免积压浪费。

3. 仪器设备事故处理的基本原则 立即组织事故分析和不失时机地组织抢修及其他善后工作,尽量把损失减至最小,争取仪器设备尽快恢复运行,重大设备事故应及时报告上级主管部门,并保护好事故现场。

处理事故必须坚持事故原因分析不清不放过,事故责任者和有关人员未受到教育不放过,没有采取防范措施不放过的原则。在事故原因未查明以前,切不能草率开机,以免扩大事故及损失。凡因责任原因造成的损失,应追究当事人的责任和赔偿。重大事故要严肃处理。对故意破坏现场以逃避责任者,要加重处理。

三、仪器设备技术管理

(一) 仪器设备量值溯源

为确保计量仪器设备量值准确可靠,实验室所有在用计量仪器设备均应溯源到国家基准,量值溯源有效合理的方法和手段是对实验室中所有对检测结果有影响的在用计量仪器设备进行检定和校准。计量仪器设备的检定和校准可分以下三种情况:①购买后首次使用时的检定和校准;②周期性检定和校准;③维修后的检定和校准。

(二) 仪器设备的技术档案管理

仪器设备的技术档案是正确使用仪器设备及考核和评价仪器设备完好程度的重要依据。仪器设备技术档案主要分为两大部分。

1. 原始档 原始档包括购置仪器设备的申请报告(论证报告)、订货合同和验收记录,以及随仪器设备带来的全部技术资料(如仪器设备结构原理图、电路图、出厂检验单及合格证、使用说明书、附件、备件明细表等)。

2. 使用档案 使用档案包括工作日志和履历卡。工作日志主要记录仪器设备每次使用的操作人员、操作时间、仪器设备运行情况、工作内容及结果等,是考核仪器设备使用效益的重要依据。

维修记录卡主要记录故障现象、原因,排除故障采取的措施、维修记录、质量检定及校准记录、技术改造记录等技术状态情况。它是仪器设备的性能和技术指标的历史记录,是考核仪器设备技术状态的依据。

仪器设备技术档案管理的要求及时、齐全、翔实、整洁、规范。所有仪器设备技术档案必须要妥善保管,不得随意销毁。属于报废或淘汰的仪器设备的技术档案处理,应报告仪器设备主管部门,并按批复进行处理。

（三）仪器设备的修理与淘汰

1. 仪器设备的修理 仪器设备在使用过程中,由于自然和人为原因,技术状况逐渐发生变化,工作能力和使用性能逐渐降低,甚至诱发事故。在仪器设备出现比较明显损坏或技术状况出现比较明显劣化,通过日常的维护保养不能恢复技术性能时,需要对仪器设备进行修理,又称维修。

2. 仪器设备的淘汰

（1）仪器设备淘汰的条件:①国家规定的淘汰目录中的仪器设备;②型号过于陈旧不能适应分析检验要求的仪器设备;③已到寿命周期的仪器设备;④虽然未到寿命周期,但由于长时间使用,其主机或主要零、部件严重老化不能修复,或者修复费用与效果极不相称的仪器设备;⑤因事故损坏严重,即使修理也不能恢复原来的技术性能的仪器设备;⑥由于不合格修理造成无法弥补的损坏的仪器设备;⑦非国家认可的专业生产单位制造的仪器设备。

（2）仪器设备淘汰的程序:①使用部门提出申请并提交技术鉴定资料;②有关专业人员检查,必要时进行复核鉴定;③仪器设备主管部门审批;④执行淘汰决定,办理手续,账目和实物核对销出。

（四）仪器设备的技术改造和更新

仪器设备的技术改造和更新是把科学技术的新成就应用于现有的仪器设备,改变它的技术状况,提高其技术水平,使老设备发挥新作用,它是实现仪器设备现代化的一个重要途径。为了使经过改造的仪器设备获得预期的技术性能和测试效果,应事先提出技术改造和更新方案,做出经费预算,进行可行性论证,然后报主管业务部门审批,以确保技术改造的顺利完成。实施改造和更新时,应会同仪器设备的制造厂家或销售商家的技术人员一起进行工作。完成后,要组织验收和技术鉴定。

四、大型精密仪器设备管理

大型精密仪器设备是大型、精密、贵重和稀缺的仪器设备的总称,它实际上是一个动态的、发展的、相对的概念。大型精密仪器设备集光、机、电、算(计算机)等方面的最新技术于一体,配备相当精密的物理与几何光学系统:精密机械系统、电子传感测量系统、计算机控制与数据处理及人机界面系统,使其具有选择性好,灵敏度、准确性、稳定性高的性能,又具快速化、自动化、智能化、多功能的特点。因此,大型精密仪器设备在实验室中的应用将日益广泛。而大型精密仪器设备的管理工作,将是仪器设备管理工作中的一个重要方面,特大型精密仪器设备的管理作为仪器设备管理中的一个专题来探讨,主要是为了重视它的管理。大型精密仪器设备的管理包括以下几点。

（1）一般仪器设备的管理制度、内容和方法,同样适用于精密仪器设备。

（2）大型精密仪器设备要单独制订管理、保管、保养和操作规程,逐台仪器设备独立建立技术档案,并指定专人负责管理。上机操作使用前,必须经过培训和考核取得"大型仪器设备上机操作合格证"。

（3）要配备具有一定专业技术水平、责任心强的实验技术人员担任管理人员。严格执行操作规程,认真做好使用记录和维护、维修记录。

（4）为了使大型精密仪器设备能够得到较好的管理、维护和保养并充分发挥作用,大型精密仪器设备应该有专用的独立实验室。条件较差的也应安置专用实验台。

（5）大型精密仪器设备管理技术人员应不断提高技术水平,积极开发和利用大型精密仪器的功能,提高设备的利用率和设备效益。

五、仪器设备管理的考核与经济管理

(一)仪器设备管理考核

仪器设备管理考核方式包括:按各级仪器设备管理机构的要求定期组织的系统内部的考核和由上级行政管理部门组织的对各级实验室的检查评审。主要考核内容包括:各项规章制度落实与执行情况;年度计划执行情况;资产管理状况;保管与维护情况;仪器设备使用状态;仪器设备的社会效益和经济效益等。其重点是仪器设备完好率和利用率。

仪器设备完好率是反映仪器设备在使用阶段技术状况的综合指标,包括实验室设备管理水平和实验人员的操作水平及对仪器设备的维护保养的实际水平。

仪器设备利用率是反映仪器设备在一年中的实际使用时间和年额定使用时间之比,是反映仪器设备投资效益的经济指标。

(二)仪器设备经济管理

购置仪器设备要充分论证购置的经济效益,但经济管理只做到这一点是远远不够的。因为它主要是从购置经费及任务需要的角度预测购置仪器的经济效益。而实际上能否达到预期效果,主要是仪器设备使用过程中的经济管理。其主要途径大致如下。

1. 采取适当的经济管理措施 经济管理首要的是在仪器设备运行过程中实行一系列保证仪器设备正常、高效运行的经济措施。这些措施包括:制订合适的收费标准;采取奖优罚劣的奖惩措施;收取仪器设备的占有费,促使占用单位提高仪器设备的使用效率;实行定额管理,改进经费分配使用办法,鼓励大家积极使用仪器设备,节约消耗费用,提高经济效益等。

2. 合理使用仪器设备 仪器设备的价值、用途、稀贵程度、精度及全面的技术状况各有不同,在使用时,要从仪器设备的实际出发合理安排任务。

第二节 临床实验室试剂的管理

试剂(reagent),又称生物化学试剂或试药,主要是供化学反应、分析化验、研究试验、教学实验、化学配方使用的纯净化学品。一般按用途分为通用试剂、高纯试剂、分析试剂、仪器分析试剂、临床诊断试剂、生化试剂、无机离子显色剂等试剂。

一、试剂的采购

(一)采购的计划和预算

临床实验室要根据试剂现有的库存量、每月用量,定期提前提出申请购买的清单。试剂账目的计算机管理实现了仪器采购的自动提醒,可以对试剂采购信息数据高效管理,提高试剂采购的效率。

(二)选购的原则

选择合法、证件齐全、质量好、性价比高的试剂。

二、化学试剂的管理

化学试剂(chemical reagent)是进行化学研究、成分分析的相对标准物质,是科技进步的重要条件,广泛用于物质的合成、分离、定性和定量分析。

所谓的"化学试剂"是指在实验工作中用于与待检验样品进行化学反应,以求获得样品中某些成分的含量;或者用于处理供试样品,以进行物相或结构的观察等用途的"纯"化学物质。化学试剂是实验室里品种最多,使用、购买最频繁的物质,同时化学试剂大多具有一定的毒性及危险性,对其加强管理不仅是保证分析数据质量的需要,也是确保安全的需要。因此,化学试剂的管理是实验室管理人员的首要工作。

（一）一般化学试剂的分类和规格

化学试剂的种类很多,世界各国对化学试剂的分类和分级标准不尽相同。国际标准化组织(ISO)和国际纯粹与应用化学联合会(IUPAC)也都有很多相应的标准和规定。IUPAC对化学标准物质的分级有A级、B级、C级、D级和E级。C级和D级为滴定分析标准试剂,E级为一般试剂。我国化学试剂的产品标准有国家标准(GB)和专业行业标准(ZB)及企业标准(QB)三级。

按试剂的应用范围分类,化学试剂可分为:通用试剂、分析试剂、标准试剂和临床化学试剂等,每类还可分为若干亚类。按试剂组成分类,化学试剂可分为:无机试剂、有机试剂和生化试剂等,每类下面也可分若干亚类,如无机试剂可分为酸、碱、盐、氧化物、单质等。

在组成分类中,有机试剂的品种最多。化学试剂按用途可分为:标准试剂、一般试剂和生化试剂等。常用化学试剂按纯度一般可分为四个级别:优级纯、分析纯、化学纯和实验试剂(表4-1)。由于制备上的原因,并非每个试剂都具备四种纯度的产品,且各个试剂的指标也不一定相同。

表 4-1　化学试剂的分级和使用范围

名称	等级	符号	标签颜色	试剂纯度	应用范围
优质纯	一级品	GR	绿	纯度很高,杂质含量低	精准分析、研究工作、课作为基准物质
分析纯	二级品	AR	红	纯度较高,杂质略高	科研和定量实验
化学纯	三级品	CP	蓝	纯度较高,存在干扰杂质	化学实验、定性分析
实验纯	四级品	LR	黄	纯度较差,杂质含量较高	一般化学实验

此外,还有生物试剂、基准试剂和专用试剂(如电子纯、光谱纯、色谱纯)等。基准试剂是纯度高、杂质少、稳定性好、化学组分恒定的化合物,纯度相当于或高于优级纯试剂,可作为滴定分析法的基准物质,也可用于直接法配制标准溶液。在化学试剂中,指示剂纯度往往不太明确。按照规定,试剂瓶的标签上应标示试剂名称、化学式、摩尔质量、级别、技术规格、产品标准号、生产许可证号(部分常用试剂)、生产批号、厂名等,危险品和毒品,还应给出相应的标志。

（二）一般化学试剂的选用

在分析工作中,分析工作者需选择合适的试剂,因此必须对化学试剂标准有一个明确的认识,所选用试剂纯度应与分析目的、分析方法和检测对象的含量相适应,做到科学合理,既要考虑成本又要考虑分析结果的准确度。在能满足实验要求的前提下,选择试剂的级别就低不就高。

仪器分析实验一般使用优级纯、分析纯或专用试剂,如分光光度法要求试剂空白值小,应选用纯度高的试剂。滴定分析中常用的标准溶液,一般先用分析纯试剂粗略配制,再用基准试剂标定。在对分析结果要求不很高的实验中,也可用优级纯或分析纯试剂替代基准试剂。滴定分析中所用的其他试剂一般为分析纯试剂。痕量分析选用优级纯,以降低空白值和避免杂质干扰。

（三）化学试剂的管理和存放

化学试剂大多数具有一定的毒性及危险性。对化学试剂加强管理,不仅是保证分析结果质量的需要,还是确保人民生命财产安全的需要。

化学试剂的管理应根据试剂的毒性、易燃性、腐蚀性和潮解性等不同的特点,以不同的方式妥善管理。

实验室内只宜存放少量短期内需用的药品,易燃易爆试剂应放在铁柜中,柜的顶部要有通风口. 严禁在化验室内存放总量 20 L 的瓶装易燃液体。大量试剂应放在试剂库内。对于一般试剂,如无机盐,应存放有序地放在试剂柜内,可按元素周期系类族,或按酸、碱、盐、氧化物等分类存放。存放试剂时,要注意化学试剂的存放期限,某些试剂在存放过程中会逐渐变质,甚至形成危害物。如醚类、四氢呋喃、二氧六环、烯、液体石蜡等,在见光条件下,若接触空气可形成过氧化物,放置时间越久越危险。某些具有还原性的试剂,如苯三酚、$TiCl_3$、四氢硼钠、$FeSO_4$、维生素C、维生素E及金属铁丝、铝、镁、锌粉等易被空气中氧所氧化变质。

化学试剂必须分类隔离存放,不能混放在一起,通常把试剂分成下面几类,分别存放。

（1）易燃类：易燃类液体极易挥发成气体，遇明火即燃烧，通常把闪点在 25 ℃以下的液体均列入易燃类。闪点在－4 ℃以下者有石油醚、氯乙烷、溴乙烷、乙醚、汽油、二硫化碳、缩醛、丙酮、苯、乙酸乙酯、乙酸甲酯等。闪点在 25 ℃以下的有丁酮、甲苯、甲醇、酒精、异丙醇、二甲苯、乙酸丁酯、乙酸戊酯、三聚甲醛、吡啶等。

这类试剂要求单独存放于阴凉通风处，理想存放温度为－4～4 ℃。闪点在 25 ℃以下的试剂，存放最高室温不得超过 30 ℃，特别要注意远离火源。

（2）剧毒类：专指由消化道侵入极少量即能引起中毒致死的试剂。生物试验半致死量在 50 mg/kg 以下者称为剧毒物品，如氰化钾、氰化钠及其他剧毒氰化物，三氧化二砷及其他剧毒砷化物，氯化汞及其他极毒汞盐，硫酸二甲酯，某些生物碱和毒苷等。

这类试剂要置于阴凉干燥处，与酸类试剂隔离。应锁在专门的毒品柜中，建立双人登记签字领用制度。建立使用、消耗、废物处理等制度。皮肤有伤口时，禁止操作这类物质。

（3）强腐蚀类：指对人体皮肤、黏膜、眼、呼吸道和物品等有极强腐蚀性的液体和固体（包括蒸汽），如发烟硫酸、硫酸、发烟硝酸、盐酸、氢氟酸、氢溴酸、氯磺酸、氯化砜、一氯乙酸、甲酸、乙酸酐、氯化氧磷、五氧化二磷、无水三氯化铝、溴、氢氧化钠、氢氧化钾、硫化钠、苯酚、无水肼、水合肼等。

存放处要求阴凉通风，并与其他药品隔离放置。应选用抗腐蚀性的材料，如耐酸水泥或耐酸陶瓷制成架子来放置这类药品。料架不宜过高，也不要放在高架上，最好放在地面靠墙处，以保证存放安全。

（4）燃爆类：这类试剂中，遇水反应十分猛烈发生燃烧爆炸的有钾、钠、锂、钙、氢化锂铝、电石等。钾和钠应保存在煤油中。试剂本身就是炸药或极易爆炸的有硝酸纤维、苦味酸、三硝基甲苯、三硝基苯、叠氮或重氮化合物、雷酸盐等，要轻拿轻放。与空气接触能发生强烈的氧化作用而引起燃烧的物质如黄磷，应保存在水中，切割时也应在水中进行。引火点低，受热、冲击、摩擦或与氧化剂接触能急剧燃烧甚至爆炸的物质有硫化磷、赤磷、镁粉、锌粉、铝粉、萘、樟脑。

此类试剂要求存放室内温度不超过 30 ℃，与易燃物、氧化剂均须隔离存放。料架用砖和水泥砌成，有槽，槽内铺消防砂。试剂置于砂中，加盖，万一出事不致扩大事态。

（5）强氧化剂类：这类试剂是过氧化物或含氧酸及其盐，在适当条件下会发生爆炸，并可与有机物、镁、铝、锌粉、硫等易燃固体形成爆炸混合物。这类物质中有的能与水起剧烈反应，如过氧化物遇水有发生爆炸的危险。属于此类的有硝酸铵、硝酸钾、硝酸钠、高氯酸、高氯酸钾、高氯酸钠、高氯酸镁或钡、铬酸酐、重铬酸铵、重铬酸钾及其他铬酸盐、高锰酸钾及其他高锰酸盐、氯酸钾、氯酸钡、过硫酸铵及其他过硫酸盐、过氧化钠、过氧化钾、过氧化钡、过氧化二苯甲酰、过乙酸等。

存放处要求阴凉通风，最高温度不得超过 30 ℃。要与酸类及木屑、炭粉、硫化物、糖类等易燃物、可燃物或易被氧化物（即还原性物质）等隔离，堆垛不宜过高、过大，注意散热。

（6）放射性类：一般化验室不可能有放射性物质。化验操作这类物质需要特殊防护设备和知识以保护人身安全，并防止放射性物质的污染与扩散。

（7）低温存放类：此类试剂需要低温存放才不至于聚合变质或发生其他事故。属于此类的有甲基丙烯酸甲酯、苯乙烯、丙烯腈、乙烯基乙炔及其他可聚合的单体、过氧化氢、氢氧化铵等。存放于温度 10 ℃以下。

（8）贵重类：单价贵的特殊试剂、超纯试剂和稀有元素及其化合物均属于此类。这类试剂大部分为小包装。这类试剂应与一般试剂分开存放，加强管理、建立领用制度。常见的有钯黑、氯化钯、氯化铂、铂、铱、铂石棉、氯化金、金粉、稀土元素等。

（9）指示剂与有机试剂类：指示剂可按酸碱指示剂、氧化还原指示剂、络合滴定指示剂及荧光吸附指示剂分类排列。有机试剂可按分子中碳原子数目多少排列。

（10）一般试剂：一般试剂分类存放于阴凉通风，温度低于 30 ℃的柜内即可。

以上（1）～（6）类化学试剂均属于危险品应严格管理。

三、生物试剂管理

生物试剂（Biochemical reagent）是指有关生命科学研究的生物材料或有机化合物，以及临床诊断、医学研究用的试剂。由于生命科学面广、发展快,因此该类试剂品种繁多、性质复杂。主要有电泳试剂、色谱试剂、离心分离试剂、免疫试剂、标记试剂、组织化学试剂、透变剂和致癌物质、杀虫剂、培养剂、缓冲剂、电镜试剂、蛋白质和核酸沉淀剂、缩合剂、超滤膜、临床诊断试剂、染色剂、抗氧化剂、防霉剂、去垢剂和表面活性剂、生化标准品试剂、生化质控品试剂、分离材料等。

（一）临床生物制剂的范畴

临床生物制剂是应用普通的或以基因工程、细胞工程、蛋白质工程、发酵工程等生物技术获得的微生物、细胞及各种动物和人源的组织和液体等生物材料制备的,用于人类疾病预防、治疗和诊断的药品。种类有疫苗、菌苗、类毒素、免疫血清、血液制剂、诊断用品、噬菌体、生物技术制剂等。

（二）生物制剂的使用

（1）应严格按照药品说明书的适应证和医疗保险的有关规定合理应用。

（2）应严格按照药品说明书规定的用法、用量,并结合患者的实际情况拟订给药方案。

（3）生物制剂应单独使用,严禁与其他药品混合、配伍使用。

（4）应高度重视并注意观察生物制剂可能出现不良反应的情况。

（5）生物制剂的安瓿有裂纹、标签不清、药液变色,有摇不散的异物和絮状物者均不可使用。过期失效的严禁使用。

（三）生物制剂的贮存

（1）生物制剂对温度、光照等非常敏感,必须严格按照药品说明书规定的环境条件储存。

（2）属于高危药品的生物制剂有专门的存放位置,并设警示标识。

（3）生物制剂的监督管理

①医院定期组织生物制剂合理应用规范的培训,并进行相关知识的考核。

②医院定期组织专家对生物制剂的临床使用情况进行统计分析和专项点评。

③加强对生物制剂安全性监测,对其不良反应/事件按照"可疑即报"的原则进行监测和报告。

④医院监管部门应对生物制剂的安全性、有效性和质量等定期进行评估。

⑤医院监管部门汇总生物制剂的不良反应/事件,定期向医院通报有关情况。

（四）质量控制血清的管理

质量控制血清（质控血清）是已有靶值的血清,主要用于临床实验室的检验质量评价工作中。每个实验室可以根据自己的条件,选用国家临床中心提供的质控血清,或自己制备本室使用的质控血清。自制的不定值质控血清,在一批质控血清将用完之前,需准备下一批质控血清。质控血清要求性能稳定,较长期内效价不变,其理化性质应和患者样本相近,这样才能有效地起到监测作用。质量控制血清可以在－20 ℃保持半年定值不变,冰冻状态融化使用时,应先混匀。未用完部分可在 4 ℃保存。一般按每次实验用量分装、分类、标记、封口、－20 ℃冻存于冰箱中,不可反复冻融。

（五）标准菌株的管理

在临床微生物学检验质控中必须保存有一批标准菌株作为对仪器、培养基、染色液、试剂和诊断血清的质控菌株。保存菌种用的培养基必须能维持微生物长期生存且不出现生长或新陈代谢过于旺盛的情况,即菌株能较长时间存活且保持性状稳定。保存菌种的方法应根据菌种的类型和保存目的进行选择,一般包括以下几种方法。

（1）一般保存方法:用高层琼脂保存,使细菌处于代谢缓慢状态,并按照各种细菌生长的情况做定期移种。此方法是最简单的保存方法,不需要特殊设备,并可随时提供使用,最长可保存一年。但细菌经多次移种后,性状可能发生变异。

（2）低温冰箱保存方法:取对数生长期的细菌混悬于小牛血清或无菌脱纤维羊血 0.5～1.0 mL 中,容器中加入无菌玻璃珠数枚,储存于－40 ℃低温冰箱中保存。大部分细菌用此方法可保存 6～12 个月,甚至更长时间。

（3）冷冻干燥法:菌种保存最佳方法,可以免去细菌因频繁传代而造成的菌种污染、变异和死亡。此法需冷冻干燥设备,操作较费时,但适用于需要长期保存的菌种,并需指定专人负责管理。

第三节　临床实验室用水的管理

临床实验室用水主要用于溶解、稀释和配制溶液等。不同类型实验室对水的质量要求不同,水的质量直接影响到实验结果和仪器的使用期限:天然水和自来水中存在很多杂质,不能直接使用,必须将水经过纯化后才能使用。分析任务和实验要求不同,对水的纯度要求也不同,因此应根据实验要求合理地选用适当规格的实验室用水。

一、实验室用水的分级及用途

(一)实验室用水的分级及主要指标

考虑我国国情,中华人民共和国国家质量监督检验检疫总局根据 ISO 3696—1987《分析实验室用水规格和试验方法》修订了 GB/T6682—2008《分析实验室用水国家标准》,并于 2008 年 5 月 15 日发布,2008 年 11 月 1 日实施。该标准规定了分析实验室用水的级别、技术指标、制备方法及检验方法等,将实验室用水分为一级、二级和三级,不同级别有不同的技术指标(表 4-2)。

表 4-2　实验室用水的级别及主要指标

指　标	一级水	二级水	三级水
pH 值范围(25 ℃)	—	—	5.0~7.5
电导率(25 ℃)/(mS/m)	≤0.01	≤0.10	≤0.50
可氧化物质含量(以 O 计)/(mg/L)	—	≤0.08	≤0.40
吸光度(254 nm,1 cm 光程)	≤0.001	≤0.01	—
蒸发残渣含量((105±2) ℃)/(mg/L)	—	≤1.0	≤2.0
可溶性硅(以 SiO_2 计)含量/(mg/L)	≤0.01	≤0.02	—

由于在一级水、二级水的纯度下,难以测定其真实的 pH 值,因此,对一级水、二级水的 pH 值范围不做规定。

由于在一级水的纯度下,难以测定可氧化物质和蒸发残渣,对其限量不做规定。可用其他条件和制备方法来保证一级水的质量。

高纯水 pH 值难以测定,故一、二级水没有规定其要求;该标准只规定了一般的技术指标,在实际工作中,有些实验对水还有特殊的要求,还要检验有关的项目,如铁、钙、氯等离子及细菌等。

(二)实验室用水的用途

1. 一级水　一级水基本上不含有溶解或胶态离子杂质及有机物,主要用于有严格要求的分析实验,可用二级水经进一步处理制得。例如,可将二级水用石英蒸馏器蒸馏、通过离子交换混合床或用 6.2 μm 的过滤膜过滤等方法制取。

2. 二级水　二级水主要用于无机痕量分析实验,如原子吸收光谱分析、电化学分析实验等。可含有微量的无机、有机或胶态杂质。二级水可采用多次蒸馏、反渗透或去离子后再经蒸馏等方法制备。

3. 三级水　三级水适用于一般实验室工作(包括化学分析),也是实验室最普遍的用水。过去多采用蒸馏(用铜质或玻璃蒸馏装置)的方法制备,故通常称为蒸馏水。

目前多用离子交换法、电渗析法或反渗透法制备。电导率是纯水质量的综合指标。一级和二级水的电导率必须由装在制水设备的出水管道中的电极进行测定。纯水与空气接触或储存过程中,由于容器材料可溶解成分的引入或吸收空气中 CO_2 等气体及其他杂质,都会引起电导率的改变。水的纯度越高,影响越显著。因此,高纯水应现用现制备,不宜存放。

在实际应用时,人们往往习惯于用电阻率衡量水的纯度,若以电阻率表示,上述一、二、三级水的电阻率分别大于或等于 10 MΩ‧cm、1 MΩ‧cm、0.2 MΩ‧cm。

一级水必须临用前制备,不宜存放,高纯水(电阻率≥18.2 MΩ‧cm)应保存在石英容器中。根据分析的任务和要求的不同,对水的纯度要求也不同,应根据不同情况选用不同级别的实验用水。一般化学分析实验用三级水即可;仪器分析实验、临床实验室用水等一般使用二级水;特殊实验如酶学测定及超微量分析等,多选用一级水。

(三)国内实验室用水的种类

国内实验室用水通常可分为蒸馏水、去离子水、反渗水、超纯水四个种类。

1. 蒸馏水(distilled water) 实验室最常用的一种纯水,虽设备便宜,但极其耗能和费水且速度慢,应用会逐渐减少。蒸馏水能去除自来水内大部分的污染物,但挥发性的杂质无法去除,如二氧化碳、氨、二氧化硅及一些有机物。新鲜的蒸馏水是无菌的,但储存后细菌易繁殖。此外,储存的容器也很讲究,若是非惰性的物质,离子和容器的塑形物质会析出而造成二次污染。

2. 去离子水(deionized water) 应用离子交换树脂去除水中的阴离子和阳离子,但水中仍然存在可溶性的有机物,可以污染离子交换柱从而降低其功效,去离子水存放后也容易引起细菌的繁殖。

3. 反渗水(reverse osmosis water) 其生成的原理是水分子在压力的作用下,通过反渗透膜成为纯水,水中的杂质被反渗透膜截留排出。反渗水克服了蒸馏水和去离子水的许多缺点,利用反渗透技术可以有效的去除水中的溶解盐、胶体、细菌、病毒、细菌内毒素和大部分有机物等杂质,但不同厂家生产的反渗透膜对反渗水的质量影响很大。

4. 超纯水(ultra-pure grade water) 其标准是水电阻率为 18.2 MΩ‧cm。但超纯水在总有机碳(TOC)、细菌、内毒素等指标方面并不相同,要根据实验的要求来确定,如细胞培养则对细菌和内毒素有要求,而高效液相色谱法(HPLC)则要求 TOC 低。

(四)临床实验室试剂级纯水

被检验界公认的临床实验室用水质量管理的国际标准是美国临床实验室标准化协会(Clinical and Laboratory Standards Institute,CLSI)于 2006 年指定的相关文件 C3-A4 版文件。其推荐的临床实验室试剂级纯水(Clinical laboratory reagent water,CLRW)水质指标为:①电阻率>10 MΩ‧cm,25 ℃;②微生物<10 cfu/mL;③有机物<500×10^{-9};④颗粒物:经过孔径大于 0.22 μm 的终端滤器过滤。

除以上推荐的纯水(CLRW)指标以外,根据不同需求的实验,CLSI 要求应根据实验需要排除不同污染物的干扰,而使用不同参数的纯水或超纯水。如金属分析、PCR、DNA/RNA 分析、细胞培养、免疫分析等分析需要的特殊试剂级水及基于仪器厂商所推荐的仪器进水。

二、实验室用水的制备方法

制备分析实验室用水的原料水应当是饮用水或其他比较纯净的水。如有污染,则必须进行预处理。制备实验室用水的方法很多,常用的制备方法有:蒸馏法、离子交换法、反渗透法、超滤技术及微孔过滤等。

(一)蒸馏法

蒸馏法是最早使用的纯化方法。将自来水在蒸馏装置中加热汽化,然后使水蒸气通过冷凝管冷凝即可得到蒸馏水。此方法简单、易行,使蒸馏水中仍含的 CO_2 溶解、某些易挥发物随水蒸气进入蒸馏水中以及冷凝管材料成分进入蒸馏水中,蒸馏水只能作为一般化学实验用水,要获得纯度更高的蒸馏水,可以进行重蒸馏。蒸馏法设备成本低,操作简单,但能量消耗大、产率低。

(二)离子交换法

利用阴阳离子交换树脂除去水中杂质的方法。其原理是水通过阳离子交换树脂柱时,阳离子与氢离子交换;在通过阴离子交换树脂柱时,阴离子与氢氧根离子交换,被交换出来的氢离子和氢氧根离子互相结合成水,制得的水称为"去离子水"。此法的优点:操作简便、设备简单、出水量大、成本低、除去离子类杂质能力强,是目前各类实验室中最常用的方法。缺点:不能除去非电解质和有机物杂质,交换树脂会溶解出少量有机物。离子交换法制取的纯水完全能够满足一般的化学实验。如需获得既无电解质又无微生物等杂质的水,需将离子交换水再进行蒸馏。

(三)电渗析法

其原理是在直流电场作用下,利用阳、阴离子交换膜对水中存在的阴、阳离子的选择性透过,而使杂质离子从水中分离出来的方法。电渗析法除杂质的效率较低、耗水量较大,只能除去水中的电解质,且对弱电解质去除效率低,不能除去非离子型杂质,常含有少量微生物和某些有机物等,适用于要求不太高的分析工作。电渗析法的特点是消耗电能少,设备自动化,占用人工少。

(四)反渗透法

通过加压使水渗透过极微小的渗透膜,使 95%～99% 的其他溶解或非溶解物质均无法通过渗透膜。逆渗透膜的孔径仅 0.0001 ym(细菌 0.4～11.0 ym;病毒 0.02～0.4 ym),能除去大量的不纯物质,如无机离子和多数有机化合物、微生物和病毒等,但仍有少量残留。

目前,国内外厂商已先后推出了多种纯水、超纯水设备,可供选用。这些设备整合了离子交换、反渗透、超滤和超纯去离子等技术,能达到实验室对水纯度的要求,具有操作简便、设备简单、出水量大等优点,可广泛应用于不同要求的分析工作。

三、实验用水的检验

国家标准中规定了分析实验室用水的技术指标,其检验方法有物理方法和化学方法。检验指标主要有 pH 值范围、电导率、电阻率、可氧化物质含量、吸光度、可溶性硅含量及蒸发残渣含量等,由于电导率是纯水质量的综合指标,所以一般实验室主要用电导率仪测定纯水的电导率或电阻率,用以评价纯水的质量,特殊情况下还需要对其他有关指标进行检验。当水质不符合要求时,应有纠正措施。

四、实验室用水的管理

临床实验室用水质量关系到检验结果的正确与否,正确的选择和使用不同级别的实验室用水是保证检验质量的基础。对实验室用水的管理应做到以下几点。

(1)实验人员应了解实验室用水的分级使用原则,掌握各级水的正确用途。

(2)为保证水质监控准确可靠,具有溯源性,应定期对水质系统内的电阻率仪进行校准或校检,并保留校准或校检记录。

(3)为确保实验室用水水质的稳定性,应定期对水系统进行维护并按时更换耗材,并保存维护和更换耗材记录。

 ## 第四节　临床实验室耗材的管理

医用耗材(medical supplies),即医院用的消耗很频繁的配件类产品。医用耗材主要包括医用耗材和医用器械。临床实验室耗材是医用耗材其中一部分物资,应参照医用耗材管理。

一、临床实验室耗材采购管理制度

临床实验室耗材使用科室按季度消耗量向医院有关职能部门(如材料科、设备科等)报季度领用计划。采购员根据库存情况和各实验室季度领用计划,编制季度采购计划并报医院管理者审批后,交由采购员按招标合同进行采购,在采购过程中严格依照法律法规审核证件并将相关资料收集汇总备案备查。采购员应及时掌握采购计划的进度,对实验室急需的产品实行优先采购,以保障临床需要。

严禁各实验室将未经报批手续的临床实验室耗材进入临床使用。所有临床实验室耗材不得由供应商直接送入临床实验室。

临床实验室确需且未列入采购范围内的临床实验室耗材,经医院管理者同意并经申请审批后,由医院有关职能部门(如材料科、设备科等)从经认定的供货商,按议价程序采购,议价由依法组建的评标委员会工作小组进行,并办理手续后方可采购。

由医院有关职能部门(如材料科、设备科等)对临床实验室耗材供货商及产品资质,按《医疗器械监督管理条例》的有关规定进行审核,查验医疗器械生产企业许可证、医疗器械经营企业许可证、营业执照、税务登记证,医疗器械注册证及其附件医疗器械注册登记表,医疗器械生产、经营企业法定代表人委托授权书,及销售人员的身份证件,并将所有相关证件复印件存档备查。

临床实验室耗材只能从具有医疗器械生产企业许可证的生产企业或具有医疗器械经营企业许可证的经营企业购置,所有拟购置的临床实验室耗材都必须有国家食品药品监督管理总局审批的有效注册证或相应证件,否则禁止购买。

订购的临床实验室耗材到货后,由采购员办理产品交接和验收入库手续,验收内容包括产品外观质量、包装及规定的包装标识(即注册证书编号、产品批注文号)、生产批号、生产单位、型号及规格、合格证等,灭菌类耗材还要查看灭菌批号和灭菌失效期、进口产品查看是否有中文标识,并对产品信息进行登记。

验收合格入库的器械,由采购员办理相关手续并通知申购实验室办理领用手续。对于验收不合格的货物,采购员要及时办理退换货的事宜,同时通知申购实验室,以便协调相关事宜。

二、临床实验室耗材验收管理

医院使用的医用耗材医疗用品(三类)或进口的医用耗材医疗用品,应具有国家食品药品监督管理总局颁布的医疗器械注册证。

医院在验收医用耗材医疗用品时,验收部门必须对以下几个环节进行验收:①查验每箱(包)产品的内外包装应完好无损;②(包)产品的检验合格证;③包装标识应符合国家标准,如 GB 15979—1995、GB 15980—1995、GB 8939—1999、YY/T 0313—1998;④进口产品应有中文标识。

三、临床实验室耗材使用管理

严禁各临床实验室或个人将未经报批手续的医用耗材进入临床实验室临床使用。

开展新项目所邀请外院专家随带的临床实验室耗材,需事先提供完整的证件、报价等交医院有关职能部门(如材料科、设备科等)审核、议价后报请医院管理者批准方能使用,同时所用的临床实验室耗材的功用、品质、价格应事先向患者和家属介绍,征得患者或家属同意并签字。

所有临床实验室耗材、低值器械不得由供应商直接送入临床实验室。临床实验室指定专人签字接收临床实验室耗材,做好详细使用记录、存档、造册,以便达到随时可追溯的目的。

依据供应的临床实验室耗材在满足临床要求的情况下,任何人均应无条件地使用,如有质量问题应及时上报医院有关职能部门,按有关程序办理。

属临床试用、验证的临床实验室耗材应按新增的临床实验室耗材方式填报申请,经医院有关职能部门审核批复后试用,并在规定的时间内写出试用报告,而后确定疗效良好又为临床所必须,按新增临床实验室耗材处理。

小结

医学检验仪器设备是临床实验室开展正常检验工作的重要资源之一。规范采购和严格管理,是实验室质量控制的重要部分。临床实验室的仪器设备招标应秉承公平、公正、公开及诚实守信的原则。

临床实验室使用的试剂应由正规试剂公司提供,且符合卫生部颁布的《临床化学体外诊断试剂盒质量检验总则》要求。临床实验室用水是临床实验室中的一种基础试剂,应加强临床实验室用水的管理以确保实验室用水的安全和质量。

临床实验室耗材是医用耗材其中的一部分物资,其管理不仅影响到检验质量、成本消耗,还直接关系到生物安全防护。

能力检测

1. 临床实验室的仪器配置应考虑哪些？
2. 实验室用水怎样分级及用途有哪些？
3. 如何进行危险性化学试剂的安全管理？

（王　静）

第五章　临床实验室安全管理

学 习 目 标

掌握：临床实验室生物安全。

熟悉：临床实验室一般安全。

了解：国内外临床实验室生物安全相关指南、标准。

临床实验室是为诊断、预防、治疗人体疾病或评估人体健康提供信息为目的，对来自人体的材料进行生物学、微生物学、免疫学、化学、血液免疫学、血液学、生物物理学、细胞学、病理学或其他检验的实验室，也有人称之为医学实验室。实验室可以提供其检验范围内的咨询服务，包括对结果的解释和进一步的适当检查提供建议。

由于从业人员参差不齐、实验目的不同、行为不够规范等原因，实验室具有特殊的危险性和风险不可预见性。如果个别人员安全意识淡薄，安全技术素质较低，安全管理不到位，将会存在一些潜在安全隐患，直接威胁着实验室工作人员的生命财产安全，所以必须强化从业人员安全责任意识，丰富其安全技术知识，凡开始任何新的或更改过的操作程序前，要先了解所有物理、化学、生物方面潜在的危险及相应的安全措施，以防止和减少安全事故的发生，保障工作人员生命和财产安全。

第一节　概　　述

临床实验室是医疗机构病原体最集中的区域，也是科研工作的特殊场所，操作者在进行涂片、染色、显微镜检查（简称镜检）、培养、鉴定、药敏、生化、血清分型等不同实验操作时，都要接触各种病原微生物及危险因子。而在实验过程中一些操作人员自我保护意识非常淡薄，生物安全相关法规、业务知识了解不透彻；思想上不具有自我保护意识或意识不强，对来自实验室的各种阳性标本往往认识不足或存在侥幸心理，忽视了其生物危害性。因此，加强和普及生物安全的基本知识，了解生物安全的法律法规及实验室各种危害警示标识，对每一位实验室工作人员都至关重要。

一、临床实验室生物安全相关概念

1. 生物因子（biological agents）　一切微生物和生物活性物质。

2. 病原体（pathogens）　指可造成人或动植物感染疾病的微生物（包括细菌、病毒、立克次氏体、寄生虫、真菌）或其他媒介（微生物重组体包括杂交体或突变体）。

3. 危险废弃物（hazardous waste）　有潜在生物危险、可燃、易腐蚀、有毒、有放射和起破坏作用的对人、环境有害的一切废弃物。

4. 危害（risk）　伤害发生的概率及其严重性的综合。能引起人员的伤害或对人员的健康造成负面影响的情况。

5. 气溶胶（aerosols）　由固体或液体小质点分散并悬浮在气体介质中形成的胶体分散体系，又称气体分散体系。其分散相为固体或液体小质点，其大小为 $0.001 \sim 0.1\ \mu m$，分散介质为气体。

6. **生物安全(biosafety)** 一般是指由现代生物技术开发和应用所能造成的对生态环境和人体健康产生的潜在威胁,及对其所采取的一系列有效预防和控制措施。

7. **高效空气过滤器(high efficiency particulate air filter,HEPA)** 通常以滤除直径大于或等于0.5 μm的颗粒灰尘及各种悬浮物为目的,滤除效率符合相关要求的过滤器。

8. **个人防护装备(personal protective equipment. PPE)** 防止人员受到化学和生物等有害因子伤害的器材和用品。

二、临床实验室的主要危害源

（一）生物源危害

临床实验室生物源危害主要是由微生物,尤其是病原微生物引起的,包括细菌、病毒、寄生虫等。在实验室内做试验、研究等操作时,实验人员需要处理大量的病原微生物,很容易引起污染。根据生物污染的对象,分为空气污染、水污染、人体污染、物体表面的污染等种类。

1. 对空气的污染 根据污染空间,可分为实验室内环境空气污染、实验室外环境空气污染。许多操作可产生气溶胶,当气溶胶不能安全有效地限定在一定范围内,便导致实验室内空气污染。下述操作可能产生气溶胶:使用涡旋振荡器、用力拍干反应板超声波处理、试液开封、开启冰箱和离心机及舍弃离心后的上清液时;另外,动物接种时从动物体内采血、清洗注射器、调整液量也可产生。

2. 对水的污染 实验中会产生大量污水,医院污水尤其是传染病医院、综合医院传染病房的污水,有大量的有机悬浮物和固体残渣,还不同程度的含有多种细菌、病毒和寄生虫虫卵。这种污水不经处理直接排入江河、池塘或直接灌溉,可污染环境和水源。当人们接触或食用污染水时,可能使人致病或引起传染病的流行。

3. 对人体的感染 人是实验室污染最容易侵袭的对象。其污染途径包括接触污染物或吸入病原微生物气溶胶。原因有以下几种。

(1)实验室事故引起的污染,通过器械、破碎且污染的玻璃器皿、针头刺破伤而发生。

(2)实验室动物引起的感染。

(3)气溶胶引起的感染,通过吸入被污染的气溶胶而感染。

(4)其他工作区与生活区相混,下班或餐前不洗手而感染。

4. 对物体表面的污染 实验人员的皮肤、鞋底的感染性物溢出或溅出后处理不当可造成墙壁、地面、台面、仪器和其他物体表面的污染。

（二）化学源危害

化学源危害主要指临床实验室的操作过程中所使用的危险性化学品引起的危害,包括易燃、易暴、易腐蚀、有毒、有害化学品等。在临床实验室中对危险化学品的存放、处理、应用、处置应符合化学实验室行为标准,并有明显标识。

（三）物理源危害

物理源危害主要来自放射性核素的辐射、紫外线、激光源照射、电磁物、噪音等。

(1)批准使用放射性核素之前,应保存核素的获取、使用、处置记录,所有放射性化学品的存放应安全及保险。所有操作和接触核素的实验人员应接受放射性基础知识、相关技术和放射防护的指导和培训,并应遵守放射性安全管理规定和程序。要有适当的满足工作需要的书面标准操作程序和相关的法规,定期评估放射性核素的使用情况。放射性废物应有标志并存放于防辐射的专用储存库。在每个需要弃置的包装上应清楚地标明风险的性质和程度,储存和处置应遵守相关规定。

(2)对于紫外线和激光源的使用,应提供适用的个人防护装备,有适当地标识公示。

三、国内外实验室生物安全相关法规和标准

（一）国外有关实验室生物安全的相关规定

1. 世界卫生组织(WHO)有关实验室生物安全的相关规定 世界卫生组织的《实验室生物安全手册》

第一版于1983年公布,该手册鼓励各国接受和执行生物安全的基本概念,鼓励针对本国实验室如何安全处理致病微生物来制订具体的操作规程,并为制订这类规程提供专家指导。它是第一本具有国际适用性的实验室生物安全手册,从此生物安全实验室在世界范围内有了一个统一的基本原则。自1983年以来,许多国家已经利用该手册所提供的专家指导制订了本国的生物安全操作规程。

WHO组织了来自美国、加拿大、俄罗斯、瑞典、英国、澳大利亚、苏格兰和WHO的生物安全专家和官员,于1993年编写完成并发布了《实验室生物安全手册》第二版。该手册是以微生物实验室的生物安全为主要内容,针对对人有致病性或有潜在致病性的微生物而言的。该版对微生物的危害等级、实验室防护等级、标准实验室操作、感染性物质的处理、个人防护、生物安全柜的使用等做出了明确的规定。

2003年4月WHO又在国际互联网上发布了《实验室生物安全手册》第二版的网络修订版,该版实际上是第三版的征求意见稿。该版与1993年的第二版相比,新增了两个章节,分别介绍了危害评估和重组DNA技术。此外,该版在实验室生物安全管理、实验室的硬件(实验室设施、设备和个人防护)和软件(标准操作规程及管理和培训)方面的要求都十分具体、明确,既富有科学性,又具备良好的可操作性,是各国制订相应的标准和操作规程的最佳参考。WHO这一版本的《实验室生物安全手册》包括以下主要内容:生物安全一般原则、不同等级防护实验室安全指南(包括实验室设计、设备、人员培训等)、微生物操作技术(包括标准微生物操作技术、感染性样本材料的包装运输、消毒灭菌及突发事件预案等)、实验室设备、安全组织和培训等。

WHO的《实验室生物安全手册》第三版于2004年11月在WHO的官方网站发布。第三版包括了《实验室生物安全手册》第二版(修订版)与《卫生保健实验室安全》两部分内容。该版在危害评估、重组DNA技术的安全利用及消毒与灭菌等章节根据最新的研究成果进行了修订,并自始至终强调了工作人员个人责任心的重要作用。对于第二版网络修订版中未予详细介绍的第11章"感染性物质的运输",在第三版也根据联合国经济及社会理事会专门成立的危险物品运输问题专家委员会最近一届年会所认可的《危险物品运输建议书——规章范本》第13修订版进行了补充。此外,第三版中还新增了关于我们在21世纪所面临的生物安全和生物安全保障问题,以及生物安全实验室的试运行和认可等章节。

WHO的《实验室生物安全手册》第三版与其之前版本,以及与其他各国的有关手册相比,从内容上来看更全面、更科学、更具时代感。

2. 美国有关实验室生物安全的相关规定

(1)《微生物和生物医学实验室生物安全手册》:Pike等人长期对微生物实验室相关性感染进行了大量的统计和研究,1979年Pike在他的评论中指出:我们已经具备了防止大部分实验室感染的知识、技术和设备。然而当时美国并没有任何关于这些操作的标准、指南或其他文件,为实验室常规操作提供详细的技术、设备介绍及其他意见或建议。《病原体危害程度分类》这本小册子,在当时被作为传染病实验室的一般参考。这本小册子将传染病病原体和实验室行为分为4个等级,构成了《微生物和生物医学实验室生物安全手册》早期版本的基本形式。到1993年,由CDC/NIH有关专家编写的《微生物和生物医学实验室生物安全手册》的第三版着重描述了微生物实验室标准操作、实验室设计和设备安全的不同组合,形成四级的实验室生物安全防护等级,并依据微生物对人的危害程度分为4个危险级别,在实验室实际操作中加以应用。

1999年ABSA、CDC和NIH的生物安全专家,根据近年发生的一些新情况,如新出现的传染病、生物恐怖活动、三级和四级生物安全实验室的设计、感染性微生物的国际运输等问题,在第三版的基础上进行了必要的修改和新的补充,出版了第四版《微生物和生物医学实验室生物安全手册》。

(2)《涉及重组DNA研究的生物安全指南(NIH指南)》:NIH指南的目的是要详细说明重组DNA分子的特殊操作,对含有重组DNA分子的生物体和病毒的特殊操作。

NIH指南包括了所有设计重组DNA的研究活动,把实验室内进行重组DNA的研究分为微生物的、植物的和动物的3类,按规模分为实验室级的和大规模的。在NIH指南中,无论是哪一类型的研究,其实验室生物安全的分类标准、操作标准、防护等级都与CDC/NIH《微生物和生物医学实验室生物安全手册》相一致。在NIH指南中,对涉及生物安全的研究,都要经过生物安全委员会或生物安全负责人的危害评估,制订出相应的生物安全防护措施后,才可以开题研究。

3. 我国与实验室生物安全有关的规定　以前,我国在实验室生物安全方面,没有任何法规、法律或安全指南、手册等具体规定,只有一些与病原体有关的法规,包括《中华人民共和国传染病防治法》《中华人民共和国传染病防治法实施办法》《中华人民共和国国境卫生检疫法》《中华人民共和国进出境动植物检疫法》等。直到2002年12月,原卫生部才颁布了卫生行业标准《微生物和生物医学实验室生物安全通用准则》(WS 233—2002),这在我国是一个开创性工作。2003年8月,在国家科技部、卫生部、农业部和质检总局等有关部门的支持下,国家认证认可监督管理委员会委托中国实验室国家认可委员会(CNAL)组织生物安全专家开始编写《实验室生物安全通用要求》,并于2004年5月作为国家强制性标准正式颁布。该标准的发布是我国实验室生物安全管理、公共卫生体系和认证认可体系建设具有里程碑意义的一件大事,它标志着我国实验室生物安全管理进入了科学、规范和发展的新阶段。该标准的实施为我国预防控制传染病、应对缓急卫生事件和抗击生物恐怖夯实了牢固的基础。2004年8月3日又发布了中华人民共和国国家标准《生物安全实验室建筑技术规范》,2004年8月28日全国人民代表大会常务委员会通过了新的《中华人民共和国传染病防治法》,2004年11月5日国务院第69次常务会议通过了《病原微生物实验室生物安全管理条例》。一系列法规的出台与实施体现了我国政府对生物安全的高度重视,也标志着我国生物安全的管理正越来越科学化、标准化、法制化。

(1)《中华人民共和国传染病防治法》:1989年2月21日第七届全国人民代表大会常务委员会第六次会议通过,2004年8月28日第十届全国人民代表大会常务委员会第十一次会议修订通过,自2004年12月1日起施行。

《中华人民共和国传染病防治法》修订后共分9章43条。为了预防、控制和消除传染病的发生与流行,保障人体健康和公共卫生(1989年版为"保障人民的健康"),该法规定国家对传染病实行预防为主的方针,防治结合、分类管理、依靠科学、依靠群众(两个依靠为新增内容)。该法把我国流行的传染病分为甲类、乙类和丙类等三类,甲类的危害程度最高,依次递减。2004年版的传染病防治法在乙类传染病中新增了传染性非典型肺炎和人感染高致病性禽流感,并将1989年版里的肺结核、新生儿破伤风和血吸虫病三种丙类传染病调整为乙类传染病,将1989年版中的流行性和地方性斑疹伤寒、黑热病两种乙类传染病调整为丙类传染病,同时规定对乙类传染病中传染性非典型肺炎、炭疽中的肺炭疽和人感染高致病性禽流感,采取该法所称甲类传染病的预防、控制措施。2004年版对现行传染病疫情报告和公布制度做了完善,并新设立了传染病疫情信息通报制度;规定了疾病预防控制机构、医疗机构的实验室和从事病原微生物实验的单位,应当符合国家规定的条件和技术标准,建立严格的监督管理制度,对传染性病原体样本按照规定的措施实行严格监督管理,严防传染性病原体的实验室感染和病原微生物的扩散,并且明确了违反规定将受到处罚。此外,2004年版与1989年版相比,对疫情控制的要求更加具体,使隔离措施有了法律依据;规定了要严防医院成为传染源,医院不得拒收传染病患者;同时对传染病患者的权利保护和尊重个人隐私给予了法律保障。

新的传染病防治法更加完善,更具人性化,更加体现时代特色。同时,随着新的传染病防治法颁布实施,其实施办法及相应的传染病诊断标准也必然要进行修订。这些新的法律、法规将给今后的传染病防治带来深远而又实在的变化。

(2)《微生物和生物医学实验室生物安全通用准则》(WS 233—2002):该准则于2002年12月3日发布,2003年8月1日实施。

该卫生行业标准是参考美国CDC/NIH《微生物和生物医学实验室生物安全手册》第四版制定的,规定了微生物和生物医学实验室生物安全防护的基本原则、实验室的分级、各级实验室的基本要求。作为最低要求,该标准适用于我国疾病预防控制机构、医疗保健、科研机构。

(3)《实验室生物安全通用要求》(GB 19489—2004):该标准于2004年4月5日发布,2004年10月1日实施。

该标准为中华人民共和国国家标准,主要参考了ISO 15190—2003(E)《医学实验室安全要求》和WHO《实验室生物安全手册》[第二版(修订版),2003]。该标准与ISO 15190—2003(E)不同的是,它不仅适用于医学实验室,还适用于进行生物因子操作的各类实验室,此外,增加了对实验室生物安全的要求。该标准吸纳了WHO《实验室生物安全手册》中进行高危害生物因子操作实验室的有关内容,但考虑到我国实验室安全管理的整体状况,增强了对该类实验室设施的要求,以确保安全。

该标准在编制中参考了大量的国际有关标准、文件,考虑了在国外实际考察的收获,充分体现了与国际接轨的基本原则。同时,该标准也结合了国内多年的生物安全工作经验,特别是抗击"非典"过程中有关实验室生物安全的经验,具有可靠的实践基础,具备符合国情、可操作性强的特点。

(4)《生物安全实验室建筑技术规范》(GB 50346—2004):该规范于 2004 年 8 月 3 日发布,2004 年 9 月 1 日实施。

为使生物安全实验室在设计、施工和验收方面满足实验室生物安全防护的通用要求,切实遵循物理隔离的建筑技术原则,经过广泛、深入的调查研究,在认真总结了多年以来生物安全实验室建设的实践经验,积极采纳了最新科研成果,并在参照有关国际和国内技术标准的基础下,制定了该规范。该规范适用于微生物学、生物医学、动物实验、基因重组及生物制品等使用的新建、改建、扩建的生物安全实验室的设计、施工和验收。生物安全实验室的建设应以生物安全为核心,确保实验人员的安全和实验室周围环境的安全,同时应满足实验对象对环境的要求。在建筑上应以实用、经济为原则。生物安全实验室所用设备的材料必须有符合要求的合格证、检验报告,并在有效期之内,属于新开发的产品、工艺,应有鉴定证书或试验证明材料。

该规范包括 10 章和 3 个附录。主要内容:规定了生物安全实验室建筑平面、装修和结构的技术要求;实验室的基本技术指标要求;对作为规范核心内容的空气调节与空气净化部分,则详尽地规定了气流组织、系统构成及系统部件和材料的选择方案、构造和设计要求;规定了生物安全实验室的给水排水、气体供应、配电、自动控制和消防设施配置的原则;最后对施工、检测和验收的原则、方法做了必要的规定。

(5)《病原微生物实验室生物安全管理条例》:该条例于 2004 年 11 月 5 日国务院第 69 次常务会议通过,2004 年 11 月 12 日发布实施。

《病原微生物实验室生物安全管理条例》适用于中华人民共和国境内的病原微生物实验室及其从事实验活动(指病原微生物实验室从事与病原微生物菌/毒种、样本有关的研究、教学、检测、诊断等活动)的生物安全管理,其目的是为了加强病原微生物实验室生物安全管理,保护实验室工作人员和公众的健康。国务院卫生主管部门主管与人体健康有关的病原微生物实验室及其实验活动的生物安全监督工作;国务院兽医主管部门主管与动物有关的病原微生物实验室及其实验活动的生物安全监督工作;国务院其他有关部门在各自职责范围内负责病原微生物实验室及其实验活动的生物安全管理工作。该条例规定,国家对病原微生物(指能够使人或者动物致病的微生物)实行分类管理(根据病原微生物的传染性、感染后对个体或者群体的危害程度,将病原微生物分为四类,其中一、二类病原微生物统称为高致病性病原微生物),对病原微生物实验室实行分级管理(据病原微生物实验室对病原微生物的生物安全防护水平,并依照病原微生物实验室生物安全国家标准的规定,将病原微生物实验室依次分为一至四级),并由病原微生物实验室的设立单位及其主管部门负责病原微生物实验室日常活动的管理,承担建立健全安全管理制度,检查、维护实验设施、设备,控制病原微生物实验室感染的职责。

条例分为七章,依次为总则、病原微生物的分类与管理、实验室的设立与管理、实验室感染控制、监督管理、法律责任及附则。条例明确了病原微生物的分类和管理,特别是对病原微生物样本的采集、运输、储存和保管及分发均做了具体的规定,同时还规定了上述过程中应遵守的安全保障措施。条例对四级实验室的建设与管理、实验室的感染控制措施提出了明确的要求,对病原微生物实验室的各级主管部门的职责进行了具体规定,并对违反该条例规定的情况,根据其性质与后果明确了相应的法律责任,根据该条例规定,所有在该条例施行前设立的实验室,应当自该条例施行之日(2004 年 11 月 12 日)起 6 个月内,依照该条例的规定办理有关手续。

四、实验室安全标识

(一)警告标识

为使临床实验室人员避免受到实验室的污染与伤害,临床上对生物危害、化学危害、火灾的危害、放射危害等均有专门的警告标识,对消防的疏散通道、紧急出口也有相应的标识。警告标识的颜色为黄底、黑边、黑图案,形状为等边三角形,顶角向上(表5-1)。

表 5-1 临床实验室常用的警告标识

标　识	意　义	建议粘贴场所
	生物危害、当心感染	门、离心机、安全柜等
	当心毒物	试剂柜、有毒物品操作处
	小心腐蚀	试剂室、配液室、洗涤室
	当心化学灼伤	存放和使用具有腐蚀性化学物质处
	当心锐器	锐器存放、使用处
	当心高温	热源处
	当心电离辐射、当心放射线	辐射源处、放射源处
	当心玻璃危险	存放、使用和处理玻璃器皿处

（二）禁令标识

禁令标识是禁止不安全行为的图形标识。临床实验室常用的禁止标识有禁止吸烟、禁止明火、禁止饮用等。禁令标识的颜色,除个别标识外,多为白底、红圈、红杠、黑图案,图案压杠(表5-2)。

表 5-2　临床实验室常用的禁令标识

标　识	意　义	建议粘贴场所
	禁止入内	可引起职业病危害的作业场所入口处或泄险区周边,如可能产生生物危害的设备故障时,维护、检修存在生物危害的设备、设施时,根据现场实际情况设置
	禁止吸烟	实验室区域
	禁止明火	易燃易爆物品存放处
	禁止饮用	用于标志不可饮用的水源、水龙头等处
	禁止存放食物和饮料	用于实验室内冰箱、橱柜、抽屉等处
	非工作人员禁止入内	工作区域
	禁止宠物入内	工作区域

续表

标　识	意　义	建议粘贴场所
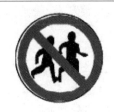	儿童禁止入内	实验室区域

（三）指令标识

指令标识是强制人们必须做出某种动作或采用防范措施的图形标志。指令标识的基本形式是圆形边框（表5-3）。

表 5-3　临床实验室常用的指令标识

标　识	意　义	建议粘贴场所
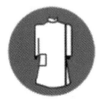	必须穿实验工作服	实验室操作区域
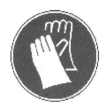	必须戴防护手套	易对手部造成伤害或感染的作业场所,如具有腐蚀、污染、灼烫及冰冻危险的地点,低温冰柜、实验操作区域
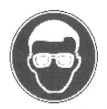	必须戴护目镜	必须进行眼部防护,有液体喷溅的场所
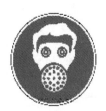	必须戴防毒面具	必须进行呼吸器官防护,具有对人体有毒有害的气体、气溶胶等作业场所
	必须穿防护服	生物安全实验室核心区入口处

第二节　安全操作规范

一、安全管理制度

安全管理制度至少包含以下内容。首先明确安全管理的目标,然后根据实验室的具体情况明确安全管理的范围及内容,针对每项内容均要求制订标准操作程序,并要求符合国家及行业法规及规定。要求建立相应的紧急预案。明确实验室安全责任人、安全负责人和安全监督员,并成立实验室安全管理小组。明确以上人员岗位职责,明确安全管理小组组成人员及职能。通过评估确定防护级别,要求配备必要的防护设备及用品,明确安全工作流程。确定安全培训的范围及培训内容,规定安全培训周期,明确要求考试合格者方可上岗。明确各类相关的安全模拟演练的内容及周期。明确实验室安全检查与自查的方式。明确实验室安全通报或交流的方式。要求定期召开安全管理总结会,对正在运行的安全制度、安全流程及安全操作程序存在的问题进行整改,修订相关文件,并及时组织新文件的培训。要求安全管理工作应持续改进,记录完整并妥善保存。

二、安全操作规程

应根据实验对象、生物危害程度评估、实验内容、设施与设备特点具体制订相应的标准操作程序。实验室的标准操作程序应是对涉及的任何危险及如何在风险最小的情况下开展工作的详细作业指导书。负责工作区活动的管理责任人每年应对这些程序至少评审和更新一次。安全操作规程应至少包括以下方面。

(1)员工的健康监护。

(2)实施危害评估,记录结果及采取措施的安排。

(3)化学品和其他危险物品的确认(包括适当的标识要求)、安全存放与处置及监控程序。

(4)操作有害材料的安全行为程序。

(5)防止高风险和污染材料失窃的程序。

(6)确认培训需求和教材的方法。

(7)获得、维持和分发实验室所有使用材料的安全数据单(MSDS)的程序。

(8)实验室设备安全去污染和维护的程序。

(9)紧急程序,包括漏出处理程序。

(10)事件记录、报告及调查。

(11)废弃物处理和处置。

三、安全培训

实验室负责人应保证对实验室所有相关人员包括运输和清洁员工等工作人员安全培训计划的实施。培训应强调安全工作行为。应有明确的培训计划,培训计划应包括对新员工的培训及对有经验员工的周期性再培训。应要求员工在某一领域工作前阅读适用的安全手册。员工应书面确认其已接受适当的培训,阅读并理解了安全手册,包括其执行日期。

安全培训计划内容至少还应包括消防和预备状态、化学和放射安全、生物危险和传染预防。课程内容应按照员工岗位的实际情况制订,应适当考虑怀孕、免疫缺陷和身体残障情况。

实验室应保证全体人员接受过急救培训。应提供相应防护用品及程序以减少潜在传染性材料、化学品或有害物质的危害。还应有应急预案,必要时,还应配备与实验室内可能遇到的危险有关的紧急医学处理措施和急救箱,并附有救治指南。

第三节　临床实验室生物安全风险评估

一、生物因子的等级分类标准及危险度评估依据

美国国立卫生研究院(national institutes of health,NIH)和疾病控制预防中心(centers for disease control and prevention,CDC)将生物危害物质规定的防护措施分为四级:Ⅰ级涉及非致病生物物质;Ⅱ级涉及致病生物物质,但无传染性;Ⅲ级涉及那些易形成气溶胶因而能通过空气传播的致病病原;Ⅳ级涉及的病原物质在性质上同Ⅲ级,但无疫苗或特效药可控制。

根据生物因子对个体和群体的危害程度将其分为如下4级。

1. 危害等级Ⅰ(低个体危害,低群体危害)　不会导致健康工作者和动物致病的细菌、真菌、病毒和寄生虫等生物因子。

2. 危害等级Ⅱ(中等个体危害,有限群体危害)　能引起人或动物发病,但一般情况下对健康工作者、群体、家畜或环境不会引起严重危害的病原体。实验室感染不导致严重疾病,具备有效治疗和预防措施,并且传播风险有限。

3. 危害等级Ⅲ(高个体危害,低群体危害)　能引起人或动物严重疾病,或造成严重经济损失,但通常不能因偶然接触而在个体间传播,或能用抗生素抗寄生虫药治疗的病原体。

4. 危害等级Ⅳ(高个体危害,高群体危害)　能引起人或动物非常严重的疾病,一般不能治愈,容易直接、间接或因偶然接触在人与人、动物与人、人与动物或动物与动物之间传播的病原体。

二、病原微生物危害程度分类

临床实验室安全防护级别是与其可能受到的生物危害程度相互对应的,生物危害程度主要取决于病原微生物的种类及其在实验材料中的浓度及活性。《人群间传染的病原微生物名录》由国务院卫生主管部门与国务院有关部门制定、调整并予以公布。国家根据病原微生物的传染性、感染后对个体或者群体的危害程度,将病原微生物分为四类:第一类病原微生物,是指能够引起人类或者动物非常严重疾病的微生物,以及我国尚未发现或者已经宣布消灭的微生物;第二类病原微生物,是指能够引起人类或者动物严重疾病,比较容易直接或者间接在人与人、动物与人、动物与动物间传播的微生物;第三类病原微生物,是指能够引起人类或者动物疾病,但一般情况下对人、动物或者环境不构成严重危害,传播风险有限,实验室感染后很少引起严重疾病,并且具备有效治疗和预防措施的微生物;第四类病原微生物,是指在通常情况下不会引起人类或者动物疾病的微生物。第一类、第二类病原微生物统称为高致病性病原微生物。实验室活动涉及传染或潜在传染性生物因子时,应进行危害程度评估。危害程度的评估工作可由适当的有经验的专业人员首先对实验室活动可能接触到的生物因子的种类(已知的、未知的、基因修饰的或未知传染性的生物材料)进行预测,然后依据中华人民共和国卫生部制定的《人群间传染的病原微生物名录》最新版本进行评估,最终得出危害程度的结论。

三、生物安全实验室分级

国务院于2004年11月12日公布并实施的《病原微生物实验室生物安全管理条例》对实验室的设立和管理做了明确的规定。根据实验室对病原微生物的生物安全防护水平,并依照实验室生物安全国家标准的规定,将实验室分为一级、二级、三级和四级。一级、二级实验室不得从事高致病性病原微生物实验活动。三级、四级实验室从事高致病性病原微生物实验活动,但应当具备四个条件:实验目的和拟从事的实验活动符合国务院卫生主管部门或者兽医主管部门的规定;通过实验室国家认可;具有与拟从事的实验活动相适应的工作人员;工程质量经建筑主管部门依法检测验收合格。

通过危害程度的评估有助于生物安全实验室的合理设计与建造,还可以确定所计划开展的实验室工

作的生物安全防护级别,以配备相应的硬件设施,选择适合的个体防护装备,并制订科学合理的标准操作程序(standard operating procedure,SOP)文件,确保在安全的环境中开展工作。

(一)生物安全等级一级(BSL-1)

进行实验研究用的物质都是已知的所有特性都已清楚并且已证明不会导致疾病的多种微生物物质。研究通过日常的程序在公开的实验台面上进行。不需要有特殊需求的安全保护措施。操作人员只需经过基本的实验室实验程序培训并且通常由科研人员指导,在这样的环境下并不需要生物安全柜的存在。代表病原体有麻疹病毒、腮腺炎病毒等。

(二)生物安全等级二级(BSL-2)

进行实验研究用的物质是一些已知的中等程度危险性的并且与人类某些常见疾病相关的物质。操作者必须经过相关研究的操作培训并且由专业科研人员指导。对于易于污染的物质或者可能产生污染的情况进行预先的处理准备。一些可能涉及或者产生有害生物物质的操作过程都应该在生物安全柜内进行,在这些条件下最好使用二级的生物安全柜。代表病原体有流感病毒等。

(三)生物安全等级三级(BSL-3)

进行实验研究的物质一般都是本土或者外来的通过呼吸途径传染使人们致病或者有生命危险的物质。我们需要保护一切在周围环境中的操作者免于暴露于这些有潜在危险的物质中。通常使用二级或者三级的生物安全柜是必需的。代表病原体有炭疽芽孢杆菌、鼠疫杆菌、结核分枝杆菌、狂犬病毒等。

(四)生物安全等级四级(BSL-4)

进行实验研究的物质是一些非常高危险性并且可以致命的有毒物质,可以通过空气传播并且现今并没有有效的疫苗或者治疗方法来处理。操作者必须经过熟练的关于进行这种非常高危险性物质研究的培训,并且应该很熟悉从一些相关操作、保护设施、实验室设计等方面进行这些高危险性物质的预防。同时也必须由在此研究领域非常有经验的科研人员进行指导。对于实验室的进出应当严格地进行控制,实验室一定要单独建造或者建造在一栋大楼中独立的房间内,并且要求有详细的关于研究的操作手册进行参考。在这样的实验研究中三级的生物安全柜是必需的。代表病原体有埃博拉病毒、马尔堡病毒、天花病毒等。

四、生物安全风险评估

风险评估(risk assessment)是指在风险事件发生之前或之后(但还没有结束),该事件给人们的生活、生命、财产等各个方面造成的影响和损失的可能性进行量化评估的工作,即风险评估就是量化测评某一事件或事物带来的影响或损失的可能程度。

(一)临床实验室职业感染的现状

经血、呼吸道、黏膜传播疾病直接危害着检验工作者身体健康。我国是 HBV 感染的高发区,约有 1.3 亿人携带乙型肝炎病毒(HBV),HBV 表面抗原(HBsAg)的携带率为 8%～20%。自 20 世纪 90 年代以来丙型肝炎病毒(HCV)感染也呈上升趋势,其感染率为 3%。目前艾滋病感染在我国的流行已进入增长期。在无偿献血人群中检出乙型肝炎、丙型肝炎、梅毒、艾滋病等病毒感染者占有一定的比例。经调查显示,针头和玻璃碎片是主要锐器致伤因子,经常接触针头者发生锐器伤的危险是不经常接触者的 23 倍。多种传染病是通过血液传播的,而血液检验中的职业暴露大多数来自实验室工作人员在实验操作和标本采集过程中,意外被带病原体的血液污染破损的皮肤或被病原体感染的针头、血常规采血针、采血玻璃管、吸头等锐器刺破皮肤,呼吸道吸入气溶胶也是传播方式之一。因此,检验人员面临着严峻的职业暴露危险。

1. 传播途径 检验人员感染疾病的一般传染途径有如下几种。

(1)皮肤破损:带有 HIV、HBV、HCV、梅毒等病原体的血液,长时间接触小伤口、溃疡、擦伤等破损皮肤,将会造成机体的感染。

(2)穿刺:由于针头、刀片等对皮肤的意外损伤,使带有病毒的全血、血清或血浆进入皮下或循环系统,造成感染。这种针头意外损伤是职业性 HBV 和 HIV 感染最重要的原因。带有 HIV 的针头意外穿刺皮肤后,HIV 感染的可能性为 0～0.9%,平均为 0.4%。而对于 HBV,这个可能性为 6%～30%,平均为 18%。有学者进行了相应的统计推算,每 1000 个艾滋病患者,每年会产生 1 例由于针头意外造成的职业性 HIV 感染;而每 1000 个乙型肝炎患者,每年会产生 45 例类似职业性 HBV 感染。由于 HBV 在人群中的感染率比 HIV 高得多,在一定人群中,每年产生的因针头意外造成的职业性 HBV 感染比 HIV 多得多。

(3)黏膜:由于试管未封闭、离心意外等造成的血液飞溅,带有病原体的血液与口腔、鼻腔黏膜或眼结膜等接触,可以造成感染。还有与被 HIV、HBV、HCV、梅毒等病原体污染的电话、仪器、工作台面等接触,也可以造成感染。

(4)吸入含病原体的气溶胶引起感染:在采血窗口或发放化验单时,直接与患者面对面接触交谈,易感染呼吸道疾病。此外,能引起气溶胶的操作或事故有离心、溢出或溅洒、混合、混旋、研磨、超声及开瓶时两个界面的分离等。

2. 危害因素

(1)血源性危害:调查研究发现,检验人员被针刺伤占第 2 位。最常见危害较大的职业传染病有以下 3 种。

①乙型肝炎:HBV 是检验人员面临传播危险性最大的血源性疾病,HBV 在血液中的浓度可以高达 108～109 copies/mL,检验人员感染率较高。HBV 主要传播途径是经血液的传播,病毒携带者血液中 HBV 的浓度很高,针刺伤时,只需 0.004 mL 带有 HBV 的血液足以使受伤者感染 HBV。

②丙型肝炎:HCV 在血液中的浓度在 102～103/mL,主要经血液传播,因此通过注射、针刺、含 HCV 血液污染的伤口和其他密切接触传播。大多数丙型肝炎患者的症状不明显,往往不容易被发现,可表现为流感样症状,有时会造成比 HBV 更严重的后果。

③艾滋病(AIDS):近年来我国 AIDS 的流行对检验人员造成了日益严峻的职业性感染威胁。HIV 在血液中的浓度通常在 100～104 copies/mL,被 HIV 污染的锐器刺伤而感染的概率为 0.3%。美国疾病控制中心最新资料显示,截止到 2000 年底美国医护人员中已有 57 人被确诊感染了 HIV,其中实验室技术人员 19 人。

(2)呼吸道、接触及节肢动物叮咬危害。

(3)病原微生物感染:病原微生物实验室,特别是高致病性病原微生物实验室内操作的任何疏忽、失误都可能造成难以弥补的损失。常见感染有结核分枝杆菌、肠道致病菌感染等。

(二)实验室风险评估目的

风险评估的目的就是确定实验室防护等级,建立生物安全防护机制,配备适当的防护用品,采取相应的防护措施。

评估的范围是科室所有涉及的病原微生物,以及对化学、物理、辐射、电气、水灾、火灾、自然灾害和噪音等进行风险评估。科室管理机构要统筹安排。

评估的结论要十分明确,包括危险程度极低的微生物。可以根据实验室工作特点、仪器使用,打包评估。

危害性评估始于实验室设计建造之前,实施于实验活动之中,在使用之后还需进行定期的阶段性再评估。

当发生实验室意外,或新发传染病,或严重疫情时,应特别注意要安排此项工作。

(三)风险评估内容

1. 生物因子危害评估

(1)危害评估内容包括生物因子已知或未知的特性,如生物因子的种类、来源、传染性、传播途径、易感性、潜伏期、剂量-效应关系、致病性、变异性、在环境中的稳定性、与其他生物和环境的交互作用、流行病学资料、预防和治疗方案等。

(2)制订评估报告:各种因素的风险发生概率大小、针对这些风险采取的预防措施及风险发生后的补救方法。

依据2006年1月11日中华人民共和国卫生部颁布的《人间传染的病原微生物名录》,对医院检验科可能接触的病原体进行评估(表5-4)。

表5-4 临床实验室主要实验活动及生物因子危害评估

实验室活动	涉及的病原微生物	危害程度分类	活动类别	生物安全级别
抗酸染色	结核分枝杆菌	第二类	样本检测	BSL-2
细菌培养	鲁氏不动杆菌	第三类	大量活菌操作	BSL-2
细菌培养	鲍氏不动杆菌	第三类	大量活菌操作	BSL-2
细菌培养	大肠杆菌	第三类	大量活菌操作	BSL-2
细菌培养	产酸克雷伯菌	第三类	大量活菌操作	BSL-2
细菌培养	肺炎克雷伯菌	第三类	大量活菌操作	BSL-2
细菌培养	摩氏摩根菌	第三类	大量活菌操作	BSL-2
革兰染色	淋病奈瑟菌	第三类	大量活菌操作	BSL-2
细菌培养	奇异变形菌	第三类	大量活菌操作	BSL-2
细菌培养	普通变形菌	第三类	大量活菌操作	BSL-2
细菌培养	产碱普罗威登斯菌	第二类	大量活菌操作	BSL-2
细菌培养	雷氏普罗威登斯菌	第三类	大量活菌操作	BSL-2
细菌培养	铜绿假单胞菌	第三类	大量活菌操作	BSL-2
细菌培养	肠沙门菌	第三类	大量活菌操作	BSL-2
细菌培养	甲乙丙型副伤寒沙门菌	第三类	大量活菌操作	BSL-2
细菌培养	伤寒沙门菌	第三类	大量活菌操作	BSL-2
细菌培养	黏质沙雷菌	第三类	大量活菌操作	BSL-2
细菌培养	志贺菌属	第三类	大量活菌操作	BSL-2
细菌培养	金黄色葡萄球菌	第三类	大量活菌操作	BSL-2
细菌培养	肺炎链球菌	第三类	大量活菌操作	BSL-2
抗体检测	梅毒螺旋体	第三类	样本检测	BSL-2
抗体检测	艾滋病毒	第二类	样本检测	BSL-2
抗体检测	甲型肝炎病毒	第三类	样本检测	BSL-2
抗体检测	乙型肝炎病毒	第三类	样本检测	BSL-2

2. 实验室工作岗位风险评估报告 根据国家标准《实验室生物安全通用要求》(GB 19489—2008)对实验室静脉采血检查岗位相关风险与防护措施进行具体评估(表5-5)。

表5-5 静脉采血检查岗位风险评估报告

可能造成不良后果的因素	预测风险等级	预防措施	残余风险
1.针刺接种,采血者刺伤自己	大	1.工作人员应了解标本对身体的接受预防措施的培训,在免疫低下及或疲劳状态不允许进入实验室 2.做好个人防护:口罩、防护服、手套、帽子等,并保证防护用品质量	小
2.针头意外脱掉发生喷溅或容器倾倒发生泼洒污染	中	3.当皮肤暴露被刺伤时,用肥皂和流动水冲洗皮肤,挤压伤口旁端,将伤口血液尽量挤出,75%酒精、0.5%碘伏消毒清理伤口。当黏膜暴露时,用生理盐水反复冲洗黏膜。严禁局部挤压伤口。若了解患者携带某些传染性病原体,必要时,应尽快进行针对该病原体的药物干扰	小
3.针头脱落产生气溶胶污染	中	4.可能发生血液大面积飞溅或者有可能污染身体时,还应当穿戴具有防渗透性能的隔离衣或者围裙;被血液污染的台面应用高效消毒剂处理 5.工作结束后,摘除手套立即洗手	小

风险评估人：	
评估时间：	
医院生物安全委员会意见：	

第四节 临床实验室生物安全防护

一、实验室生物安全防护类型

（一）一级隔离（primary barrier）

一级隔离也称一级屏障，是操作对象和操作者之间的隔离。通过生物安全柜、个人防护装备等防护设施来实现。

（二）二级隔离（secondary barrier）

二级隔离也称二级屏障，是生物安全实验室和外部环境的隔离。通过建筑技术（如建筑结构、平面布局，通风空调和空气净化系统、污染空气及污染物的过滤除菌和消毒灭菌直至无害排放）达到防止有害生物微粒从实验室散逸到外部环境的目的。

二、实验室的主要安全设备

仪器设备是临床实验室的重要资产，也是进行检验工作的先决条件之一。随着统计学方法、电子技术、生物技术和计算机技术等在临床医学中的广泛应用，使得检验仪器设备向着精密化、自动化、智能化和综合化的方向发展，大大提高了临床检验的速度与精密度，以及对资料的处理能力。临床实验室如检验科是精密贵重仪器较多且比较集中的地方，仪器设备的正常运行状态直接关系到临床检验的质量，加强检验仪器设备的安全管理是检验科全面质量管理工作中一项十分重要的工作。

为达到实验室生物安全的目的，实验室应具备相应的安全装备。实验室安全装备包括两个部分：一部分为操作装备，如生物安全柜、高压灭菌器，另一部分为个人防护装备，如手套、口罩、鞋帽、防护服等。在已经建立质量体系文件中应增加可操作性强的作业指导书，如生物安全柜操作规程等，特别是高危仪器应制订特别的操作规程，如离心机安全操作规程等，对关键性仪器设备如生物安全柜、高压灭菌器等应制订相应的检定计划、维护计划，以确保仪器设备能正常运行，同时需要具有专业知识和技能的人员正确地使用这些安全设备和用品。以生物安全为例，《病原微生物实验室生物安全管理条例》规定，采集病原微生物样本应具备的条件：①具有与采集病原微生物样本所需要的生物安全防护水平相适应的设备；②具有掌握相关专业知识和操作技能的工作人员；③具有有效地防止病原微生物扩散和感染的措施；④具有保证病原微生物样本质量的技术方法和手段。

（一）生物安全柜

生物安全柜（biological safety cabinets，BSCs）是为操作具有感染性的实验材料时，用于保护操作者本人、实验室内外环境及实验材料，使其避免暴露于上述操作过程中可能产生的感染性气溶胶和溅出物而设计的一种实验室安全防护设备。气溶胶是悬浮于气体介质中的粒径一般为 $0.001 \sim 100 \ \mu m$ 的固态或液态微小粒子形成的相对稳定的分散体系。当操作液体或半流体，如摇动、倾注、搅拌，或将液体滴加到固体表面上或另一种液体中时，均有可能产生气溶胶。在对琼脂板划线接种、用吸管接种细胞培养瓶、采用多道加样器将感染性试剂的混悬液转移到微量培养板中、对感染性物质进行匀浆及涡旋振荡、对感染性液体进行离心及进行动物操作时，这些实验室操作都可能产生感染性气溶胶。由于肉眼无法看到直径小于 $5 \ \mu m$ 的气溶胶及直径为 $5 \sim 100 \ \mu m$ 的微小液滴，因此实验室工作人员通常意识不到有这样大小的颗粒在生成,并可能吸入或交叉污染工作台面的其他材料。有研究表明,正确使用生物安全柜可以有效减少由于气溶胶暴露所造成的实验室感染及培养物交叉污染。生物安全柜同时也能保护环境。依据我国生物安全柜标准 YY 0569—2005,生物安全柜包括的种类有三级共六种型号,即Ⅰ级生物安全柜、Ⅱ级A1型生物安全柜、Ⅱ级 A2 型安全柜、Ⅱ级 B1 型生物安全柜、Ⅱ级 B2 型生物安全柜和Ⅲ级生物安全柜(表 5-6)。

表 5-6　Ⅰ级、Ⅱ级、Ⅲ级生物安全柜之间的差异

生物安全	正面气流速度/(m/s)	气流百分数/(%)		排风系统
		新循环部分	排除部分	
Ⅰ级	0.36	0	100	硬管
Ⅱ级 A1 型	0.38~0.51	70	30	排到房间或套管连接处
Ⅱ级 A2 型	0.51	70	30	排到房间或套管连接处
Ⅱ级 B1 型	0.51	30	70	硬管
Ⅱ级 B2 型	0.51	0	100	硬管
Ⅲ级	不适用	0	100	硬管

不同保护类型生物安全柜的选择见表 5-7。

表 5-7　不同保护类型生物安全柜的选择

保护类型	生物安全柜的选择
个体防护,针对第一类病原微生物,手套箱型实验室	Ⅲ级生物安全柜
个体防护,针对第一类病原微生物,防护服型实验室	Ⅰ级、Ⅱ级生物安全柜
实验对象保护	Ⅱ级生物安全柜,柜内气流是层流的Ⅲ级生物安全柜
少量挥发性放射性核素/化学品的防护	Ⅱ级 B1 型生物安全柜,外排风式Ⅱ级 A2 型生物安全柜
挥发性放射性核素/化学品的防护	Ⅰ级、Ⅱ级 B2 型、Ⅲ级生物安全柜

(二)超净工作台

超净工作台与生物安全柜无论是在工作原理上还是在实际用途方面都有本质的区别,这两种设备工作时的气流模式截然不同,超净工作台的气流是由外部经 HEPA 过滤后进入操作区,通过操作区后由超净工作台前侧开口区流向操作者一侧进入实验室。生物安全柜除了能保护实验材料免受污染外,还可保护操作人员及环境;而超净工作台只能保护实验材料,不能保护操作人员及环境。如果将超净工作台代替生物安全柜进行有感染性的实验材料操作将会造成致命伤害。超净工作台只适于无毒、无味、无刺激性挥发气体及无感染性的实验材料操作。

(三)通风柜

实验操作时往往会产生各种有害气体、臭气、湿气及易燃、易爆、腐蚀性物质,为了保护使用者的安全,防止实验中的污染物质向实验室扩散,在污染源附近要使用排风设备,保障实验室操作员免受危险化学制剂危害。通风柜是可有效遏制毒性、刺激性或者易燃材料的安全设备,尤其是当试验过程中出现操作失误,蒸汽和灰尘从使用器皿中大量泄出时,通风柜可起到后备安全保障作用。

三、个人安全防护用具

个人安全防护用具是避免操作人员暴露于气溶胶、喷溅物及意外接种等危险的一个屏障。可根据所进行工作的性质来选择防护用具。在实验室中工作时,必须穿着防护服。在离开实验室前,要脱下防护服并洗手。

(一)实验服

实验服包括一般操作服、隔离衣、连体衣和围裙等。一般操作服应该能完全扣住。长袖、背面开口的隔离衣、连体衣的防护效果较一般操作服好,因此更适用于在微生物学实验室及生物安全柜中的操作。

在针对化学溶液、血液或培养液等物质可能的溢出提供进一步防护时,应该在实验服或隔离衣外面穿上围裙。实验服或围裙不得穿离实验室区域。

(二)护目镜和面罩

要根据所进行的操作来选择相应的防护用品,从而避免因实验物品飞溅对眼睛和面部造成的危害。护目镜应该戴在常规视力矫正眼镜或隐形眼镜(它们对生物学危害没有保护作用)的外面来对飞溅和撞击提供保护。面罩(面具)采用防碎塑料制成,形状与脸型相配,通过头带或帽子佩戴。护目镜、安全眼镜或面罩均不得戴离实验室区域。

(三)手套

当进行实验室操作时,手可能被污染,也容易受到"锐器"伤害。在进行实验室一般性操作,以及在处理感染性物质、血液和体液时,应使用一次性手术用手套。在操作完感染性物质、结束生物安全柜中工作及离开实验室之前,均应该摘除手套并彻底洗手。用过的一次性手套应该与实验室的感染性废弃物一起丢弃。个别人员在戴乳胶手套,尤其是那些添加了粉末的手套时,可发生皮炎及速发型超敏反应等变态反应,应该配备替代加粉乳胶手套。在进行尸体解剖等可能接触尖锐器械的情况下,应该戴不锈钢网孔手套,但这样的手套只能防止切割损伤,而不能防止针刺损伤。手套不得戴离实验室区域。

(四)鞋

鞋应舒适,鞋底应防滑。推荐使用皮制或合成材料的不渗液体的鞋类。在从事可能出现液体材料漏出的工作时可穿一次性防水鞋套。在实验室的特殊区域(如有防静电要求的区域)或BSL-3和BSL-4实验室要求使用专用鞋(如一次性或橡胶靴子)。

四、临床实验室的消毒和灭菌

消毒是指杀死病原微生物但不一定能杀死细菌芽胞的方法。通常用化学的方法来达到消毒的作用。用于消毒的化学药物叫做消毒剂。灭菌是指把物体上所有的微生物(包括细菌芽胞在内)全部杀死的方法,通常用物理方法来达到灭菌的目的。防腐是指防止或抑制微生物生长繁殖的方法。用于防腐的化学药物叫做防腐剂。无菌是不含活菌的意思,是灭菌的结果。

(一)消毒原则

清洁区、半污染区和污染区应分别进行常规清洁、消毒处理。清洁区和污染区的消毒要求、方法和重点有所不同,若清洁区和污染区无明显界限,按污染区处理。清洁区若无明显污染,应每天开窗通风换气数次、湿拭清洁台面、地面1次;污染区在每天开始工作前及结束工作后,台面、地面应用含有效氯500 mg/L的含氯消毒液各擦拭1次,空气选用循环风动态消毒法消毒处理,废弃标本应分类进行消毒处理后排放。半污染区环境消毒同污染区,工作衣、帽每周换洗2次,拖鞋每天用含有效溴或有效氯500 mg/L的二溴海因或含氯消毒剂浸泡或擦拭1次。所有清洁消毒器材(抹布、拖把、容器)不得与污染区或半污染区共用。工作人员每次下班前应用肥皂流水洗手1~2 min。结核病专业检验室工作人员,每次连续佩戴口罩不得超过4 h,工作服若有明显致病菌污染或从事烈性菌标本检验后,应随时更换,及时进行消毒灭菌。

(二)具体消毒灭菌措施

1. 检验单的消毒 污染检验单送出前用便携式高强度紫外线消毒器距检验单面不高于3.0 cm缓慢移动,照射3~5 s,必须两面照射;也可用经卫生部批准的专用甲醛消毒器熏蒸消毒。

2. 空气的消毒 对污染区内明显产生传染性气溶胶的操作(搅拌、研磨、离心等),特别是可通过呼吸道传播又含有高度传染性微生物(炭疽杆菌、分枝杆菌、球孢子菌、组织胞浆菌、军团菌、流行性感冒病毒等)的操作,应在生物安全柜(负压)内进行,使空气经细菌滤器或热力杀菌通道排出室外,柜内形成负压。要求严格无菌的操作如倾倒培养基、菌种转种和细胞转瓶等,应在100级洁净间或100级生物安全柜内进行,使空气经初效、中效及高效滤器进入室(柜)内,形成正压,极大限度地减少污染。但应注意及时更换滤器,定时检测滤过效果。

3. 器材的消毒 除已知无传染性器材外,凡直接接触或间接接触过临床检验标本的器材均视为具有传染性,应进行消毒处理。

(1)金属器材:①小的金属器材如接种环,用酒精灯烧灼灭菌,当接种环上有较多污染物时,应先在火焰上方,把接种环烤干后再缓慢伸入火焰灼烧,以免发生爆裂或溅溢而污染环境;②较大的金属器材或锐利的刀剪受污染后不宜烧灼灭菌,可用 2% 碱性/中性戊二醛溶液浸泡 2 h 后,洁净水冲洗、沥干,再用干热或压力蒸汽灭菌。

(2)玻璃器材:①采集标本的器材如玻片、吸管、玻瓶要做到一人一份一用一消毒。污染的吸管、试管、滴管、离心管、玻片、玻棒、玻瓶、平皿等,应立即浸入含有效氯 1000 mg/L 含氯消毒剂中浸泡 4 h,再清洗干净、烘干。也可浸入洗涤剂或肥皂液中煮沸 15~30 min,反复洗刷,沥干,37~60 ℃ 烘干;②接种培养过的琼脂平板应压力蒸汽灭菌 30 min,趁热将琼脂倒弃,再刷洗;③用于生化检验或免疫学检验者,洗刷后浸泡于重铬酸钾-浓硫酸清洁液内 24 h,彻底冲洗,最后用蒸馏水冲洗 3 遍,沥干,烘干;④用于微生物检验者,吸管一端应塞少量棉花,管或瓶应有塞,再用牛皮纸包好,可用热 160 ℃ 2 h 灭菌,待冷至 40 ℃ 以下才能开烤箱的门,以免玻璃炸裂,若箱内易燃物品冒烟或发生焦味,应立即切断电源并关闭气孔,切勿开启箱门以免导致燃烧。也可用压力蒸汽 121 ℃,102.9 kPa(1.05 kg/cm^2)灭菌 15~30 min,吸管应直放,空吸管和空瓶口应朝下,且不能密闭,带螺旋帽的管瓶,灭菌时应将螺旋帽放松。

(3)塑料制品:①一次性使用的塑料制品如一次性注射器用后及时进行毁形、消毒,薄膜手套用后放污物袋内集中进行无害化处理;②耐热的塑料如聚丙烯、聚碳酸酯、尼龙及聚四氟乙烯制的器材,可用肥皂或洗涤剂溶液煮沸 15~30 min,洗净后,用压力蒸汽 121 ℃,102.9 kPa 灭菌 20~30 min;③不耐热的聚乙烯、聚苯乙烯,可用 0.5% 过氧乙酸或 1000 mg/L 有效氯的溶液浸泡 30~60 min,再洗净,晾干;也可用环氧乙烷灭菌器灭菌,800 mg/L 于 37~68 ℃ 和相对湿度 40%~80%,作用 6 h,若为薄膜或板也可用高强度紫外线消毒器照射 1~3 s;④一般血清学反应使用过的塑料板可直接浸入 1% 盐酸溶液内 2 h 以上或过夜;对肝炎检验的反应板可用 0.5% 过氧乙酸或 1% 过氧戊二酸溶液或 2000 mg/L 有效氯或有效溴消毒液浸泡 2~4 h 后,洗净再用。

(4)橡胶制品:橡胶制品如手套、吸液管(球)受污染后可用肥皂或 0.5% 洗涤剂溶液煮沸 15~30 min,煮时吸液管(球)应全部浸入水内,清洗后晾干;必要时再用压力蒸汽,115 ℃ 灭菌 40 min。

(5)纺织品:无纺布帽子、工作衣、口罩等用后放污物袋内集中进行无害化处理;棉质工作服、帽子、口罩、鞋套等放专用污物袋内,送洗衣房清洗,每周 2 次,有明显污染时,可随时用有效氯或有效溴 500 mg/L 的消毒液,作用 30~60 min,或压力蒸汽 121 ℃ 灭菌 20 min。

(6)贵重仪器:①显微镜、分光光度计、离心机、天平、酶标检测仪、细胞计数器械、积压液系列化分析仪、气相色谱仪、冰箱、培养箱等局部轻度污染,可用 2% 碱性或中性戊二醛溶液或 0.5% 醋酸氯己定-酒精溶液擦拭,污染严重时,可用环氧乙烷消毒;②若离心时离心管未密闭,试管破裂,液体外溢,应消毒离心机内部,特别是有可能受肝炎病毒或分枝杆菌污染时,宜戴上手套用 2% 碱性或中性戊二醛溶液擦拭消毒,作用 30~60 min,或整机用环氧乙烷消毒。

4. 手的消毒 工作前、工作后或检验同类标本后再检验另一类标本前,均须用肥皂流水洗手 2~3 min,搓手使泡沫布满手掌手背及指间至少 10 s,再用流水冲洗,若手上有伤口,应戴手套接触标本。水龙头应用非手触式开关;肥皂应保持干燥或用瓶装液体肥皂,每次使用时压出;洗手后采用红外线自动干手机将手吹干或消毒纸巾、纱布或毛巾擦干,不宜设置公用擦手布;肝炎或结核专业检验室工作人员应戴手套,当明显受致病菌污染,或从事有强传染性病菌如霍乱、炭疽等检验后,应立即用 0.2% 过氧乙酸溶液或 1000 mg/L 有效氯或有效溴消毒液浸泡 3 min,然后用清水冲洗。

5. 废弃标本及其容器的消毒处理 ①采集检验标本或接触装有检验标本的容器,特别是装有肝炎和结核的检验标本者,应戴手套,一次性使用的手套用后放收集袋内,集中烧毁;可反复使用者用后放消毒液内集中消毒;无手套可用指套使皮肤不直接与容器表面接触,用后将纸放入污物袋内烧毁。②夹取标本的工具,如钳、镊、接种环、吸管等用后均应消毒清洁,进行微生物检验时,应重新灭菌,金属工具可烧灼灭菌或消毒液浸泡,玻璃制品可干热或压力蒸汽灭菌。③废弃标本如尿、胸水、腹水、脑脊液、唾液、胃液、肠液、关节腔液等每 100 mL 加漂白粉 5 g 或二氯异氰尿酸钠 2 g,搅匀后作用 2~4 h 倒入厕所或粪池内;

痰、脓、血、粪(包括动物粪便)及其他固形标本,焚烧或加 2 倍量漂白粉溶液氯异氰尿酸钠溶液,拌匀后作用 2～4 h;若为肝炎或结核病者则作用时间应延长 2～6 h 后倒入厕所或化粪池。④盛标本的容器,若为一次性使用纸质容器及其外面包被的废纸,应焚毁;对可再次使用的玻璃、塑料或陶瓷容器,可煮沸 15 min,可用 1000 mg/L 有效氯的漂白粉澄清液或二氯异氰尿酸钠溶液浸泡 2～6 h,消毒液每日更换,消毒后用水洗净或流水刷洗、沥干;用于微生物培养采样者,用压力蒸汽灭菌后备用。⑤废弃标本及其容器应有专门密闭不漏水的污物袋(箱)存放,专用集中、烧毁或消毒,每天至少处理一次。

6. 实验室污染区的消毒 实验室污染区的各种表面消毒包括:①桌椅等表面的消毒:每天开始工作前用湿布抹擦 1 次,地面用湿拖把擦 1 次,禁用干抹布、干拖把,抹布和拖把等清洁工具各室专用,不得混用,用后洗净晾干。下班前用 500 mg/L 有效含氯消毒剂进行地面的消毒。②各种表面也可用便携式高强度紫外线消毒器近距离表面照射消毒。③若被明显污染,如具传染性的标本或培养物外溢、溅泼或器皿打破,洒落于表面,应立即用消毒液消毒,用 1000～2000 mg/L 有效溴或有效氯溶液,或 0.2%～0.5%过氧乙酸溶液洒于污染表面,并使消毒液浸过污染物表面,保持 30～60 min,再擦,拖把用后浸于上述消毒液内 1 h。④若已知被肝炎病毒或结核杆菌污染,应用 2000 mg/L 有效含氯消毒剂或 0.5%过氧乙酸溶液擦拭,消毒 30 min。

临床实验室常用物品消毒灭菌方法的选择见表 5-8。

表 5-8 临床实验室常用物品消毒灭菌方法的选择

消毒灭菌物品	消毒灭菌方法					
	压力蒸汽	干热	过滤	紫外线	化学气体	化学消毒剂
培养室、工作台	−	−	−	＋	＋	＋
玻璃制品	＋	＋	−	−	−	−
金属器械	＋	＋	−	−	−	＋
塑料制品	−	−	−	−	＋	−
橡胶制品	＋	−	−	−	＋	＋
培养液	＋	−	＋	−	−	−
棉、布类	＋	＋	−	−	−	−

五、临床实验室应急事故的处理办法

为有效预防、及时发现和有效控制临床实验室范围内的突发事件,最大限度地减轻突发事件对实验室人员及公众健康造成的危害,保障实验室工作人员身体健康、安全,依据《中华人民共和国突发事件应对法》《中华人民共和国传染病防治法》《突发公共卫生事件应急条例》及《实验室生物安全手册》,结合临床实验室实际情况,制订临床实验室应急事故预案。

(一)临床实验室应急事故分级

根据突发事件的性质、危害程度、涉及范围,划分为特别重大(Ⅰ级)、重大(Ⅱ级)和较大(Ⅲ级)三个等级。

特别重大突发事件(Ⅰ级):在一定时间内,突发事件的危害非常严重,能导致实验人员死亡,或危害范围涉及整个实验室,并有明显对外扩散趋势的事件。

重大突发事件(Ⅱ级):在一定时间内,突发事件的危害相对严重,能导致实验人员致残,或危害范围涉及实验室的一部分,并有明显对外扩散趋势的事件。

较大突发事件(Ⅲ级):在一定时间内,突发事件的危害比较严重,对实验人员人身造成一定伤害,或危害范围涉及实验室的一部分,并有明显对外扩散趋势的事件。

(二)临床实验室的应急事故处理程序

(1)实验室各部门或现场工作人员在突发事件发生后,在恰当地应急处理的同时,迅速上报实验室安全应急小组及实验室和科室负责人,并同时上报医院相关部门。

（2）在医院实验室生物安全领导小组、医院相关部门及医院领导的统一指挥下处理突发事件。

（3）立即停止实验室中所有相关的实验，并及时根据不同的突发事件采取相应的措施控制该突发事件的扩散势头。

（4）如有实验人员受伤，根据相关应急措施进行应急救护，然后送医院的相关临床科室医治。

（5）必要时，由医院及时召集相关医务专家、人员、保健人员，对伤亡人员进行救护工作。

（6）实验室负责人应对该突发事件产生的原因、造成的损害、处理情况进行调查、评估、总结，并报医院相关管理部门备案。

（7）对该特别突发事件可能引起的相关隐患，应及时按照国家规定，开展有关技术标准和规范的培训工作，有针对性地开展知识宣教，提高每一个实验人员防控意识和自我防护能力，做到防微杜渐。

（三）临床实验室感染突发事件应急处理措施

1. 接触肝炎病毒阳性血标本/体液的职业暴露 立即挤压伤口，清水冲洗；立即报告实验室及科室负责人，负责人再报告医院预防保健科备案、处理；受伤人员立即抽血进行病原学检测，并保留血清；然后每隔三个月抽血一次进行检测。乙型肝炎病毒阳性标本的暴露，由医院保健科给予高效价乙型肝炎免疫球蛋白注射处理，并随访。

2. 眼睛溅入感染性物质 立即用清水冲洗眼睛，并护送至保健科找医生进一步治疗。

3. 大型仪器故障及玻璃器皿刺伤或切割伤 受伤人员马上脱下工作服，消洗双手和受伤部位，使用碘伏或酒精进行皮肤消毒。并记录受伤原因和相关的微生物，保留完整的原始记录。

4. 容器破碎及感染性物质溢出污染 立即戴上手套用布或纸巾覆盖受感染物质污染或受感染物质溢洒的破碎物品。然后在上面倒上消毒剂，让其作用 30 min 后清理污染场所。所用于清理的抹布、纸巾按医疗垃圾处理。

5. 离心机内盛有潜在感染性物质的试管发生破裂 如果机器正在运行，应关闭机器电源，让机器密闭 30 min 使气溶胶沉积；工作人员戴上手套使用镊子清理玻璃碎片。

6. 手部污染 如果是一般污染，先用清水冲洗双手，再用肥皂或洗手液搓洗（至少 10 s），用清水冲洗后用干净的纸巾擦干，用酒精擦手来清除双手的轻度污染；如果是重度污染，先用 1% 消毒水浸泡双手（5 ~10 min），再用清水和肥皂水清洗。

7. 火灾和自然灾害 实验室要常年保持安全消防通道的通畅，实验室工作人员预先要清楚安全通道所在位置，发生火灾必须马上报警。由电器引起的火灾要马上关掉电源，使用科室备用的灭火器灭火，有浓烟时戴上防毒面具，并沿着消防通道紧急疏散。

六、生物安全防护实验室的技术规范

经过评估的相应风险程度，为关联的办公区和临近的公共空间提供安全的工作环境，及防止风险进入周围社区。通向出口的走廊和通道应无障碍。应对空气的流动速度进行常规监测以保证足够的通风和防止潜在传染因子和有害气体的扩散。实验室的每个出口和入口应可分辨，入口处应有标记，标记应包括国际通用的危险标识（如生物危险标识、火险标识和放射性标识），以及其他有关的规定的标识。应设紧急出口并有标记以和普通出口相区别。紧急撤离路线应有在黑暗中也可明确辨认的标识。实验室入口应有可锁闭的门。门锁应不妨碍紧急疏散。实验室的进入应仅限于经授权的人员。房间内的门按需要安装门锁。当操作高危险样本时应有进入限制。存放高危险样本、培养物、化学试剂或供应品，还需采取其他的保险措施，如可锁闭的门、可锁闭的冷冻箱、只允许专人进入等。应有专门设计以确保存储、转运、收集、处理和处置危险物料的安全。实验室内温度、湿度、照明度、噪声和洁净度等内环境符合工作要求和有关要求。

（一）生物安全实验室设计要求

不同级别的生物安全水平实验室对建筑设计要求也不尽相同，可以将一级和二级生物安全防护实验室的建筑设计要求视为通用要求，三级、四级生物安全防护实验室的建筑设计要求在一级和二级的基础上增加一些特殊的、更加严格的要求。BSL-4 实验室根据使用的生物安全柜的类型和穿着防护服的不同,可以分为安全柜型、正压服型和混合型实验室。

1. BSL-1 实验室设计要求

(1) 无须特殊选址,普通建筑物即可,但应有防止节肢动物和啮齿动物进入的设计。

(2) 每个实验室应设洗手池,宜设置在靠近出口处。

(3) 在实验室门口处应设置挂衣装置,个人便装与实验室工作服分开设置。

(4) 实验室的墙壁、天花板和地面应平整、易清洁、不渗水、耐化学品和消毒剂的腐蚀。地面应防滑,不得铺设地毯。

(5) 实验台面应防水,耐腐蚀、耐热。

(6) 实验室中的橱柜和实验台应牢固。橱柜、实验台彼此之间应保持一定距离,以便于清洁。

(7) 实验室如有可开启的窗户,应设置纱窗。

(8) 实验室内应保证工作照明,避免不必要的反光和强光。

(9) 应有适当的消毒设备。

2. BSL-2 实验室设计要求

(1) 满足 BSL-1 实验室要求。

(2) 实验室门应带锁并可自动关闭。实验室的门应有可视窗。

(3) 应有足够的存储空间摆放物品以方便使用。在实验室工作区域外还应当有供长期使用的存储空间。

(4) 在实验室内应使用专门的工作服;应戴乳胶手套。

(5) 实验室工作区域外应有存放个人衣物的地方。

(6) 在实验室所在的建筑物内应配备高压蒸汽灭菌器,并按期检查和验证,以保证符合要求。

(7) 应在实验室内配备生物安全柜。

(8) 应设置洗眼设施,必要时应有喷淋装置。

(9) 应通风,如使用窗户自然通风,应有防虫纱窗。

(10) 有可靠的电力供应和应急照明。必要时,重要设备如培养箱、生物安全柜、冰箱等设备有备用电源。

(11) 实验室出口应有在黑暗中可明确辨认的标志。

3. BSL-3 实验室设计要求

(1) 选址:应在建筑物中自成隔离区或为独立建筑物。

(2) 布局:

①由清洁区、半污染区和污染区组成。污染区和半污染区之间设缓冲间。必要时,半污染区和清洁区之间应设缓冲间。

②在半污染区应设供紧急撤离使用的安全门。

③在污染区与半污染区之间、半污染区和清洁区之间设置传递窗,传递窗双门不能同时处于开启状态,传递窗内应设物理消毒装置。

(3) 围护结构:

①实验室围护结构内表面光滑、耐腐蚀、防水,以易于消毒清洁;所有缝隙应密封可靠,防震、防火。

②围护结构外围墙体应有适当的抗震和防火能力。

③天花板、地板、墙间的交角均为圆弧形且可靠密封。

④地面应防渗漏、无结缝、光洁、防滑。

⑤实验室内所有的门应可自动关闭,实验室出口应有在黑暗中可明确辨认的标识。

⑥外围结构不应有窗户;内设窗户应防破碎、防漏气及安全。

⑦所有出入口处应采用防止节肢动物和啮齿动物进入的设计。

(4) 送排风系统:

①应安装独立的送排风系统以控制实验室气流方向和压力梯度。应确保在实验室时气流由清洁区流向污染区,同时确保实验室空气只能通过高效过滤后经专用排风管道排出。

②送风口和排风口的布置应该是对面分布,上送下排,应使污染区和半污染区内的气流死角和涡流降至最小。

③送排风系统应为直排式,不得采用回风系统。

④由生物安全柜排出的经内部高效过滤的空气可通过系统的排风管直接排出。应确保生物安全柜与排风系统的压力平衡。

⑤实验室的送风应经初、中、高三级过滤,保证污染区的静态洁净度达到7级至8级。

⑥实验室的排风应经高效过滤后向空中排放。外部排风口应远离送风口并设置在主导风的下风向,应至少高出所在建筑2 m,应有防雨、防鼠、防虫设计,但不应影响气体直接向上空排放。

⑦高效空气过滤器应安装在送风管道的末端和排风管道的前端。

⑧通风系统、高效空气过滤器的安装应牢固,符合气密性要求。高效过滤器在更换前应消毒,或采用可在气密袋中进行更换的过滤器,更换后应立即进行消毒或焚烧。每台高效过滤器安装、更换、维护都应按照经确认的方法进行检测,且每年至少进行一次检测以确保其性能。

⑨在送风和排风总管处应安装气密型密闭阀,不要时可完全关闭以进行室内化学熏蒸消毒。

⑩安装风机和生物安全柜,启动自动联锁装置,确保实验室内不出现正压和确保生物安全柜内气流不倒流。排风机一备一用。在污染区和半污染区内不应另外安装分体空调、暖气扇和电风扇等。

(5)环境参数:

①相对室外大气压,污染区为-40 Pa(名义值),并与生物安全柜等装置内气压保持安全合理压差。保持定向气流并保持各区之间气压差均匀。

②实验室内的温度、湿度符合工作要求且适合于人员工作。

③实验室的人工照明应符合工作要求。

④实验室内噪声水平应符合国家相关标准。

(6)特殊设备装置:

①应有符合安全和工作要求的Ⅱ级和Ⅲ级生物安全柜,其安装位置应离开污染区入口和频繁走动区域。

②低温高速离心机或其他可能产生气溶胶的设备应置于负压罩或其他排风装置(通风橱、排气罩等)之中,应将其可能产生的气溶胶经高效过滤后排出。

③污染区内应设置不排蒸汽的高压蒸汽灭菌器或其他消毒装置。

④应在实验室入口处的显著位置设置带报警功能的室内压力显示装置,显示污染区、半污染区的负压状况。当负压值偏离控制区间时应通过声、光等手段向实验室内、外的人员发出警报。还应设置高效过滤器气流阻力的显示。

⑤应有备用电源以确保实验室工作期间有不间断的电力供应。

⑥应在污染区和半污染区出口处设洗手装置。洗手装置的供水应为非手动开关。供水管应安装防回流装置。不得在实验室内安设地漏。下水道应与建筑物的下水管线完全隔离,且有明显标志。下水应直接通往独立的液体消毒系统集中收集,经有效消毒后处置。

(7)其他:

①实验台表面应防水、耐腐蚀、耐热。

②实验室中的家具应牢固。为便于清洁,实验室设备彼此之间应保持一定距离。

③实验室所需压力设备(如泵等)不应影响室内负压的有效梯度。

④实验室应设置通信系统。

⑤实验记录等资料应通过传真机、计算机等手段发送至实验室外。

⑥清洁区设置淋浴装置。必要时,在半污染区设置紧急消毒淋浴装置。

4. 安全柜型BSL-4实验室设计要求

(1)选址:实验室应建造在独立建筑物内或建筑物中独立的完全隔离区域内,该建筑物应远离城区。

(2)布局:

①由清洁区、半污染区和安放有Ⅲ级生物安全柜的污染区组成。清洁区包括外更衣室、淋浴室和内

更衣室。相邻区由缓冲间连接。

②应在半污染区和清洁区墙上、半污染区和污染区墙上设置不排蒸汽的双扉高压灭菌器和浸泡消毒槽或熏蒸消毒室或带有消毒装置的通风互锁传递窗,以便传递和消毒不能从更衣室携带进出的材料、物品和器材。

③污染区和半污染区墙上设置不排蒸汽的双扉高压灭菌器应与Ⅲ级生物安全柜直接相连。

④半污染区应设紧急出口,紧急出口通道应设置缓冲间和紧急消毒处理室。

(3)围护结构:同 BSL-3 规定。

(4)送排风系统:排风系统应连续经过两个高效过滤器处理。其他要求按 BSL-3 规定。

(5)环境参数:同 BSL-3 规定。

(6)安全装置及特殊设备:应有符合安全和工作要求的Ⅲ级生物安全柜。其他要求按 BSL-3 规定。

5. 正压服型 BSL-4 实验室设计要求 由 BSL-4 级实验设施、Ⅱ级生物安全柜和具有生命支持供气系统的正压防护服组成。

(1)选址:同安全柜型 BSL-4 实验室设计要求。

(2)布局:

①由清洁区、半污染区和安放有Ⅱ级生物安全柜的污染区组成,相邻区由缓冲间连接。清洁区包括外更衣室、淋浴室、内更衣室(可兼缓冲间),污染区、半污染区之间的缓冲间应设化学淋浴装置,工作人员离开实验室时,经化学淋浴对正压防护服表面进行消毒。

②其他要按安全柜型 BSL-4 实验室的规定。

(3)围护结构:按安全柜型 BSL-4 实验室的规定。

(4)送排风系统:按安全柜型 BSL-4 实验室的规定。

(5)环境参数:按安全柜型 BSL-4 实验室的规定。

(6)安全装置及特殊设备:

①应使用 E 级外排风型生物安全柜。

②进入污染区的工作人员应穿着正压防护服。生命保障系统包括提供超量清洁呼吸气体的正压供气装置、报警器和紧急支援气罐。工作服内气压相对周围环境应为持续正压,并符合要求,生命保障系统应有自动启动的紧急电源供应。

③按安全柜型 BSL-4 实验室的规定。

6. 混合型 BSL-4 实验室设计要求 在本级实验设施基础上,同时使用Ⅲ级生物安全柜和具有生命支持的供气系统(正压防护服)。

(二)不同生物安全实验室的微生物操作技术规程

1. BSL-1 和 BSL-2 实验室操作规程

(1)实验室工作人员的防护要求:

①在实验室工作时,必须穿着合适的工作服或防护服。

②工作人员在进行可能接触到血液、体液及其他具有潜在感染性的材料或感染性动物的操作时,应戴上合适的手套。手套用完后,应先消毒再摘除,随后必须洗手。

③在处理完感染性实验材料和动物后,以及在离开实验室工作区域前,都必须洗手。

④为了防止眼睛或面部受到喷溅物的污染、碰撞或人工紫外线辐射的伤害,必须戴合适的安全眼镜、面罩(面具)或其他防护设备。

⑤严禁穿着实验室防护服离开实验室工作区域。

⑥不得在实验室内穿露脚趾的鞋。

⑦禁止在实验室工作区域进食、饮水、吸烟、化妆和处理角膜接触镜。

⑧禁止在实验室工作区域储存食品和饮料。

⑨在实验室内用过的防护服不得和日常服装放在同一柜子内。

(2)生物实验室有关操作的指导原则:

①严禁用口吸移液管,严禁将实验材料置于口内,严禁舔标签。

②所有的实验操作要按尽量减少气溶胶和微小液滴形成的方式来进行。

③应限制使用注射针头和注射器。除了进行腔道外注射或抽取实验动物体液外,注射针头和注射器不能用于移液操作或用做其他用途。

④实验室应制订并执行处理溢出物的标准操作程序。出现溢出事故及明显或可能暴露于感染性物质时,必须向实验室负责人报告。实验室应如实记录有关暴露和处理的情况,保存相关记录。

⑤污染的液体在排入到生活污水管道以前必须清除污染。根据所处理的微生物因子的危险度评估结果准备专门的污水处理系统。

⑥只有保证在实验室内没有受到污染的文件纸张才能带出实验室。

(3)实验室工作区的管理原则:

①实验室应保持清洁整齐,严禁摆放与实验无关的物品。

②每天工作结束后应清除工作台面的污染。若发生具有潜在危害性的材料溢出应立即清除污染。

③所有受到污染的材料、标本和培养物在废弃或清洁再利用之前,必须先清除污染。

④感染性材料的包装和运输应遵循国家和/或国际的相关规定。

⑤如果窗户可以打开,则应安装防止节肢动物进入的纱窗。

2. BSL-3 实验室操作规程 BSL-3 实验室的防护服应为长袖、背面开口的隔离衣或连体衣,应穿着鞋套或专用鞋。实验室防护服不能在实验室外穿着,且必须在清除污染后再清洗。最好使用一次性连体防护服。其他规程同 BSL-1 实验室和 BSL-2 实验室。

 # 第五节 临床实验室其他安全管理

一、化学品使用安全

按照目前我国已公布的法规、标准,如《危险货物分类和品名编号》(GB 6944—1986)、《危险货物品名表》(GB 12268—1990)、《常用危险化学品的分类及标志》(GB 13690—1992)等将危险化学品分为八大类:第一类为爆炸品;第二类为压缩气体和液化气体;第三类为易燃液体;第四类为易燃固体;第五类为氧化剂和有机过氧化物;第六类为毒害品;第七类为放射性物品;第八类为腐蚀品。在实验室中,对化学危险物品的存放、使用及处置的规定和程序均应符合安全要求。化学危险物品必须储存在专用储存室(柜)内,并设专人管理。应按照相关标准在每个储存容器上标明每个产品的危害性质和风险性,还应在"使用中"材料的容器上清楚标明。使用化学危险物品的实验室必须遵守各项安全生产制度和操作规程,严格用火管理制度。使用化学危险物品时,必须有安全防护措施和用具;盛装化学危险物品的容器,在使用前后,必须进行检查,消除隐患,防止火灾、爆炸、中毒等事故发生。使用化学危险物品的实验室必须按照环境保护法的规定,应当采取安全措施,妥善处理废水、废气、废渣。销毁、处理有燃烧、爆炸、中毒和其他危险的废弃化学危险物品。储存化学危险物品,应当符合下列要求:化学危险物品应当分类分项存放,不得超量储存;遇火、遇潮容易燃烧、爆炸或产生有毒气体的化学危险物品,不得在露天、潮湿、漏雨和低洼容易积水的地点存放;受阳光照射容易燃烧、爆炸或产生有毒气体的化学危险物品和桶装、罐装等易燃液体、气体应当在阴凉通风地点存放;化学性质或防护、灭火方法相互抵触的化学危险物品,不得在同一储存室内存放。化学危险物品购入后,必须进行检查登记,在储存期间应当定期检查。储存化学危险物品的区域严禁吸烟和使用明火。对实验室内所用的每种化学制品的废弃和安全处置应有明确的书面程序,应包括对相关法规的充分及详细说明,以保证完全符合其要求,使这些物质安全及合法地脱离实验室控制。

二、消防安全

除了重视化学品危害以外,火的危害也不容忽视。建在病房区的临床实验室,应为防火建筑。根据实验室存在的火险因素决定建筑要求。根据存放易燃液体量采用相应的防火墙和防火门。在每个房间、走廊及过道中应设置显著的火警标志、说明及紧急通道标志。实验室应安装自动烟雾监测器和警报系统。每个检测和报警装置都与总警报系统连接。实验室的任何地方,包括储藏室、盥洗室和暗室都应能听到警报系统的报警。消防器材应放置在靠近实验室的门边,以及走廊和过道的适当位置。这些器材应包括软管、桶(用于装水和沙子)及灭火器。灭火器要定期进行检查和维护,使其维持在有效期内。最好由消防专业人员协助对实验室人员进行定期消防培训。实验室应定期组织进行消防演练。

三、用电安全

实验室的所有电器设备和线路均必须符合国家电气安全标准和规范。在实验室电路中要配置断路器和漏电保护器。断路器不能保护人,只是用来保护线路不发生电流超负荷从而避免火灾。漏电保护器用于保护人员避免触电。实验室的所有电器均应接地,最好采用三相插头。应建立安全用电档案,定期对所有电器设备进行检查和测试,包括接地系统。电线、电源插座、插头应完整无损。并将检查结果记录在案。对所有电器设备的维修与维护只能由取得正式资格的维修人员进行。除校准仪器外,仪器不得接电维修,维修时要确保手干燥,取下所有的饰物(如手表和戒指),然后谨慎操作。为保证高压设备(如高压电泳仪等)的安全,要制订具体的详细操作规程。

四、电离辐射安全防护

辐射保护可使实验室及其相关人员免受电离辐射伤害。

(一)电离辐射保护原则

为了限制电离辐射对人体的有害影响,应该控制使用放射性同位素,并遵守相应的国家标准。辐射防护的管理需要遵循以下四项原则。

(1)尽可能减少辐射暴露的时间。

(2)尽可能增大与辐射源之间的距离。

(3)隔离辐射源。

(4)用非放射测量技术来取代放射性核素。

(二)电离辐射保护性措施

1. 时间 可以通过下列方法来减少放射性物质操作过程中实验暴露的时间。

(1)不使用放射性核素来进行新的技术和不熟悉的技术工作,直到操作熟练为止。

(2)操作放射性核素要从容、适时,不能急躁。

(3)确保在使用完毕后立即将所有放射源回收并储藏好。

(4)清除实验室内放射性废弃物的周期要短。

(5)在辐射区或实验室停留尽可能少的时间。

(6)进行必要的训练以最有效地安排时间,并对与放射性材料有关的实验操作进行合理计划和安排。

2. 距离 距离与辐射源之间的距离增大一倍,相同时间内的暴露将减少为四分之一。

采用各种不同的装置和机械方法来增加操作人员与辐射源之间的距离,如长柄的钳子、镊子、螺丝钳及远程移液器。要注意距离的少量增加就可能造成剂量率的显著降低。

3. 屏蔽 在辐射源与实验室的操作人员或其他人员之间放置用于吸收或减弱辐射能量的防辐射屏蔽,有助于控制人员的辐射暴露。

4. 替代方法 当有其他技术可用时,不应使用放射性核素物质。如果没有替代方法,则应使用穿透力或能量最低的放射性核素。

(三)电离辐射监测

(1)操作人员应随身佩戴电离辐射监测器,定期检查受辐射的程度。

(2)定期对操作人员进行必要的体格检查。

五、废弃物处理

废弃物是指将要丢弃的所有物品。医疗废弃物是指医疗卫生机构在医疗、预防、保健及其他相关活动中产生的具有直接或者间接感染性、毒性及其他危害性的废物。对于临床实验室而言,废弃物可分为化学废弃物、感染性废弃物及放射性废弃物。实验室废弃物处置的管理应符合国家、地区或地方的相关要求。在实验室内,废弃物最终的处理方式与其污染被清除的情况是紧密相关的。废弃物处理的首要原则是所有感染性材料必须在实验室内清除污染,一般采用化学消毒和高压消毒等方式。所有不再需要的样本、培养物和其他生物性材料应弃置于专门设计的,专用的和有标记的用于处置危险废弃物的容器内,生物废弃物容器的充满量不能超过其设计容量。利器(包括针头、小刀、金属和玻璃等)应直接弃置于锐器收集容器内,不得对废弃针头等锐器进行折弯、折断、回盖等处理。实验室管理层应确保由经过适当培训的人员使用适当的个人防护装备和设备处理危险废弃物。不允许积存垃圾和实验室废弃物,已装满的容器应定期运走。在去污染或最终处置之前,应存放在指定的安全地方,通常在实验室区的污物间。所有弃置的实验室生物样本、培养物和被污染的废弃物在从实验室中取走之前,应使其达到生物学安全水平。实验室废弃物应置于适当的密封且防漏容器中安全运出实验室。

有害气体、气溶胶、污水、废液(包括放射性废液)应经适当的无害化处理后排放,应符合国家相关的要求。动物尸体和组织的处置和焚化应符合国家相关的要求。

以上所有废弃物容器的颜色和危害标志均应符合通用标准。废弃物的清运及交接均应严格的记录,记录应妥善保存。

小结

临床实验室是为诊断、预防、治疗人体疾病或评价健康提供信息的重要场所,加强实验室安全管理,要有一个完整的、整体的安全管理概念。首先需要从思想上重视安全工作,决不能麻痹大意。其次,在实验中应掌握防火、用电、化学危险物品、微生物的安全要求,以保证实验室的安全运作,将事故控制在最低限度。

实验室一般安全问题包括化学试剂尤其是危险化学品如易燃易爆化学试剂、有毒化学试剂、腐蚀性化学试剂、强氧化性化学试剂、电路、常用仪器设备等的安全使用等,此外,确保放射防护与安全,有效防止其可能对人类与环境的潜在电离辐射危害也是不可忽视的重要问题。

具有潜在危险的生物因子可分为四个级别,分别反映出接触各类生物因子的危险程度,级别越高,潜在危险越大。根据对所操作生物因子采取的感染控制措施,将实验室生物安全防护水平分为四个级别,一级防护水平最低,四级防护水平最高。一级实验室一般适用于对健康成年人无致病作用的微生物;二级实验室适用于对人和环境有中等潜在危害的微生物;三级实验室适用于主要通过呼吸途径使人传染上严重的甚至是致死疾病的致病微生物或其毒素;四级实验室适用于对人体具有高度的危险性,通过气溶胶途径传播或传播途径不明、目前尚无有效疫苗或治疗方法的致病微生物或其毒素。各级实验实均有严格的操作规程,如实验室工作人员的防护要求、有关操作的指导原则、工作区的管理原则等。生物安全柜的作用是对环境和操作者进行生物安全保护,有 3 种级别。

能力检测

1. 简要阐述临床实验室一般安全包括哪些方面? 如何预防事故发生?
2. 生物因子的等级分类标准及危险度评估依据是什么?
3. 生物安全实验室的等级及相应的要求是什么? 试述不同生物安全实验室的微生物操作技术规程。

(王 静)

第六章 临床实验室质量管理体系

 ## 第一节 临床实验室质量管理体系概述

现代实验室质量管理体系包括人力资源管理、质量控制管理、信息资料管理、仪器设备管理、试剂管理、财务管理、组织管理和安全管理等。由于我国不同临床实验室的质量管理水平还存在较大差距，为了保证实验室的有效运作和检验质量，不同实验室应尽快依据相应的国际标准、国家标准或国家和地方政府的法律法规，建立、完善适合实验室现状的质量管理体系。这对规范实验室的自身行为，保证质量和健康有序的发展都将起到积极的促进作用。

一、质量管理体系的概念与构成

（一）定义

临床实验室质量管理体系是指挥和控制实验室建立质量方针和质量目标并实现质量目标的相互关联或相互作用的一组要素。对于医学实验室而言，质量管理体系是指在质量方针的指导下，确立质量目标，通过设置组织结构，分析确定需要进行的各项质量活动（过程），制订程序，给出从事各项质量活动的工作方法，充分利用各种资源（人、财、物），使各项活动（过程）能经济有效、协调地进行，从而将质量管理体系的最终成果，体现在准确、及时的检测报告上，又可为其最终用户提供相关的解释和咨询服务。

（二）质量管理体系的构成

质量管理体系由组织结构、程序、过程和资源四部分组成。

1. 组织结构 组织结构是指一个组织为行使其职能，按某种方式建立的职责权限及其相互关系。对实验室而言其本质是实验室人员分工协作关系，其内涵是实验室全体成员为实现组织目标，进行分工协作时，在职务范围、责任、权利等方面所形成的结构体系。组织结构从整体的角度正确处理实验室人员的上下级和同级的职权关系，把质量职权合理分配各给个层次及部门，建立起集中统一、步调一致、配合协调的质量职权结构。

2. 程序 程序是指为进行某项活动所规定的途径。实验室为了保证组织结构能按预定要求正常运作，制订程序或设计标准管理也是十分重要的。程序文件是实验室工作人员的行为准则和规范。程序文件规定从事的对应工作应由哪个部门去做，由谁去做，怎么做，何时何地做。程序有管理性和技术性两种，一般的程序性文件是指管理性的，即质量管理体系文件（实验室多为各项规章制度、各级人员职责、岗位责任制等)。技术性程序一般是指作业指导书(或称操作规程)。程序可以形成文件,也可以不形成文件,但质量管理体系程序通常都要求形成文件。凡是形成文件的程序称之为"书面程序"或"文件化程序"。程序文件的特点是有较强的可操作性和可执行性,并且必须强制执行。一般来讲程序文件的内容包括编号和标题、目的和引用范围、职责和权限、活动的描述、对记录的规定及相关联的支持性文件等。程序性文件应当实事求是,必须客观反映本实验室的现实和整体素质,不能照搬其他实验室的文件,一旦制订即成为适合本实验室的法规性文件。对于程序文件,本实验室的所有工作人员都要严格按照其要求去做,涉及任何某一领域的工作人员均不能违反相应的程序,使各项质量活动(过程)标准化。

3. 过程 过程是将输入转化为输出的一种彼此相关的资源活动。实验室的所有工作都是由许多过程组成的,每一过程都有输入(要求)和输出(结果),输入是实施过程的依据或基础,输出是过程完成后的结果。通常,一个过程的输出可直接形成下一个过程的输入。此外,完成过程还必须有适当的资源投入。质量管理就是要对涉及质量的各个过程加以分析和管理,也就是控制各个过程的要素,使之符合要求。

4. 资源 资源包括人员、设备、设施、资金、技术和方法等。实验室的资源保障,主要反映在人力资源上,包括有经验丰富的管理人员、具有资历的技术人员和满足检测工作所需的各种设备、设施等。这是保证高质量检验结果的必要条件。同时实验室为了可持续的发展,必须做好人才培养、仪器设备管理、全面质量保证、临床意识及全面管理、创新和特色建设等方面的工作。

构成质量管理体系的组织结构、程序、过程和资源四个方面,彼此之间相对独立,但其间又存在相互联系、相互作用关系。

二、质量管理体系组织结构和资源配置

(一)组织结构的确定

1. 内部结构 临床实验室或其所在机构必须是经国家许可的,有明确法律地位的组织。

临床实验室内各部门应理顺相互之间的关系。如临床实验室可由若干专业实验室(如临床化学实验室、血液学实验室、微生物学实验室、免疫学实验室等)构成,各个专业实验室负责各自专业领域的检验,各专业实验室又可设若干工作小组,从事专门的工作。根据需要可设立技术管理层和质量管理层,技术管理层和质量管理层之间应有良好的协调统一关系,技术管理层与质量管理层又服从于实验室负责人的领导。临床实验室的组织结构没有固定模式,应以有利于工作和提高质量为前提。在确定组织结构的过程中,应充分考虑明确各部门及各类工作人员职责,并确保各部门或各类工作人员在工作中,不受来自各方不正当的行政、商业、财务等方面的压力和影响,确保检验结果的公正性。

2. 外部结构 临床实验室与外部的组织结构常会有纵向或横向的联系。如与医院所属的其他实验室和研究室的关系;接受医院人事、财物、器材等部门的管理。这些关系也可以用组织结构图进行描述。要求结构图能确定实验室在医院中的地位和与医院各个机构的关系。此外,临床实验室还可能与其他院外机构发生联系,如当地政府部门的临床检验中心、学术团体的质量管理中心、计量校准部门等,如果临床实验室与这些机构发生关系,就应对这种关系进行明确规定。

3. 负责人与质量管理层 临床实验室负责人应具备一定的学历和资历,一般来说应是本学科的学术带头人,具有临床实验室的工作经验和背景,善于与有关部门和人员进行沟通,具有良好地控制实验室及调动工作人员工作热情的能力。质量管理层(或质量管理小组)是实验室进行质量管理的核心,最好由各专业室的质量负责人组成,并有适当的程序保证质量管理层能规范地开展工作。

4. 岗位描述 实验室应对所有工作人员都要进行"岗位描述",并作为档案保存。岗位描述的一般做法:实验室人员自己提出一段时间内的工作目标,以及实现这些目标的方法和途径。上一级的管理者(如专业主管)可对工作人员所做的岗位描述进行修改,到了预定的时间对其所描述的工作目标进行评价。工作描述可由上而下地进行,适当时候可进行质量目标的层层分解。

(二)资源配置

资源包括人员、设备、设施、资金、技术和方法等。资源是实验室发展的基本物质条件和基础,资源配置应本着经济、高效、协调、满足要求,适当留有发展空间和避免重复浪费的原则进行,其配置是否合理将

对临床实验室产生重大影响。例如,临床实验室要建立临床免疫学检验管理体系,就应该配备有能力进行临床免疫学检验的人员和相应的仪器设备,提供一定的设施和环境以保证临床免疫学检验工作能够正常运行,同时还要给予一定的资金支持。此外,临床免疫学检验所进行的分析测定还必须有符合标准的技术和方法。

第二节　临床实验室质量管理体系的建立

临床实验室质量管理体系的建立与完善一般经历以下四个阶段:策划准备、文件编写、试运行和审核、评审。每个阶段又分若干具体的步骤。质量管理体系的建立过程,也是实验室自我认识、不断发展完善的过程。体系建立过程首先应立足于"自身条件"和"发展需求",再依据相应的国际标准、国家标准或国家和地方政府的法律法规,制订切实可行的质量方针和质量目标,然后精心策划与准备,建立符合现状的实验室质量管理体系。

一、质量管理体系建立的依据及基本要求

(一)质量管理体系建立的依据

1. ISO 9001—2000《质量管理体系要求》　ISO 9000 对质量管理体系的建立有八项基本原则性的要求:与供方互利关系、以顾客为关注焦点、领导作用、全员参与、过程管理、管理的系统方法、基于事实的决策、持续改进。我国已有不少医院引入了 ISO 9000 质量管理体系,其中临床实验室按照该体系运行亦取得了良好的管理效果。中国国家标准 GB/T 19001—2000《质量管理体系要求》等同于 ISO 9001—2000。目前,建立管理体系的最新标准是 ISO 9001—2008。

2. ISO/IEC 17025—2005《检测和校准实验室能力的通用要求》　为所有实验室的通用标准,主要用于建立实验室的质量管理体系和提高实验室的能力;ISO 15189—2007《医学实验室质量和能力的专用要求》针对医学实验室,使用医学专业术语细化地描述了医学实验室质量管理体系的要求,其主要内容见表6-1。我国的国家标准 GB/T 15481—2000《检测和校准实验室能力的通用条件》和中国合格评定国家认可委员会(CNAS)颁布的 CNAS/CL01—2006《检测和校准实验室能力认可准则》均等同于 ISO/IEC 17025—2005,CNAS 的 CNAS/CL02—2006《医学实验室质量和能力认可准则》等同于 ISO 15189—2007。

表 6-1　ISO 15189 管理要素和技术要素内容

技 术 要 素	管 理 要 素	
人员	组织和管理	不符合项的识别和控制
设施和环境要求	质量管理体系	纠正措施
实验室设备	文件控制	预防措施
检验前程序	合同评审	持续改进
检验程序	委托实验室的检验	质量和技术的记录
检验程序的质量保证	外部服务和供应	内部审核
检验后程序	咨询服务	管理评审
结果报告	投诉的解决	

3. 国家的法律法规或学术团体标准　我国卫生部于 2006 年 2 月发布了《医疗机构临床实验室管理办法》对临床实验室的质量管理有明确而具体的要求。另外我国国家标准 GB/T 22576—2008/ISO 15189—2007《医学实验室质量和能力的专用要求》对临床实验室的管理要求和技术要求都做出了详细规定,临床实验室可参照以上法规和标准实施。

美国 1988 年颁发的临床实验室改进修正案(Clinical Laboratory Improvement Amend-ment,CLIA'88)是一部强制执行的法律,美国境内的临床实验室必须符合其要求。此外,在美国比较有影响的质量管

理体系标准还有美国病理学家会(CAP)的 LAP,CLSI 的 GP26-3A《实验室服务的质量管理体系模式的应用》和美国血库学会(American Association of Blood Banks,AABB)的《质量程序》等。

目前,国际上普遍认同的临床实验室质量管理要求为 ISO 15189 和 CLIA'88。ISO 15189 是国际标准化组织针对医学实验室质量管理发布的国际标准;CLIA'88 着眼于政府对临床实验室质量的外部监控,是美国政府对美国临床实验室强制执行的质量管理要求。在质量要素和内容方面两者存在互补性,它们之间的区别见表 6-2。

表 6-2 ISO 15189 与 CLIA'88 的比较

ISO 15189	CLIA'88
国际组织标准	政府法律
推荐采用	强制执行
自愿参加	资格标准
强调体系	内容具体

（二）临床实验室质量管理体系建立应符合的要求

1. 注重质量策划 策划是一种活动,是临床实验室对其工作改进的构思和安排。临床实验室在制订了质量方针、质量目标后,围绕目标做好策划和准备工作,是质量管理体系最终取得成功的第一步。

2. 强调预防为主 预防为主就是要将质量管理的重点从管理"检测结果"向管理"检测过程"转移,尽可能地减少影响检测质量的因素。

3. 强调过程概念 实验室的每项检测都涉及一个或多个过程,每个过程都可能存在影响质量的因素。因此,分析、监测和管理过程显得尤为重要。

4. 强调持续的质量改进 质量管理应是一个动态过程,为了保持质量管理体系的有效性和可执行性,实验室管理者应当根据不同的情况对其进行持续改进。

5. 其他方面 还应在以下方面符合要求:全员参与,一切以满足患者和临床医护部门的要求为中心,注重整体优化和重视质量和效益的统一等。

综上所述,依据适宜的国际、国家和地方相关法律、法规,建立符合实验室现状的质量管理体系意义重大。它不仅提高了实验室的管理水平、减少了实验室的质量风险和责任,也平衡了实验室与顾客之间的利益,提高了实验室的社会信任度。

二、质量管理体系的策划与准备

目前,国内临床实验室的质量管理水平还存在较大差距。临床实验室质量管理体系在建立过程中,应立足自身,进行现状分析、统一认识、加强培训、制订切实可行的质量方针和质量目标,对整个质量管理体系进行精心、周密地策划和布置。

（一）实验室现状分析

因为每个临床实验室的规模、任务、面对的客户、上级组织要求和质量管理基础等方面千差万别,所以不同临床实验室在质量管理体系过程中要根据自身的条件和状况,建立符合实验室现状的质量管理体系。实验室管理者必须对本实验室现阶段所处的以下状况进行深入的调查和分析,如:①现有的管理水平和人员素质;②实验室的人员和管理机构设置;③实验室现有的资源和即将获得的资源;④基础工作开展情况等。

（二）全员培训,统一认识

首先要对实验室工作人员进行全员教育培训。让每个成员对质量管理体系的概念、目的、方法、所依据的原理和国家、国际标准都有充分的认识和理解,同时要让他们意识到实验室的质量管理现状与先进管理模式之间的差异;认识到建立先进质量管理体系的意义;认识到建立和完善质量管理体系与实验室及个人发展之间的关系。对决策层来说,需明确建立管理体系所采用的相关标准,并对其进行深入研究;明确建立质量管理体系的迫切性和重要性;明确自己在质量管理体系建设中的关键地位和主导作用。对于管理层来说,要让他们全面了解质量管理体系的内容,同时认识到体系的每个要素、每个过程都将对实验室的最终检验结果质量产生重要影响。对执行层来说,主要培训与本岗位质量活动有关的内容,使其认识到严格执行各个规定、程序和要求的重要性。

(三)制订质量方针和质量目标

质量方针是由组织的最高管理者正式颁布的该组织总的质量宗旨和方向。一般来说,质量方针通常是纲领性文件,表述较为抽象。质量目标是在质量方针和实验室战略策划的框架下,所追求的质量方面的目标,其特点是可实现、可量化和可考核。质量方针和质量目标体现了实验室对质量的要求,对患者的承诺,是实验室工作人员质量行为的准则和质量工作的方向。实验室的最高管理者应在进行全员培训的基础上,开展对质量方针和质量目标的讨论,然后依据已形成共识的质量方针,制订出能够实现业绩改进的质量目标,也可针对不同的部门制订相应的质量目标。

1. 质量方针　质量方针在制订时可用"公正、科学、准确、优质"等,易于记忆,便于宣传的词汇表述。如某实验室制订的质量方针是"行为公正、方法科学、测量准确、服务优质"。再如"结论科学公正、管理严格规范、数据准确可靠、服务优质高效"等。

2. 质量目标　临床实验室制订的质量目标应当切实可行。质量目标制订时,应结合实验室现状制订长、短期目标。

如某实验室制订的长期目标:①对检测报告的要求:检验报告的主要数据和结论的准确率预期应答100%,其他差错率小于1%。②对室间质评项目的要求:参加省室间质评,PT成绩达到100%的检测项目要占所有检测项目的95%以上。③患者满意率:长期目标的患者满意率要达98%以上。

制订的短期目标是:①半年的问卷调查,患者平均满意度应达90%以上;②全年无重大缺陷和责任事故等。

(四)质量职能的合理分配

策划准备时,临床实验室管理者还应充分考虑不同层次工作人员质量职能的合理分配,根据实验室的状况建立不同的职能科室和专业科室,将质量责任层层分解。必要时可设立质量管理层和技术管理层。质量职能的分配可用质量职能分配表对各部门、人员的质量责任进行描述。如管理者、技术主管、质量主管、文档管理员、仪器管理员、内审员、授权签字人和检测/校准人员等的质量责任,实现岗位到人、责任到人,以利于明确各岗位职责。

三、过程分析与过程管理

临床实验室的所有工作都是由许多过程构成的。系统的识别和管理实验室的所有过程,特别是这些过程之间的相互作用,就是"过程方法";识别过程中的各个环节及其相互作用,即为"过程分析",它是质量管理考虑问题的一种基本思路,是过程管理的前提。质量管理体系的最终成果都是通过一系列的过程分析和过程管理来实现的。

(一)过程

临床实验室的"生产"过程,就是检验报告单的形成和发布过程,其最终的"产品"体现为检验报告单。通常将这一过程划分为检验前过程、检验过程中、检验后过程。ISO 9000对以过程为基础的质量管理体系模式(图6-1)反映了在规定输入要求时,顾客起着重要的作用。组织顾客对其提供的产品或服务满意度的感受信息作出客观评价,以便制订进一步的质量改进措施,从而满足顾客的需求。因此,能否不断提供满足或超越顾客需求的产品或服务始终应是追求的目标。

一个完整的过程都可能包含多个纵向(直接)过程,也可能设计多个横向(间接)过程,当逐步或同时完成这些过程时才能完成全过程。质量管理要对各个过程加以分析和管理,也就是控制各个过程的要素,使之符合要求,这样才能使过程有效。为了达到对过程的质量控制,就必须对过程进行分析和管理。同时过程的完成还必须有适当的资源保障和活动。

(二)过程分析

过程分析就是将过程中所包含的各种活动进行分析和文件化的系列操作。过程分析可首先从过程

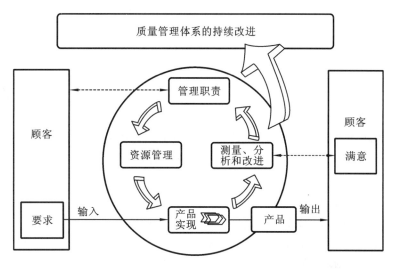

图释 ──── 增值活动
      ------ 信息流

图 6-1 ISO 9000 以过程为基础的质量管理体系模式

的任务着手,通过绘制过程框图,确定过程中各种活动的具体任务,并制订完成这些任务的标准操作规程(或称作业指导书,SOP),从而完成整个过程分析。

（三）过程管理

临床实验室的每一项检测都可能涉及多个过程,每一过程(包括子过程)的质量合格是全过程质量合格的保证。因此,对每一过程(包括子过程)的管理是十分必要的。在 ISO 9000 中,过程管理是其 8 项质量管理的原则之一。进行过程管理首先是管理理念的转变,过程管理与传统管理理念上的差别见表 6-3。传统管理理念上我们较多地关注样本的接收、测定和结果报告,忽视分析前与分析后的质量控制,而新的管理理念要求关注所有过程。如 CLIA'88 要求更多地对分析前和分析后工作进行质量控制,分析前的工作要求有适当的患者准备和合格的样本,同时其所涉及的样本采集、编号、保存、运输和处理都必须处于受控状态。过程管理中要特别注意各个过程之间的衔接,相关过程之间不能出现空白接口。

表 6-3 过程管理与传统管理理念上的差别

传统管理	过程管理
样本输入,结果输出	实验室全体关注测试的适应性、样本收集和结果利用
护理人员是实验室的对立面	护理人员是客户
质量是领导的要求	质量是实验室为了满足顾客需求的内在要求
注重检测方法和程序	强调全面的质量管理和持续的质量改进

过程管理强调每一过程必须有过程负责人,他们的责任:①对整个过程进行分析、计划(包括子过程);②指定每个子过程的负责人;③决定过程的要求并将其文件化;④保证与客户要求一致;⑤对过程进行测量;⑥进行过程控制;⑦保证过程的效率和有效性。

综上所述,实验室管理者首先依据相应的标准,通过精心策划准备,分析现状,制订合理的质量方针和质量目标,然后对影响质量的环节层层梳理,充分认识影响实验室质量的每个过程,对每一过程进行过程分析、过程管理,并将其文件化,最终使质量管理体系能够有效地运行并具有持续改进的能力,从而保证质量管理体系旺盛的生命力,不断满足顾客的需求。

 # 第三节　质量管理体系文件

质量管理体系文件是描述质量管理体系的一整套文件,是质量管理体系存在的基础和依据,同时也是质量管理体系评价、改进和持续发展的依据。因此，质量管理体系文件的编制是体系建立过程中的一项重要工作。在审查一个组织机构是否具备完整的质量管理体系时，也是从审查文件开始的。

一、概述

质量管理体系文件一般分为以下三个层次。
（1）质量手册（第一层次文件）。
（2）质量管理体系程序文件（第二层次文件）。
（3）其他质量文件（第三层次文件）：包括作业指导书、表格和记录等。
质量管理体系文件也可以分为以下四个层次。
（1）质量手册（第一层次文件）。
（2）质量管理体系程序文件（第二层次文件）。
（3）作业指导书（第三层次文件）。
（4）表格和记录等（第四层次文件）。
本章仍使用三层次划分体系。在质量管理体系文件编制过程中，应注意以下问题。
（1）文件应具有系统性。文件的编制应完整，可全面反映实验室质量体系的系统特性，并且符合相应的规范和标准。
（2）文件应具有法规性。经批准实施的质量管理体系文件是实验室的内部法规，所涉及范围的工作人员必须严格执行。
（3）文件应具有见证性。编制好的质量管理体系文件应可作为实验室质量管理体系有效运行的客观证据，记录下了实验室的各项活动并使这些活动具有了可溯源性。
（4）文件应具有适应性。所有质量体系文件的规定都以最实际、最有效的要求加以确定，以达到适用的目的。
（5）文件应具有增值效用。即质量管理体系文件的建立应达到改善和促进质量管理的目的。

二、质量手册

质量手册是规定实验室质量管理体系的文件，属于第一层次文件。实验室通过质量手册向内、外部提供关于质量管理体系的一致信息。质量手册要对实验室的质量管理体系做系统、具体而又纲领性的阐述，能够反映本实验室管理体系的全貌。质量手册的核心要对质量方针、质量目标、组织机构和质量体系要素进行描述，明确其所引用的质量管理体系标准，且与该标准相适应，结构上也应该标准保持一致。如引用 ISO 15189 标准，实验室可依据其"管理要素"（包括组织和管理、质量管理体系等 15 个方面）和"技术要素"（包括人员、实验室设备等 8 个方面），具体内容见表 6-1。再结合本实验室的实际状况对各个要素进行逐一描述，使之形成对该组织（或实验室）具有唯一性的管理文件。
质量手册通常包括以下内容。
（1）标题、引用和范围：应明确手册适用的范围和应用领域，未涉及的专业要在适用范围内说明，如"本质量管理体系不适用于某专业"。
（2）目录：应列出手册各章、节的题目和页码。
（3）评审、批准和修订：即质量手册的文件控制信息。
（4）授权书：包括实验室母体组织法人对实验室负责人的授权书。
（5）实验室简介，资源及主要任务。
（6）实验室公正性声明：包括实验室保证员工公正、诚实的声明，以及遵守有关标准准则的声明。
（7）质量方针和质量目标。
（8）组织、职责和权限。
（9）质量管理体系的描述。
（10）质量管理体系文件构架的描述。
（11）附录：支持性文件附录、程序文件汇总表、作业文件汇总表、检验项目一览表和记录汇总表等。

三、质量管理体系程序文件

质量管理体系程序文件简称为程序文件,属于第二层次文件。程序文件是对完成各项质量活动的方法所作的规定。每份程序文件应对一个要素或一组相关联的要素进行描述。程序文件是质量手册的核心内容,是质量手册的支持性文件。它展开描述质量手册的原则性要求,同时也对落实的细节进行描述,并且具有承上启下的作用,上承质量手册,下接作业指导书,并把质量手册的纲要性规定,具体的落实到作业文件中,从而为实现对报告、证书的有效控制创造条件。

程序文件编制的重点是对"影响质量的活动"进行描述,因此具有较强的可操作性和可执行性,必须强制执行。文件的详细程序取决于质量活动的复杂程度,其编制结构和内容应遵守"5W+1H"原则(what,who,when,why,where,how),即明确做什么,由谁或哪个部门做,做的目的,何时、何地及如何做。应当指出,程序文件规定的对象是"影响质量的活动",不涉及纯技术性的细节,也不是工作程序文件。程序文件的内容一般包括:①文件的编号和标题;②目的和适用范围;③职责和权限;④活动的描述;⑤对记录的规定;⑥相关联的支持性文件(包括制订程序的依据、图标、流程图和表格等)。

四、其他质量文件

除质量手册和程序文件外,其他质量文件属于第三层次文件,主要包括作业指导书、表格、记录、外来文件和质量计划等。其中作业指导书、表格和记录都是第三层次的重要文件。

(一)作业指导书

作业指导书也就是临床实验室常用的"操作手册"或"标准化操作规程(SOP)",是第三层次文件中最重要的内容,编制的详细内容见本章第四节。

(二)表格和记录

表格是为了记录有关的数据,其对质量活动的记录是证实体系有效运行和满足相关要求最有力的见证性文件。表格的内容包括标题、标识号、修订状态和日期等。表格应被引用或附在质量手册、程序文件和(或)作业指导书中。利用表格记录可使质量活动更加简洁明了,提高工作效率。其形式可以是填空、选择、画钩或文字记录等。

记录可为证实实验室开展质量活动的过程,或为完成质量活动取得的结果提供证据。因此,记录是管理体系最基础的工作和关键要素。不仅如此,实验室对各种质量活动的记录可为溯源提供证据,形成完整的证据链。同时,它还可以证实实验室所采取的质量保证措施。因此,实验室要建立足够的和符合要求的记录,如有必要还应建立记录目录或索引;规定记录查询的方式和权限等,从而对记录进行严格管理,并且要防止记录的丢失和盗用等情况的发生。

(三)其他质量文件

其他质量文件还有外来文件和质量计划等,这些文件也都是质量管理体系文件的重要组成部分。

第四节 临床实验室的操作规程

操作规程是第三层次体系文件中最主要的内容,它是规定临床实验室某项工作具体操作程序的文件,也就是临床实验室常用的"操作手册"。

一、临床实验室操作规程的意义与分类

(一)操作规程的作用和意义

1. 定义 操作规程(operational procedure)也称为操作程序。其定义为进行某项活动时所规定的途径,是保障质量过程的基础文件,可为开展纯技术性的质量活动提供指导,也是体系程序文件的支持性文

件。在临床实验室内部,用文件的形式对质量活动用规定的方法进行连续而恰当的控制,这个文件即是标准操作规程(standard operating procedure,SOP),通常称为 SOP 文件。不同的实验室所处的环境和条件存在差异,并且各个实验室在开展质量活动时影响质量的因素也不同。因此,实验室应根据实际情况制订适合本实验室的 SOP 文件,并且只能在本实验室内有效,其他实验室只能借鉴参考而不能原样照搬。

2. 作用和意义 实验室内 SOP 文件使用对象主要有三类人员。第一类是行政和业务主管人员,他们可以根据程序具体要求,进行质量管理。第二类是熟练的检验技术人员,他们主要根据 SOP 文件对质量活动的描述,严格按照要求进行符合规定的操作,对出现的问题及时纠正,以保证检验结果正确可靠。另外,当检测人员在进行不熟悉的检验项目操作时,可依照 SOP 文件的描述,按程序操作实现无人指导完成不熟悉的检测。第三类使用对象是新进的检测人员、进修和实习人员等,他们可以从程序中学到详细的内容,并严格按照规程进行实际操作。

操作规程是检测系统的组成部分,是临床检验的技术档案。临床实验室的标准化操作规程一旦形成,就成为这个实验室内所有工作人员都必须共同遵守的准则。检验人员一切质量活动的正确操作必须以 SOP 文件所描述的过程为依据,以确保质量活动的正确实施,从而保证检验质量。因此,SOP 是保证检验结果准确可靠的必须内容。不仅如此,SOP 文件还可反映一个实验室开展检验技术的水平。但应指出,操作规程并不能用来弥补检验方法设计上的缺陷。

(二)操作规程的分类

临床实验室操作规程按其内容大致可分为四类:方法类、设备类、样品类、数据类。就目前我国临床实验室普遍认同的,依据 ISO 15189 标准编写的操作规程,其类型可分为管理类操作规程和技术类操作规程两类,这两类操作规程基本涵盖了分析前、分析中和分析后的所有质量活动。本节重点讨论技术类操作规程的编写。

1. 分析前的标准化操作规程 如样本采集、处理和保存的标准化操作规程。一般可以将样本采集、处理和保存写成一个独立的文件,也可以在各分析项目的操作规程的文件中写出对样本采集、处理和保存的要求。

2. 分析中的标准化操作规程 主要是分析项目标准化操作规程和分析仪器标准化操作规程。

3. 分析后的标准化操作规程 一般可以与分析项目的标准化操作规程写于同一个文件中。

二、操作规程的编写和要求

(一)操作规程编写的要求

1. 操作规程编写总则

(1)操作规程是检测系统的组成部分,是临床检验的技术档案,是保证检验结果准确可靠的必须内容。

(2)操作规程应是指导检验人员正确操作的依据。但操作规程不能用来弥补检验方法设计上的缺陷。

(3)操作规程必须含有质量管理内容,包括进行检验的说明,明确质量控制和纠正作用系统等。这些书面文件是临床检验操作规程的必须组成部分。

(4)操作规程由主任或主管技术人员负责编写,编写内容含义必须明确(无异议)、完整。要确保每个检验人员能理解,并严格按操作规程的精确说明进行操作。

2. 操作规程编写应符合的其他要求

(1)操作规程是适合本实验室的"最好,最实际"的操作程序,且应满足 5W+1H 原则。每个项目规程均应从第 1 页起,自成一册,可设计成活页本形式,便于补充,修改和更换。

(2)尽可能以图表或表格形式呈现,并且使用编号系统,便于查阅。另外,可做一些查阅卡、流程图、厂商产品索引等作为规程的附录,反映最新动态。目前,鼓励使用电脑编写规程,简化编辑和修订程序。

(3)对于直接使用产品说明书作为操作规程的必须严格按照厂商的要求,使用指定牌号和型号的仪器、指定的试剂、指定的校准品(包括厂商和品种的一致),以及指定具体每一步操作步骤,而且定期对仪器做保养和校准。实验室如对厂商的规程要求有任何变动和修改,则产品说明书不能直接作为实验室的操作规程。

(4) 临床实验室必须保存有开始和停止使用的操作规程的副本,且应保存到停止使用至少两年以后,才能销毁。

(5) 操作程序必须由科主任批准,签字并注明时间。如果科主任更换,则由新任主任重新批准,签字并注明批准时间。操作规程的任何改变都必须由现任科主任批准签字和注明时间。

(6) 操作规程的修改。①在操作规程使用或复审中,需要对程序做修改或更新时,应有充分的实验资料证明确有修改的必要,并需明确准备修改的内容。②编写者完成修改后,经过审核和批准,修改稿以新版本的形式更换原有规程,并及时通知各有关部门/个人。③科主任应将操作规程的新版本和原版本,以及实验资料,合并为程序的修改文件,另行保管备查。

（二）操作规程编写的一般格式

临床实验室内,每个专业、每台仪器和每个分析项目的操作规程,都应确定统一的格式。以下为中华人民共和国卫生部行业标准确立的格式,实验室可作参考。

(1) 每个项目、每个方法的操作规程的第 1 页页首格式如下所述。

［操作规程项目名称］

［操作规程的单位及部门］

［文件编号］

［版本］

［页序和总页数］

［批准实施日期］

［规程有效期］

［复审计划］

［规程编写者］

［审批者］

［保管者］

［规程分发部门和/或个人］

［规程修订记录］

(2) 在以后各页的页眉均有"×××操作规程"字样及文件编号,并印有横线。页序可标在每页的右下角。

(3) 在定期复审或发现问题时,需做部分修改或更新的,应注明新确认的年、月及版本,并由主任或主管签名认可。

三、操作规程编写的具体内容及示例

（一）操作规程的内容

(1) 实验原理。

(2) 检验样本种类和采集方法,患者准备,样本容器,样本拒收标准,样本处理、储存和外送的规定等。

(3) 试剂、参考物、控制物及其他用品。所有用品都必须写明厂商名、产品批号、包装规格、配制要求、使用和储存方法等。

(4) 适用仪器及其厂商名、型号(仪器可以按其品种和型号另行单独编写"分析仪器标准化操作程序")。

(5) 样品检测步骤。

(6) 结果计算。

(7) 操作性能。

(8) 室内质控规则与失控限。

（9）对超出可报告范围的结果的处理。

（10）参考区间。

（11）对检验结果为危急值(也称紧急值)的处理。

（12）临床意义。

（13）方法的局限性。

（14）参考文献。

（15）其他必须的内容。

（二）操作程序编写的示例文本

根据上述标准化操作程序的编写格式、内容的要求,以下编写示例文本可供实验室参考。

1. 分析项目标准化操作规程示例文本 以C反应蛋白测定(散射比浊法)标准化操作规程示例(参考卫生部行业标准 WS/T 227—2002)。

（封面）

某医院检验科项目 SOP 文件

C反应蛋白测定标准化操作规程(散射比浊法)

文件编号

总页数

部门:检验科

（首页）

[所属专业]临床免疫学检验室

[项目名称]血清C反应蛋白测定标准化操作规程(散射比浊法)

[文件编号]××××××

[版本]第×版

[总页数]

[批准实施日期]××××年××月××日起实施

[文件有效期]××××年××月××日

[复审期限]本规程每×年复审一次

[复审人](签名)

[文件编写者](签名)

[文件审核者](签名)

[文件批准者](签名)

[批准日期]××××年××月××日

[文件发放部门/个人]

医院档案室或(和)医务科或(和)院长办公室(保管者签名)

检验科:(保管者签名)

免疫学检验室:(保管者签名)

（正文）

2. 分析仪器标准化操作规程示例文本 分析仪标准操作规程必须具有明确而完善的操作规程资料及精确的叙述。以全自动生化分析仪标准化操作规程示例如下。

（封面）

某医院检验科全自动生化分析仪 SOP 文件

某型号分析仪标准化操作规程

文件编号

总页数

部门:临床化学检验室

（首页）

（1）仪器档案

［仪器名称］　　　　　仪器型号　　　　　编号　　　　　　　购机价格

［生产厂商］　　　　　联系人　　　　　　联系电话

［销售商］　　　　　　地址

［联系人］

［购机时间］

［安装位置］

［安装日期］

［安装人］

［启用时间］

［培训人］

［受培训人员］（签名）

［培训时间］

［仪器负责人］（签名）

［维修负责人］（签名）

［仪器使用说明书存放位置］

［仪器标准操作规程（作业指导书）存放位置］

（2）仪器手册

①仪器名称；

②手册名称；

③手册提供者；

④手册存放地点；

⑤手册保管人。

（正文）

（1）每日工作流程；

（2）仪器开/关机程序；

（3）分析参数设置程序；

（4）仪器校准程序；

（5）试剂装载程序；

（6）样本检测程序；

（7）结果查询程序；

（8）分析仪器系统设置程序；

（9）仪器保养程序；

（10）附录。

注：根据仪器实际情况，上述内容可做适当调整。

 # 第五节　质量管理体系的运行与改进

一、质量管理体系的运行

质量管理体系在建立后能否有效的运行，是非常关键的。体系有效运行的标志：各项质量活动均处于受控状态，有自我完善、自我发展的能力，质量问题逐渐减少，临床和患者的满意度不断提高，一旦出现问题有迅速报警和纠正的能力。质量管理体系的有效运行还需做好以下几个方面的工作。

1. 体系文件的宣传 因为体系文件是质量管理体系的依据,所以实验室成员必须熟悉并准确理解有关的所有体系文件,如质量手册、程序文件、操作规程等。质量管理层要对实验室的所有工作人员进行体系文件的宣传和解释。

2. 体系文件的严格落实 实验室工作人员在深刻理解前述质量体系文件的基础上,应严格按照体系文件所规定的内容规范地开展质量活动,认真履行岗位职责,避免差错产生。

3. 有效的监督机制 质量责任的落实还需要建立有效的内、外部监督机制。在发现质量问题时,能及时予以纠正,不断提高临床医生和患者的满意度。

二、影响质量管理体系运行的因素

(一)外部因素

包括医疗环境和患者的心理需求、与医院领导及行政部门和外部机构的关系等。目前,医院经营已部分市场化,不同医疗机构存在激烈竞争,社会公众的维权意识增强,患者的需求及期望增高,实验室面临较大的压力与挑战,能否得到院领导及各职能部门和相关机构的支持往往成为体系能否有效运行的关键。实验室负责人应积极化解各种矛盾,协调各方面的关系,创造良好的外部环境。

(二)内部因素

主要包括人员素质、组织结构、环境设施及设备等,应在实验室内部建设良好的管理团队,合理配置资源,对员工加强培训,充分调动员工的积极性及发挥各种资源的最大效益,从而有利于质量管理体系的运行。内部影响质量体系运行的因素中,要特别强调人员的因素,好的管理体系和完善的管理制度最终还是需要由实验室的工作人员来操作、执行和完成。因此,时刻保持工作人员的质量意识,培养工作人员良好的职业道德和风尚,是质量管理体系有效运行的坚实保障。此外,体系的有效运行还需有足够的资源支撑,配置资源时要以满足要求、适当留有发展空间为目的,不可造成浪费。

(三)工作人员职责

实验室的管理层应高度重视领导在体系中的作用。首先,管理者应明确自己在体系的某一过程所处的地位、质量职责,采取方法去实现,并能以身作则;其次,要加强对员工的质量培训,尤其是在体系开始的运行阶段,对所有成员进行质量管理体系的宣传,要求实验室人员必须熟悉和确定理解有关的文件,这些文件必须是实验室现场能方便获得,并保证所获得的文件是现行有效的;再次,实验室管理者要建立质量责任制,将质量活动层层分解,落实到人,实行质量目标管理,严格执行考核和奖惩制度;最后,管理者还要做好组织协调工作,及时了解体系的运行情况,对各部门、各岗位已取得的业绩和存在的问题及时进行总结分析,并对发现的潜在引发质量问题的因素果断地采取预防措施或予以纠正。

三、质量管理体系的持续改进

(一)持续改进的定义

持续改进是指增强满足要求的能力的循环活动。质量管理体系在试运行后还需不断地持续改进,一方面是运行中可能会出现新的问题,有待进一步地解决和完善;其次随着人们对质量管理认识的加深,在旧标准被淘汰的同时,新的标准会不断出现;再有顾客和相关方的需求及期望也会不断增加,这些都为体系的持续改进提供了所需的压力和动力。为此,ISO 9000 标准对质量管理体系持续改进活动进行描述:分析和评价现状,以识别改进的区域;确定改进目标;寻找可能的解决方法,以实现这些目标;评价这些解决方法并做出选择;实施选定的解决方法;测量、验证、分析和评价实施的结果,以确定这些目标已经实现后正式采纳更改。必要时或在一段时间内,实验室管理者应组织对改进活动的过程和结果进行评审。

(二)持续改进的意义

质量管理体系制订改进目标和寻求改进机会的过程就是一个持续过程,该过程可通过内外部反馈、审核结论、管理评审或其他方法实现,以达到最终采取纠正措施或预防措施的目的。通过持续改进可以提升组织的整体业绩,不断提高服务质量,提高质量管理体系及过程的有效性和效率,满足顾客和其他相关方日益增长或不断变化的需求与期望。同时,持续改进也是临床实验室证实自身能力的一种体现。

（三）临床实验室内部的质量改进

ISO 15189 在持续改进中要求:实验室管理层应定期对所有运行程序进行系统评审,发现不符合项的潜在来源,提高质量管理体系或技术操作的水平,对此应制订改进措施方案归档并加以实施。因此,临床实验室内部质量改进的主要途径是定期地对所有的运行程序进行系统评审。系统评审是实验室促进质量持续改进最重要的内部活动,因为来自实验室外部的反馈只有转化为实验室的内部活动,才能使得质量得到有效改进。实验室的系统评审活动主要有两种形式,即内部审核和管理评审。内部审核与管理评审区别见表 6-4。

表 6-4　内部审核和管理评审区别

	内部审核	管理评审
主持人	专业主管或质量负责人	管理层或最高管理者
形式	现场操作为主	主要以会议形式进行
内容	体系全部要素	体系要素及全部医疗服务
结果	实施或进一步管理评审	实施

1. 内部审核　内部审核也称内审,是为证实体系运作是否持续符合质量管理体系的要求,对包括管理和技术方面的所有要素,尤其是对患者、医疗、护理有重要影响的要素进行评价。因此,内部审核对质量管理体系的改造和服务水平的提高都具有重要的作用。内审可由质量主管或管理者指定有资质的人员对审核进行正式的策划、组织和实施。一般实行交叉审核,并且员工不得审核自身的工作,如临检室的内审员审核免疫室,生化室的内审员审核临检室等。审核员应经过正式培训,并获得有关方面的证书,同时实验室内还应有相应的程序文件规范内部审核活动,正常情况下每年至少一次,在建立质量管理体系的初月或遇到一些特殊情况,可适当增加内部审核的频率。审核中发现不足或有待改进之处,应该取适当的纠正或预防措施。并将这些措施形成文件,经讨论后在约定的时间内实施。审核的结果应提交实验室管理层进行评审,因此,内部审核可涉及以下过程。

（1）审核策划:内部审核应在质量体系建立并试运行一段时间后进行,质量管理小组负责策划制订年度内的质量体系审核计划,内容包括审核的准则、范围、频次和方法等。所制定的覆盖全科室的质量审核计划每年应不少于一次,两次审核的时间间隔不超过 12 个月。制订的内部审核计划需经实验室负责人批准后实施。

（2）审核准备和实施:质量审核管理层,在内审的准备阶段应做的工作是:①制订具体的内部质量体系审核实施计划;②编制内部体系审核检查表;③通知审核部门等做前期准备工作。在审核实施时要做好:①对受审部门实施现场审核,做好现场审核记录;②审核员在发现不合格项后,应做好现场记录。由主审员填写内部质量体系审核不合格报告;③审核结果的汇总报告;④审核后时及时编写内部质量体系审核报告,向实验室管理者报告,并由内审小组将报告发放至受审单位。

（3）纠正、预防和改进,对在内审中发现和提出的不合格项;由受审核部门调查分析原因,有针对性地提出有效、具体、可操作及今后可预防的改进措施,并确定改进的期限。

（4）跟踪审核:跟踪审核是对被审核方采取的纠正、预防和改进措施进行评审的验证,并对改进措施的有效性、实施和落实情况进行判断和记录。

2. 管理评审　GB/T19001—2000《质量管理体系标准》对管理评审所下的定义是"实验室最高层就质量方针和目标,对质量体系的现状和适应性进行的正式评价"。与内部审核不同,它是针对实验室质量管理体系(包括质量方针和质量目标)及实验室全部的医疗服务活动进行评审,管理评审一般每年进行一次。在有必要时需做变动或改进,以确保稳定的服务质量。

管理评审一般至少包括以下内容。

（1）评审依据:一般包括实验室质量管理体系文件、认可准则及认可准则在特殊领域的应用说明、有关的行业标准和法规、临床和患者的需求。

（2）评审频次：管理评审至少每年进行一次，如实验室质量体系发生重大变化或出现重要情况时，可随时增加管理评审的次数。

（3）评审的内容：上次管理评审的执行情况；质量方针和质量目标的实行情况，包括质量方针是否适宜，质量目标是否合适、实际；质量管理体系是否适宜、充分并有效实施；实验室的组织结构是否合适，各部门及人员的职责是否明确；实验室的人员、设备、资金、技术和方法配置是否充分；满意度情况及患者投诉处理情况；预防措施的实施情况；质量管理体系是否有改进的机会和变更的需要；管理人员或监督人员的报告；近期内部审核的结果；外部机构的评审结果；实验室室间比对的结果；监测实验室在患者保健工作中的服务质量指示系统是否有效；不符合项；检验周期监控；持续改进过程的结果和对供应商的评价等。

（4）管理评审会议：管理评审的形式一般以会议的方式进行。会议由实验室管理者主持，各相关部门的负责人参与，按程序对评审内容进行评审，对评审中发现的问题应制订相应的纠正、预防和改进措施。

（5）管理评审报告：实验室管理者根据会议记录组织编写管理评审报告发放至各部门。对报告应妥善保管。管理评审报告中决定的事项，由各有关部门负责人进行落实实施。实验室管理层进行监督、检查，直至符合要求。

（四）外部对临床实验质量改进的监测与评价

持续改进的最终目的是要满足患者、临床医生、护理人员及相关机构的需求。因此，来自实验室外部的反馈对临床实验室质量改进的监测与评价是十分重要的。外部反馈主要包括临床医生和护士的意见、患者及其家属的抱怨、上级医疗机构的检查、院领导及职能部门的检查或批评、医疗保健中心或保险公司的意见、设备和试剂供应商的信息反馈等。

1. 临床意见的反馈 临床实验室的直接服务对象是患者、临床医生及护理人员，因此要特别重视这方面的信息反馈。按照质量管理的理念"客户的需求是改进质量的动力"，实验室应该把临床医生、护士的意见，看成是改进质量的绝佳机会。此外，对于临床反馈的意见应有相应的处理程序，应规定哪一类意见应由哪一层次的人员出面处理。除接受临床的意见外，实验室还应主动地与临床交流和沟通，主动沟通的方式主要为定期召开与临床医护部门的交流会，也可是参与查房、病例讨论，发放征求意见单等形式，对临床反应的问题要详细记录，组织讨论，适当时可与临床相关人员共同讨论，找出合适的解决办法。

2. 患者意见的反馈 患者反馈主要包括两个方面的内容，一方面是被动的接待患者抱怨，另一方面是实验室主动联系患者征求意见，从实验室的角度打开联系病患的通道。两个方面都需要实验室人员观念的转变。对于患者的抱怨，应主动从实验室方面查找原因，如不属于实验室的问题，也应耐心细致地做好解释工作，必要时可协调相关人员和组织机构帮助其查找问题根源，使其抱怨的问题最终获得解决。另一方面实验室应主动地从患者那里获取有关质量改进的信息，如对一定群体的患者进行问卷调查，在提供解释咨询服务的过程中征求患者的意见等。

3. 其他方面的反馈 其他方面的反馈可能主要是涉及与收费有关的医疗保健中心或保险公司方面的意见，应按照国家的有关规定合理收费，在价格上让有关方面满意。实验室还应重视从供应商那里获取新产品、新技术及改善质量方面的有关信息，从供应商处获得仪器试剂的使用经验和技术支持。

小 结

临床实验室质量管理体系是保证实验室有效运作和检验质量、适应现代社会发展需求的一套必不可少的体系。临床实验室质量管理体系的建立必须立足实验室现状和发展要求，按照相应的法律法规，制订出切实可行的质量方针和质量目标，并在实施过程中不断进行完善。质量管理体系文件是执行质量管理体系的基础和依据，必须认真编制。为了临床实验室的自我发展和自我完善，临床实验室质量管理体系在运行过程中应积极收集多方面的反馈意见、持续改进。

能力检测

1. 临床实验室质量管理体系的定义。
2. 临床实验室质量管理体系文件一般分为哪三个层次？
3. 临床实验室质量管理体系建立应符合哪些要求？

(李庆华)

第七章　检验前质量管理

学习目标

掌握:检验前质量保证的基本内容。
熟悉:生物变异和患者状态对检验结果的影响;标本采集及处理过程中注意事项。
了解:检验申请单的主要内容及填写要求;检验前质量保证措施。

为了保证检验结果的准确性,临床实验室必须进行全面质量管理(total quality management,TQM)。全面质量管理是指从临床医生开出检验申请单开始至实验室完成检测,以及登记、审核发出报告和抱怨处理等全过程中一系列保证检验质量的方法和措施。根据 ISO 15189 内涵将其分为:检验前、检验中和检验后质量管理三个方面,其中检验前质量管理是全面质量管理的先决条件和基础。本章重点介绍检验前质量管理。

第一节　检验前质量管理概述

一、检验前质量管理的基本内容

检验前过程是指从临床医生提出检验申请单开始,到实验室收到标本这一阶段,它是整个检验过程中最易出现问题、潜在影响因素最多的一个环节,其步骤包括检验申请、患者准备、标本采集、标本传送、标本验收、标本处理与保存,其流程见图 7-1。

二、影响检验前质量的因素

检验前变量因素是指在标本分析之前,所有对患者及标本产生影响检验结果的因素,主要分为体内因素和体外因素。体内因素既包括年龄、性别、月经周期等生理变化,也包括禁食、进食、酗酒、吸烟、茶水、咖啡、药物等影响患者体内代谢产物对分析方法产生干扰的因素。体外因素主要指标本采集、转运、处理与保存等过程中的干扰因素,如标本采集方法、标本采集时间、采集时患者的体位、压脉时间、容器材料、容器污染、抗凝剂、标本量与标本状态、标本密封与转运条件、标本自离体到运送到实验室的时间、标本保存的条件等。

三、检验前质量管理的重要性

检验前的大部分工作在实验室外由医生、护理人员、受检者本人或家属完成,检验人员很难控制,所以检验前质量管理是存在潜在影响因素最多、最易出现问题的环节。经过统计,在临床上不满意的检验结果中,多数是因检验标本不合格所致,可见检验前质量管理是影响检验质量的重要环节。因此,检验人员不能只考虑分析中的质量管理,还必须重视并参与检验前的质量控制,了解并控制检验前质量的各种因素,才能使实验室获得合格的标本及正确信息,为保证最终检验结果的准确性提供前提条件。

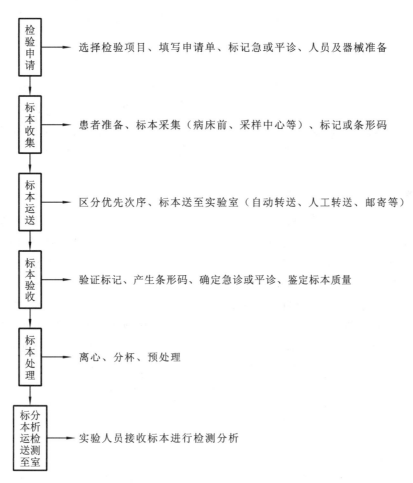

图 7-1　检验前流程

第二节　生物变异和患者状态对检验结果的影响

合格的标本是保证检验结果准确性的前提。医生、护理人员、标本采集人员、检验人员应了解标本采集前患者的状态要求和影响结果的非疾病性因素,并将相关要求和注意事项告知患者,要求患者予以配合,使所采集的标本尽可能地减少非疾病因素的影响,保证所采集的标本能客观真实地反映患者疾病状态。

一、生物变异

(一)年龄

许多检验结果在不同年龄段存在差异。临床实验室应根据不同年龄段设定参考区间,以消除年龄因素对结果的影响。

1. 新生儿　出生时红细胞数及血红蛋白浓度均比健康成人高,出生后随着自主呼吸的建立,动脉血氧含量增加,促红细胞生成素减少,红细胞数及血红蛋白浓度逐渐降低,12 岁时可达成人水平;因红细胞破坏加速,新生儿肝中缺乏葡萄糖醛酸转移酶,使血清中总胆红素和非结合胆红素增多,出现新生儿黄疸。新生儿白细胞总数高于成人 3~4 倍,2 岁后逐渐接近成人水平。白细胞分类计数时,中性粒细胞、嗜酸性粒细胞、单核细胞等在出生后 1~2 周持续升高,淋巴细胞明显偏高,至 4 岁时仍高于成人。

2. 儿童　由于儿童期的骨骼生长及发育快,成骨细胞活跃,分泌的碱性磷酸酶比健康成人高 3 倍左右,18 岁后降至成人水平。

3. 老年人　健康人的血清总胆固醇、低密度脂蛋白胆固醇、抗利尿激素、促甲状腺激素等含量与年龄的增长成正相关;老年人的促肾上腺皮质激素、肾上腺皮质甾体激素水平低下,50 岁以上的人肾功能下降,肌酐清除率减低。

（二）性别

在成年男女之间,可能因肌肉质量、内分泌及器官特异性差异,导致血液学和生化检验指标在性别间存在差异。其中甘油三酯、红细胞、血红蛋白、肌红蛋白、胆红素、肌酐、转氨酶、尿素、尿酸、氨基酸、碱性磷酸酶、酸性磷酸酶、胆碱酯酶、清蛋白、总蛋白、葡萄糖等指标男性高于女性。而高密度脂蛋白胆固醇、网织红细胞等指标女性比男性高。因此,对于以上检验指标,各实验室应对男女不同性别分别制订参考区间。

（三）生物周期

1. 昼夜节律 某些检验指标在一天内有所波动。如血清皮质醇、促肾上腺皮质激素等在清晨 6 点左右浓度最高,随后下降,午夜 12 点降至最低;血清铁和胆红素在清晨最高,血钙中午最低;白细胞计数早晨较低而下午较高;血液促甲状腺激素在深夜达最高,在中午为最低。时间节律变化影响最大的检验项目是激素类,因此,对检验这些项目需要规定统一采集标本的时间。

2. 月经周期 月经周期是成熟女性的正常生理过程。在月经周期的三个不同时期,雌二醇、卵泡刺激素、黄体生成素等激素水平有差异。①月经期历经 4～5 天,血液中的雌激素和孕激素降到最低水平。②增殖期(卵泡期)历时约 10 天,即月经周期的 5～14 天,此期因卵泡生长,分泌的雌激素愈来愈多,使血液中的雌激素水平逐渐升高。③分泌期(黄体期)历时 14 天左右,成熟的卵泡排卵后生成黄体,黄体所分泌的孕激素作用于子宫内膜。在排卵期间,血清胆固醇水平降低;在中期或黄体期,醛固酮的浓度大约是卵泡期的 2 倍;肾素活性在黄体期增加。

（四）妊娠

妊娠期间,血浆容量升高,导致血液稀释,血液成分浓度发生波动。肾小球滤过率大大升高,肌酐清除率上升,同时尿量增加;妊娠时代谢需求增加,脂肪动员加强,使血清载脂蛋白 A I、载脂蛋白 A II、载脂蛋白 B 及甘油三酯、总胆固醇、低密度脂蛋白-C 持续增加,清蛋白浓度下降并导致总蛋白浓度下降,急性期反应蛋白如纤维蛋白原升高导致红细胞沉降率(ESR)升高。雌激素升高使肝细胞结合蛋白、运载蛋白合成增加,凝血系统机能亢进等使相应的检查结果升高,导致血液检验指标发生变化。所以,对于孕妇的检测结果应充分考虑妊娠的影响。妊娠期血液生化主要指标变化见表 7-1。

表 7-1 妊娠期血液生化主要指标变化

变　　化	机　　制
血液稀释	总蛋白、清蛋白含量降低
脂肪动员增加	载脂蛋白、甘油三酯和总胆固醇增加
体重增加及代谢增强	肾小球滤过率升高、肌酐清除率上升
代谢需求增加造成的相对缺乏	铁、转铁蛋白水平降低
血浆运输蛋白增加	甲胎蛋白、甲状腺素、血浆铜蓝蛋白含量升高
凝血系统的功能亢进	凝血因子活性增强、纤维蛋白含量升高,血浆凝血酶原时间、活化部分凝血酶时间缩短
急性期反应蛋白增加	红细胞沉降率升高

（五）季节变化

在夏季人们暴露于日光中的时间较长,血液中的维生素 D 的水平会升高;总胆固醇、总甲状腺素、三碘甲状腺原氨酸水平等在冬季比夏季高,而甘油三酯冬季比夏季低。因此,当患者在不同季节检查这些项目时,应注意考虑季节变化带来的影响。

（六）海拔高度

由于人体适应性的需要,在海平面与较高的海拔高度相比较,血清中某些成分的含量会发生变化。

如红细胞数量、血细胞比容、血红蛋白浓度在海拔 1400 m 时升高 8%，海拔 3600 m 时 C-反应蛋白升高 65%；而血浆中的肾素、转铁蛋白、尿肌酐、雌三醇及肌酐清除率等物质浓度因海拔高度的增加而减少。当患者在两个差别很大的海拔高度做相同的检查时，其结果分析应考虑高度的影响。

（七）种族

因种族间存在遗传特性和生活习性的不同，某些生理或病理检验指标有明显的种族差异。如黑种人的白细胞总数明显低于白种人，而酪蛋白激酶（CK）水平明显高于白种人和黄种人等。

二、患者的状态

患者在标本采集时的状态，如饮食、生活方式、运动、情绪、体位、药物等均可能影响某些检验项目的测定结果，所以患者在采集标本前应做相应的准备。

（一）饮食

饮食影响某些检验项目的测定结果。如餐后与空腹时相比，甘油三酯增加 50%，天冬氨酸氨基转移酶（AST）增加 20%，胆红素、葡萄糖、丙氨酸氨基转移酶（ALT）、总蛋白、清蛋白、尿素、尿酸、钾、钠、钙、胆固醇等均有不同程度的增加，如果是高脂肪膳食则会使甘油三酯含量显著升高。但如果空腹时间过长，则会使血清葡萄糖及蛋白质含量降低。如高蛋白或高嘌呤膳食习惯的非素食者，其尿素、尿酸和氨的水平比素食者高。

（二）生活方式

1. 咖啡 咖啡因会影响某些检验项目的测定结果。如咖啡因可抑制磷酸二酯酶活性，使环腺苷酸（cAMP）水平增高，cAMP 活化甘油三酯脂肪酶，使游离脂肪酸增加，而游离脂肪酸竞争清蛋白分子上的结合位点，取代结合在清蛋白上的药物或激素，从而影响某些游离的药物或激素浓度测定，使其增加。咖啡还可使血中的淀粉酶（AMY）、AST、ALT 及碱性磷酸酶（ALP）等活性升高，也可使肾上腺素和儿茶酚胺释放增加。

2. 饮酒 饮酒可使血清乳酸、尿酸、乙醛、乙酸等增加。长期饮酒者血清高密度脂蛋白偏高，血清 AST、ALT 活性增加，γ-谷氨酰基转移酶（GGT）活性显著增高。饮酒后 2～4 h 血糖、碳酸氢盐水平降低。

3. 吸烟 吸烟对某些检验项目产生影响。如 1 h 内抽 4 只香烟，血浆中的肾上腺素、皮质醇、醛固酮、游离脂肪酸、甘油三酯等物质的浓度升高，而免疫球蛋白 IgG 下降。长期吸烟可使血红蛋白（Hb）、红细胞（RBC）、平均红细胞容积（MCV）、白细胞（WBC）等升高。由于抽烟吸入大量的一氧化碳，它与 Hb 的亲和力高于氧与 Hb 的亲和力，使血中一氧化碳结合血红蛋白水平升高，RBC 和 Hb 是因缺氧而呈代偿性升高。

（三）运动

运动时肾上腺素、去甲肾上腺素、胰高血糖素、促肾上腺皮质激素和生长激素等水平升高，而胰岛素水平低下，糖异生增加，使血糖、高密度脂蛋白胆固醇（HDL-C）水平升高，血甘油三酯、低密度脂蛋白胆固醇（LDL-C）等水平降低。剧烈运动时，钾、钠、钙、糖、尿素、胆红素、AST、肌酸激酶等升高。由于糖的无氧酵解，血乳酸水平升高，尿酸因排泄减少而升高。为了减少因运动引起的检验结果异常，应建议患者在试验前一天晚上避免剧烈活动，在采血前避免长距离行走、跑步。最好在患者适当休息后，在其安静状态或正常活动的情况下采集标本。

（四）情绪

精神紧张、情绪激动可影响患者神经内分泌功能，使血红蛋白、白细胞计数、血糖、儿茶酚胺、皮质醇等检验项目升高。

（五）体位

体位变化影响血液与组织间液的内环境平衡，使体液成分发生变化，以细胞成分和大分子物质的改变较为明显。如站位时水分从血管内向组织间隙转移，血液被浓缩，大分子物质浓度升高。正常人直立位比卧位时的血浆总量减少 12% 左右，使血浆清蛋白、总蛋白、酶、钙、甘油三酯、胆固醇、胆红素、醛固酮、肾上腺素等检测水平增高,因此,同一患者采血时应尽量用同一种采血姿势。

（六）药物

药物对检验结果的准确性有严重影响,也是最常见的干扰因素。许多药物进入人体后,可引起人体生理、生化和病理等方面的变化,从而影响检验结果。有一些药物还参与检验方法的化学反应而干扰检验项目的测定,出现假阳性、假阴性结果。青霉素类和磺胺类药物可增高血液中尿酸浓度,导致"痛风阳性"的误报。庆大霉素、先锋霉素等抗生素,长期大量使用可引起肾功能检查异常,尿蛋白阳性等。绝大多数抗癌药物对人体造血系统有抑制和毒害作用,可导致血液中红细胞、白细胞和血小板的数量减少,血红蛋白含量下降,肝功能改变、肾功能损伤等。大剂量服用维生素 C 可影响应用 Trinder 指示反应的测定项目的测定结果,如血糖、胆固醇、甘油三酯等明显降低,使尿潜血、尿糖、尿酮体、尿亚硝酸盐出现假阴性反应。

（七）内源性干扰因素

内源性干扰因素比较广泛,除了来源于药物及其代谢产物的干扰外,还与患者体内可能存在的某些抗体而影响检验结果有关。如标本溶血时,乳酸脱氢酶、酸性磷酸酶、血钾等项目的测定结果显著升高。脂血标本可干扰应用比色法测定的生物化学检验项目。白细胞和血小板计数受冷球蛋白的影响,当血液温度降低时,血细胞计数仪会将聚集的冷球蛋白误认为白细胞或血小板。

 # 第三节 检验申请

一、检验申请单

检验项目的申请是实验室检查第一步,检验申请单是重要的医疗文书之一,其信息的规范性和完整性对后续的检验流程及结果分析十分重要。因此,检验申请单的设计应遵循信息齐全、容易识别、简单方便等原则。检验申请单通常有纸质版和电子版。

1. 申请单格式 各临床实验室不完全一致,可分为常规格式的检验申请单(如血液常规检验、体液常规检验、生化检验、免疫学检验、微生物检验等)和特殊格式的检验申请单(如骨髓检验、脱落细胞学检验等)。一份完整的检验申请单至少应包括的内容:①条码号、住院号或门诊号;②患者姓名、性别、年龄;③申请科室、住院房间号及床位号;④临床诊断;⑤检验项目、标本类型、有关治疗用药情况;⑥申请日期、申请医生签名、收费/记账号。完成采样后,应在检验申请单上标明标本采集时间及接收时间。

2. 检验申请单填写要求 检验申请单应由检验申请者按照申请单的格式逐项填写,字迹清楚,不得涂改。在"年龄"项,应写明具体年龄,不能以"成"字代表所有成年人;新生儿可填写"×××之子";在保密性体检时也可用阿拉伯数字编码;在"临床诊断"项,确诊患者必须填写"×××病",初诊患者可写"拟诊×××病"或"×××病?",健康体检或普查时,可写"体检"。

二、检验项目的申请

检验项目的选择主要是由临床医生根据患者的主诉、症状、发病时间或病程变化来填写检验申请单。随着基础医学与临床医学越来越密切的结合,检验医学在疾病的诊断、治疗、预后及预防中发挥着越来越重要的作用,传统医学检验中不断融入新的检验方法和技术。实验方法向自动化、床边化发展,临床实验室质量管理更趋于标准化、规范化、国际化、信息化。近年来,随着循证检验医学的开展,要求检验人员应与临床医生共同探讨和评估检验项目的实验方法、临床应用价值、检验成本等,找出最特异、最有效、最经济的项目或项目组合服务于患者。因此,检验人员应主动与临床沟通、交流,接受临床的反馈,对检验结果进行确认、解释和提供咨询服务,为临床医生选择检验项目提出合理建议,防止出现检验结果与临床不符的现象。

1. 有效性 选择检验项目首先应考虑其临床应用价值,即能正确反映患病实际情况的能力,亦称诊断的准确性,包括检验项目对某种疾病诊断的灵敏度及特异度。理论上每个项目的灵敏度和特异度越高越好,而实际上每个项目的灵敏度和特异度都有一定的限度,因此依据病情及诊断目的,可选择一项或组合项目,其侧重点应有所不同。在对人群进行筛查时,应选用灵敏度较高的检验项目以防止假阴性而造成漏诊,筛查出的可疑者再做进一步检查;在对某些疾病进行确诊时,应选用特异性较高的检验项目及试验方法,以避免误诊。

2. 时效性 时效性就是报告检验结果的及时性。早诊断、早治疗、节约成本是临床医生和患者的共同期望。在检验工作中应尽量缩短检验流程,以达准确、快速、有效地提供检验结果。但有些检验项目(血培养、染色体检查等)的检验时间相对较长或某些检验项目(化学发光、自身免疫抗体检查等)在有些实验室不是每天进行检测,而是在规定时间内进行。当遇到急诊患者时,可采用快速检测方法进行相应补救。但必须指出,某些快速检测和筛查方法不能完全代替传统的经典方法。

3. 经济性 在确保检验项目的结果能为临床医生诊断疾病提供有效信息的前提下,应尽可能地考虑选用费用较少的检验项目,以减轻患者的经济负担。"经济性"应从成本/效益或成本/效果总体上分析,不能简单地从某一检验项目的收费考虑。如做某一检验项目,即使收费略高,但能迅速确诊,可相应地减少了患者的其他诊疗费用。

三、患者的识别

患者的正确识别是获得正确标本的重要保证。确认患者时要详细核对患者的床号、姓名、年龄、性别等。对于昏迷、意识不清、无自主能力的重症患者及新生儿等由医生、护士及陪同家属加以确认,如果使用腕带标示,采血人员在采血前要从腕带上确认患者信息。

第四节 标本的采集、传送与保存

标本采集包括患者准备、标本采集的时间、采集时患者的体位、采集部位、止血带的使用、穿刺技术、采血顺序等。临床医生应详细填写检验申请单,注明与检验有关的既往史、用药史,特殊的病理、生理变化等,标本采集应规范化、标准化,以确保检验结果的准确性。

一、患者准备

由于人体生理变化和患者状态能影响某些检验项目的测定结果,造成临床漏诊、误诊。因此,医护人员和检验人员有责任把检验项目的准备要点、注意事项、标本采集的正确方法告知患者,让患者了解饮食、运动、情绪、药物等对检验结果的影响,取得患者的理解与配合,以保证采到合格、真实的标本。

(1)一般需要在安静、休息或正常活动的状态下采集标本,因运动可影响许多检验项目的测定结果。因此,采集标本时要安抚患者使其情绪稳定、精神放松。

(2)多数检验项目要求在禁食 12 h 后清晨空腹采血。高脂食物形成的脂血会造成测定时的光学干扰,饮食中的不同成分可直接影响某些检测项目的测定结果,所以要告诉患者在采血前 4 h 不要喝茶或咖啡、不要吸烟饮酒。但过长的禁食时间也会影响实验结果,随着时间的延长,血清间接胆红素、补体、清蛋白水平降低,因此,一般统一禁食的时间为 12 h。

(3)药物对检验结果的影响十分复杂,在采集标本之前,以暂停各种药物为宜。采集血培养标本,应选择患者高热、寒战时,最好是在未使用抗生素前。如某种药物不可停用时,则应了解该药物对检验结果产生的影响。

(4)采集患者标本应考虑患者生物钟的规律性变化。如女性生殖激素与月经周期密切相关,胆固醇在经前期最高,排卵时最低,生长激素在入睡后会出现短期高峰。胆红素、血清铁以早晨最高,血浆蛋白在夜间降低,血钙往往在中午出现最低值等。因此,血标本的采集时间要依据血液循环中检测物水平的变化而定,保持每天标本采集时间恒定以消除由日内变化对测定结果的影响。对于尿液标本的采集时间应根据检测成分而定,用于评价肾脏浓缩能力及检查尿液细胞、管型等有形成分者,最好采集晨尿;对有日间变异的检测物进行分析时,一般需收集 24 h 尿。

二、标本采集

标本采集直接关系到检验结果的准确程度。如果标木采集不符合要求,即使最好的仪器设备也不能弥补采集标本时引入的误差和错误。

1. 盛装标本容器 应根据不同的检查要求,准备不同的盛装标本容器,但容器必须清洁、干燥、无菌、防漏,避免对检测结果的干扰。如采集尿液标本时,常规检查使用一次性塑料杯,尿液细菌培养须用密封容器留取中段尿。采集血液标本时,采血管分普通管、抗凝管、促凝管三类。常用的抗凝剂有草酸钾、草酸钠、枸橼酸钠、EDTA-K$_2$、肝素、氟化物等。根据不同的检验项目,选择合适的抗凝剂,并注意抗凝剂与血液比例。含有 K^+、Na^+ 的抗凝剂不能用于测定 K^+、Na^+ 标本的抗凝。EDTA、草酸盐、氟化物等不能用于测定 Ca^{2+} 标本的抗凝,因 Ca^{2+} 可与它们形成不溶性物质。草酸盐、氟化物不能用于测定酶及利用酶法测定的标本抗凝,因为它们有激活或抑制某些酶活性的作用,草酸钾氟化钠混合抗凝剂专供葡萄糖测定用,因它有抑制糖酵解的作用。肝素可抑制凝血酶原转化为凝血酶,是生化及血液学检验标本最常用的抗凝剂。

2. 采样量 合适的采样量是检验质量的保证。采样量过少不能满足检验要求,导致部分实验阳性率降低,对有疑问的结果无法复查,初筛阳性的标本也无法进行确诊实验等。有些实验要求样本量必须十分准确。如精液常规检查的精液量,24 h 尿蛋白、肌酐、肌酸、17-羟类固醇激素、17-酮类固醇激素分析的尿量等。对于采样困难的婴幼儿、采样风险较高的危急症患者,在没有办法的情况下检验时,最好在报告单上注明"标本量不足,结果仅供参考"字样。

3. 标本采集时注意事项

(1)采集末梢血液时,务必清洁消毒,待干燥后穿刺,用 1 次性采血器;采血过程中不可用力挤压,以免组织液混入血液,出现误差。

(2)采集静脉血液时,止血带压迫时间过长可使多种血液成分发生改变,引起误差,为了减少止血带使用对测定结果的影响,应在针头进入静脉后立即解开止血带,同时避免患者过度握拳,避免使用止血带超过 1 min。采集乳酸测定血样时不能使用止血带。

(3)避免溶血与容器污染。标本采集时应使用清洁、无菌容器,避免化学物质、细菌的污染。采集的血液标本及时分离血清,如需隔日检验,应封口后储存于冰箱。

(4)注意输液对采血的影响。一般情况下,应尽可能避免在输液过程中采血,但某些特殊情况必须采血时,要特别注意采血不能在输液的同侧进行,因输液成分会影响检测结果。

(5)血气分析和 pH 值测定时需采集动脉血,在采集前和采集过程中,患者要停止吸氧,采集的标本应防止接触空气。

(6)标本采集后,要立即在试管或容器上贴上检验申请单号码、住院患者床号、姓名,并当场核对无误,盛装的标本管必须加塞、管口向上、垂直放置。

三、标本处理与运送

标本采集完成后,应尽量减少运输和储存时间,及时处理、运送及检测,以保证结果的可靠性。因标本在储存时会发生蒸发和升华作用、微生物降解、细胞的代谢活动、渗透作用、光学作用等,直接影响标本的质量。

(一)标本处理

标本处理过程中要做到标本采集后由专人尽快送往实验室,在输送过程中应防止标本容器的破碎和标本丢失,应注意容器的密封、避光,防止标本蒸发、污染、外溅等,防止标本管振荡造成溶血,同时注意生物安全,严格防止医院感染等。

(二)标本运送

不同的检验项目对标本的转送有不同的要求。

1. 标本采集后需立即送检的常规项目 血氨、红细胞沉降率、血气分析、乳酸、酸性磷酸酶、细菌培养等。

2. 标本采集后半小时内送检的常规项目 血糖、电解质、凝血试验、血液及体液细胞学、涂片查细菌或真菌等。

3. 标本采集后 1～2 h 内送检的常规项目 蛋白质类、酶类、脂类、激素类、色素类、抗原、抗体测定等。

4. 需避光的检测项目 维生素 A、维生素 B$_6$、β-胡萝卜素、原卟啉、胆红素等。标本管用锂箔或类似物质包裹保护起来。

5. 标本采集后需冷藏(2～8 ℃)的检验项目 促肾上腺素皮质激素、肾素、乙酰胆碱酯酶、血氨、丙酮、乳酸、儿茶酚胺、丙酮酸盐测定等。

四、标本签收

从采集标本到标本运送到实验室,以及实验室人员接收临床标本,应按标准化要求进行操作,要有标本收取记录。一定要做到认真核对,包括检验申请单、标本来源、标本属性、检验项目、标本采集和运送是否符合要求等,标本送出人员及标本接收人员都要做认真的记录并签字登记。对不合格的标本必须拒收并做处理。

1. 不合格标本的拒收标准

(1) 标本标签信息与检验申请单信息不完全一致。

(2) 未按规定要求留取标本,标本量不准确,标本量太少不足以完成检验目的所要求的检测,凝血检验标本量过多或过少。

(3) 标本容器破损,标本流失或受污染。

(4) 抗凝标本发生了凝固。

(5) 溶血或脂血标本。

(6) 标本采集时间与接收时间超出规定时间间隔等。

(7) 实验要求密封而没有密封的标本。

2. 对不合格标本的处理 发现不合格标本,及时与送检部门相关人员联系,建议重新取样;对特殊标本或再次取样有困难的可与临床医生协商进行部分内容的检验,但在检验报告单上需注明标本不合格原因及"检验结果仅供参考"字样。

五、标本离心

收到标本后进行分类,准备离心:①未加抗凝剂的血液标本,凝集时间要充分,通常 30～60 min 内凝固,析出血清,如接受抗凝治疗的患者标本,凝集时间可能更长一些;②加抗凝剂的血液标本可以立即离心;③加促凝剂的标本,采血后 5 min 即可进行离心;④血液中锌、锂、原卟啉等测定的抗凝全血标本可以不离心;⑤冷藏标本应保存在 2～8 ℃环境中,直到测定时离心(最好使用温度控制离心机)。

血液标本的相对离心力(relative centrifuge force,RCF)为(1000～1200)×g,离心时间 10～15 min。

六、标本保存

对于不能立即检验的标本,必须以适当的方式保存。保存方式和期限要根据标本的种类及检验目的而定。

标本必须保存于密闭的试管中,除肿瘤标志物及类固醇激素在室温下比较稳定,可保存 3 天以外,一般室温(22～25 ℃)保存血清或血浆的时间不超过 8 h。①全血细胞计数(不包括分类)所用 EDTA 抗凝血液可在室温下保存 24 h;分类计数、涂片应在标本收集后 5 h 内完成。如果使用血细胞分析仪对血细胞分类,标本保存时间不应超过 8 h。②检测酶或底物的血清或肝素抗凝血浆可在 4～8 ℃下可保存一周。但乳酸脱氢酶(LD)、酸性磷酸酶(ACP)、底物甘油三酯(TG)例外,因 LD 活力对低温不稳定,ACP 只在酸性条件下稳定,TG 在内源性脂肪酶作用下可将 TG 分解为甘油和脂肪酸。③血浆免疫球蛋白和特异性抗体测定标本,在4～8℃下可保存一周。④凝血因子活力测定应在3 h内完成,而且血浆始终应在4～8℃下保存;用于活化部分凝血活酶时间(APTT)与血浆凝血酶原时间(PT)测定的血小板枸橼酸抗凝血浆,可在室温下保存8 h。⑤类固醇激素和肿瘤标志物比较稳定,在室温下,可保存3天,而多肽激素在当天不能完成检测时,应在－20℃冰冻保存。冰冻标本在溶解时必须缓慢,可在4～8℃下过夜或在水浴中不断搅动。溶解中常形成浓度梯度,因此检测前必须充分混匀,如有冷球蛋白、异型蛋白或冷沉淀纤维蛋白原引起的沉淀物,可通过加热将其溶解。但标本不可反复冻融。

第五节 检验前质量保证措施

了解检验前变异的影响因素,减少检验前变异的控制措施,是保证检测结果准确可靠的先决条件,实验室工作人员在检验前变异的控制工作中起着重要的作用,同时还需要临床医护人员、患者的参与与配合。

一、保证检验前质量的基本措施

(一) 保证检测质量的基本措施

为保证检测过程的顺利进行,标本正式测定前,需采取必要措施控制影响质量的因素。

(1) 上岗人员分工合理,熟悉"标准操作程序"。

(2) 检测仪器处于正常工作状态。

(3) 实验室环境条件符合质量控制要求。

(4) 高质量质控品的准备。

(5) 充足而符合要求的检测试剂及其他消耗用品的准备等等。

(二) 保证标本质量的基本措施

1. 制订标本采集指南 实验室对各类标本采集应有明确规定,制订出"采集标本须知"或"标本采集规范"发放到标本采集部门(病房、门诊、社区诊所标本采集室)。其基本内容至少应包括:检测项目名称、采集标本种类、采集标本时间、标本采集量、是否抗凝、抗凝剂种类及用量、保存方法、输送时间及注意事项等。

2. 落实责任制 要与标本采集的有关人员(医护人员、检验人员)落实标本质量,保证岗位责任制。

3. 沟通与协调 标本采集人员要善于与患者沟通,最大限度地争取患者的配合协助。

4. 宣传培训 检验科应向全院医护人员讲解标本采集的重要性及采集要求,普及相关知识,最好派专人到病房了解和检查标本采集情况,发现问题及时纠正。

5. 标本验收 建立严格的标本验收制度和不合格标本的拒收制度,检验科派专人接收标本,严格按要求验收。对符合要求的标本,接收后立即送检,对不符合要求的标本,严格按不合格标本的拒收制度予以拒收,并说明原因。

6. 统一用品 医院应统一供给采集标本的各种用具、容器、抗凝剂、防腐剂等,并保证在有效期内使用。

二、检验前质量评价

检验前质量保证有影响因素的复杂性、质量缺陷的隐蔽性、影响因素的不可控性、责任的难确定性等特点,实验室人员应提高认识,增强责任感,经常与临床科室联系,听取临床科室的意见和建议,完善规章制度,建立相应的检查、评比考核办法。可以通过检验前质量评价,进行监控、分析及改进。质量评价指标按检测项目的申请、标本采集、标本转运与接收流程进行设定,定期对质量指标进行评价。依据接收标本时发现的质量不合格或有缺陷的数量,计算不合格率或缺陷率,寻找质量不合格或有缺陷的原因,有针对性地进行培训及改进。

小结

检验前质量保证是全面质量控制的一个重要环节。检验前的质量容易被忽视，且很难由实验室工作人员控制，因此，了解和控制检验前质量的影响因素，可以有效保证检验前的质量。

生物变异是生物体内的固有变异，包括年龄、性别、昼夜节律、季节变化、海报高度、妊娠、月经等因素，无法人为控制。患者在标本采集时的状态会因饮食、生活方式、运动、体位、情绪和服用药物等的不同而异，这些均可影响某些检验项目的测定结果。因此，在检验前的患者准备、标本采集，以及检测后的结果解释都应考虑到这些因素。

非生物变异始于检验的申请，临床医生应以正确的方式在申请单上填写足够的信息，且在综合考虑检验项目的真实性、可靠性和实用性后，选择最具临床应用效能项目或组合。标本采集包括患者准备、标本采集时间、标本采集时患者的体位、采集的部位、压脉带的使用等。采集后标本还需经过运送至实验室、离心、预处理或保存等才可进行正式的检测。

为了保证检验前质量，减少检验前变异的措施至关重要。其基本措施包括制订标本采集指南、宣传培训、落实责任制、建立严格的标本验收制度和不合格标本的拒收制度等。选择适当的检验前评价指标，并对其进行周期性监控、分析，以便及时发现问题和改进。此外，临床科室的配合、医疗管理机构的协调也至关重要。

能力检测

1. 检验前质量保证包括哪些基本内容？
2. 患者的生物变异主要包括哪些内容？
3. 合格的检验申请单应包括哪些内容？
4. 不合格标本的拒收标准有哪些？

（李树平）

第八章 检验中质量管理

第一节 统计质量控制基础

质量控制和评价方法最初是由简单的总体统计量逐步演变而来。质量控制与评价的理论也是这些统计量的逻辑推广。因此,要很好地理解质量控制与评价的理论与方法,必须先熟悉相关的统计学基础知识。

一、与质量控制相关的统计学概念

(一)总体和样本

1. 总体(population) 根据研究目的确定的同质观察单位的全体。更确切地说,它是根据研究目的确定的同质观察单位某种变量值的集合。

2. 样本(sample) 由总体中随机抽取部分观察单位的变量值组成。样本是总体中有代表性的一部分,是从总体中随机抽取的。

(二)均数、标准差和变异系数

1. 平均数(average) 用于说明一组同质计量资料集中趋势、中心位置或平均水平。临床实验室多用算术平均数(mean),常以 $\overline{X}$ 表示,其计算公式:

$$\overline{X} = \frac{X_1 + X_2 + \cdots + X_n}{n} = \frac{\sum X}{n}$$

2. 标准差(standard deviation,SD 或 s) 标准差定义是总体各单位标准值与其平均数离差平方的算术平均数的平方根,它反映样本中个体的离散程度,是表示变异常用的统计量。假设有一组数值 $X_1, X_2, X_3, \cdots, X_n$(皆为正实数),其平均数(算术平均数)为 $\overline{X}$,其计算公式:

$$s = \sqrt{\frac{\sum (X - \overline{X})^2}{n - 1}}$$

3. 变异系数(coefficient of variation,CV) 表示变异的指标,它是标准差相对于平均数的百分比,以 CV 表示。在定量测定中,往往用变异系数来表示测量方法的不精密度。其计算公式:

$$CV = \frac{s}{\overline{X}} \times 100\%$$

（三）正态分布

正态分布（normal distribution）也称高斯分布（Gaussian distribution），理想的正态分布表现为呈对称的钟形曲线（图 8-1）。当多次重复测量同一样本时，所得到的该组结果不可能全部一样，而是呈现出"中间大，两头小"的正态分布规律。经过统计学处理，可以求得该组数据的平均数（$\overline{X}$）和标准差（s），这两个统计量与正态分布曲线下的面积符合以下统计学规律，即以 $\overline{X}$ 为中心，左右各 1 个 s 范围内的曲线下面积约为总面积的 68.2%，也可以理解为约 68.2% 的数据点落在 $\overline{X}\pm1s$ 之间；以此类推，$\overline{X}\pm2s$ 范围内包含约 95.5% 的数据点，$\overline{X}\pm3s$ 范围内包含约 99.7% 的数据点。$\overline{X}$ 和 s 值的变化，正态分布曲线的形状会改变，但上述规律不会改变，这是质量控制工作的统计学基础。

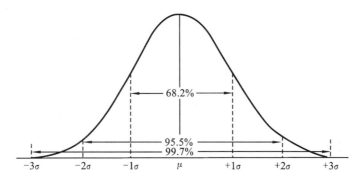

图 8-1　正态分布曲线下的面积分布图

（四）抽样误差与失控

1. 抽样（sampling）　研究总体离不开研究它的个体。但在许多实际问题中，不可能对所有个体逐一进行研究，而只能从总体中抽取一部分个体进行观察（或试验），根据对这部分个体的观察结果来推断总体的分布情况。一般地，如果从总体中按一定规则抽取 n 个个体进行观察（或试验），则称这 n 个个体为总体的一个样本，样本中所含个体的数目称为样本容量（sample size），抽取一个样本的过程称为抽样。

2. 抽样误差（sampling error）　在一个大样本中进行随机抽样时，因抽样的原因会导致一定的误差，这种由抽样方法本身所引起的误差，成为抽样误差。抽样误差不是人们可以消除的，是从数据集中任选一点（抽样）时客观存在的。

3. 失控　在质量控制中，当得到一个质控测定结果与平均数不一致时，我们就要判断所发生的差异除了抽样误差外，是否还有其他误差存在，如系统误差、随机误差等。如果判断是由抽样误差所致，我们就判断这个结果在控（in control），否则就判断为失控（out control）。判断检测结果是否在控的依据是这个质控结果与平均数之间的差异究竟有多大，如图 8-1，如果差异大于 $\pm1s$，但小于 $\pm2s$，根据正态分布规律，约有 30% 的可能性为抽样误差所致，这在统计学上是个大概率事件，我们可以将这个结果判定为在控；如果差异大于 $\pm2s$，但小于 $\pm3s$，根据正态分布规律，约有 5% 的可能性为抽样误差所致，5% 是个临界概率，根据质量控制的严格程度，可以将其判断为在控或失控或提出警告；如果差异大于 $\pm3s$，根据正态分布规律，约有 0.3% 的可能性为抽样误差所致，这在统计学上属小概率事件，据此判断为失控的把握较大，应进一步确认或查找原因。

（五）真值、靶值、定值和偏倚

1. 真值（true value）　真值即真实值，因自然界一切事物都时刻处于运动变化之中，因此被测定的真值具有时间和空间的含义。严格来说，真值是未知的，绝大多数情况下不可能准确地得到。国际临床化学和实验室医学联盟（International Federation of Clinical Chemistry and Laboratory Medicine，IFCC）曾解释真值是采取一组最可靠的参考方法测得的近似值。

2. 靶值（target value）　靶值是指排除离群值（超出 $\overline{X}\pm3s$）后所观察值的平均值或美国国家临床实验室标准化委员会（NCCLS）的临床检验国家参考系统（NRSCL）可接受的用于决定性参考方法建立的平均值。

3. 定值（fixed value）　定值是指标定的质控材料的已知值。由具有一定条件的实验室采用决定性方法、参考方法或推荐方法测定后得到的一组数据,经统计学处理后而得出的数值。

4. 偏倚(bias) 偏倚是指被评价方法的测定值与确定性方法、参考方法或指定对比方法的测定值(真值)之间的差异,用两者之间的差值或百分数表示。

(六)准确度和精密度

1. 准确度(accuracy) 准确度是指在一定实验条件下多次测定的平均值与真值之间的符合程度,受随机误差和系统误差的影响。由于真值也是一个近似值,所以准确度常用不准确度(inaccuracy)来表示。

2. 精密度(precision) 精密度是指在重复条件下对同一标本进行多次测定,各测定值之间随机误差的大小。精密度用标准差或变异系数表示。

好的精密度是获得良好准确度的先决条件。精密度不好,不可能有良好的准确度;精密度好,却不一定能保证准确度也好。精密度取决于随机误差,准确度主要取决于系统误差,同时也受到随机误差的影响。以打靶为例表示上述两者之间的关系,其中心为真值,着弹点与靶心的距离作为误差(图 8-2)。

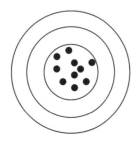 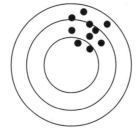 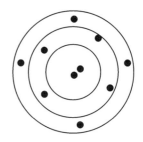

(a) 准确度和精密度都高　　(b) 准确度低,精密度高　　(c) 准确度高,精密度低

图 8-2　准确度和精密度的关系

(七)误差和允许误差

1. 误差(error) 误差是指测量结果减去被测量的真值所得的差值,分为随机误差和系统误差。

2. 随机误差(random error,RE) 随机误差是由于某些偶然原因引起,这种误差难以预料或不可控制。其特点是误差的大小和正负相等,在均数两侧对称分布;主要来自能影响结果的操作误差、实验条件的改变等。标本多次重复测定可减少随机误差,提高精密度。

3. 系统误差(system error,SE) 系统误差是指一系列分析测定结果对真值或靶值存在同一倾向的误差。其特点是重复检验时,常按一定规律重复出现,即测定结果与真值或靶值相比,结果总是偏高或偏低,增加测定次数也不能使之消除;系统误差主要来源于方法误差、仪器误差、试剂误差、实验器具误差、恒定的环境误差等。消除系统误差能提高测定结果的准确性。

4. 总误差(total error,TE) 随机误差(BE)和系统误差(SE)的总和,即总误差。可用 TE=1.96s+Bias 表示(95%允许误差限)。

5. 总允许误差(total error allowable,TEa) 所选用的检测方法的总误差必须在临床可接受的水平范围内,也就是总允许误差。也就是说任何一项检测项目大于可允许误差都不能被接受。当试图识别误差来源和降低其大小时,关于不同误差分量的信息是很有价值的。此外,在判断新方法必须考虑的是误差分量的整体效果或总误差。许多误差分量具有相加性;因此,最终的试验结果的误差量大于任何单个的误差。实际上,确定的是总误差,分析质量所应达到的,以及方法最终的可接受性是其临床应用。

二、统计质量控制的意义

统计质量控制(statistical quality control,SQC)也称统计过程控制(statistical process control,SPC),指的是应用统计学方法对过程中的各个阶段进行检测与诊断,从而达到改进与保证产品质量的目的。SQC 的特点:①SQC 是全方位、全要素、全过程的,要求全员参加,人人有责;②SQC 强调用科学的统计方法,尤其是用质控图,来保证全过程的质量,预防质量缺陷的出现。SQC 使得全实验室各类人员受益,实验技术人员可以通过 SQC 改进工作,减少浪费,提高工作效率、质量水平和节约成本。

三、统计质量控制的内容

在临床实验室工作中,常规的以一定频率定性或定量检测稳定物质的某种或某些成分,该物质称为质控物,将测定值点在具有特定控制限的图上,该图称为控制图,也称质控图。运用设定的判断限或控制规则对控制图上的测定值进行评价,以判断分析质量是否在预期的控制范围内,这个过程称为室内质量控制。多家实验室分析同一样本,由外部独立机构收集和反馈实验室的检测结果,以评价操作过程,这个过程称为室间质量评价或能力验证。因此,SQC包括了室内质量控制和室间质量评价两部分。

第二节 室内质量控制

实验室内部质量控制(internal quality control,IQC)简称室内质控,由实验室工作人员,采用一定的方法和步骤,连续评价实验室工作的可靠程度。室内质控的目的在于监控本实验室常规工作的精密度,提高本实验室常规工作中批内、批间样本检测的一致性,以确定实验结果是否可靠,是否发出报告的一项工作,及时发现并排除质量环节中的不满意因素。

IQC概括起来主要有三点:①IQC执行者为实验室自身的工作人员,不涉及室外的其他人员;②IQC的目的是检测和控制实验室常规工作的精密度,也就是实验室测定的批内和批间重复性如何;③IQC结果决定了实验室即时测定结果的可靠性和有效性。

IQC主要通过两种方法评价和控制测得结果的精密性和准确性:①同一样品重复测定;②用标准品对照测定结果。

可见,IQC的目的是通过对质控结果的统计判断,推定同分析批患者检测结果的可靠性。长期有效的IQC工作将会很好地控制本实验室测定的精密度,监测其准确度的改变,提高常规工作中批间或批内标本检测结果的一致性。因此,质控品、质控图、控制规则,以及失控的判断和处理等是IQC的基本内容。

一、质控品

为了质量控制目的而制备的样品称为质控品(control material)或质控物(control substance)。国际临床化学和实验室医学联盟的定义是专门用于质量控制目的的标本或溶液。常用的质控品包括人源性或动物源性的血清、全血、体液或它们的模拟物及标准菌株等。质控品的状态可以是液体、冰冻、冻干粉等多种形式,通常用小瓶包装方便使用。质控品与标准品和校准品不同:标准品是指一定量的纯品溶解在容量瓶内稀释至容积刻度的标准液,标准品的值由称量和容积计算确定;校准品是指定用来校准某检测系统的物质,它有在考虑了基质效应的情况下,人为赋予的值。校准品专用于某一检测系统;同一个校准品用于不同仪器时,应该有不同的校准值。质控品专用于质量控制目的的标本或溶液,不能用作校准,恰当的质控品是做好统计过程控制的物质基础。下面从质控品的基质效应、稳定性、瓶间差、定值和非定值、分析物水平几个方面分别阐述。

1. 基质(matrix)及基质效应(matrix effects) 基质又称基体或介质,是指在分析样品中,除了分析物以外的所有其他物质和组分(包括溶剂),称为该分析物的基质。基质效应是指检测系统在分析样品中的分析物时,处于分析物周围的基质对分析物测定结果的影响,称为基质效应。因此,单一纯品的标准液,经过加工处理的商品化的质控品和校准品其基质与临床样本的基质是不同的。他们与不同试剂使用时所产生的基质效应也不相同,因而临床实验室在使用时必须了解他们的差别,并注意其专用属性。

2. 稳定性(stability) 室内质控是建立在对稳定质控品的重复检测基础之上的,因此,稳定性是质控品的重要性能指标。当然,稳定性是相对的,任何质控品都时刻处于变化之中。稳定性好的质控品,是指它的变化很缓慢,常规检验手段反映不出来。即使是定值质控品,厂家说明书给出的也是测定结果的预测范围,而不是一个明确的值,这其中已经考虑到质控品在储存、运输和使用过程中的缓慢变化。在质控品的说明书上,往往有关于质控品的一些性能指标,如冻干品的复溶性能、溶解后的浑浊度、被检项目测定值的预测范围等。

不同基质的质控品稳定性各不相同。例如,以血清为基质的生化质控品,一般稳定期为1~2年。实验室在购买时,最好考虑在稳定期内够用1年或更多的同批号质控品,这样可以在较长时间内观察控制项目测定结果的重复性,但有的质控品稳定性较差,如血细胞计数用的全血质控品的稳定期往往只有1~2个月。

3. 瓶间差 开展室内质控的主要目的是监测检验结果的重复性。在日常质控过程中,某批次质控品检测结果的变异是检测系统的不精密度和质控品的瓶间差异的综合反映。只有将瓶间差异减小到最低,检测结果的变异才可能最大限度地反映日常检验操作的不精密度。

质控品生产商除了充分混匀质控物外,在分装时还特别注意控制加样的重复性,即注意保持各瓶容量的一致性。用户对冻干质控品复溶的操作也一定要严加控制,注意复溶操作的标准化,否则在复溶过程中,实验室会引入新的瓶间差。实验室应注意下列细节:使用经过检定合格的AA级单刻度移液管,符合要求的溶剂,对瓶内冻干物湿润和混匀的动作和时间都要按照厂家规定执行,这样才能避免在复溶过程中产生新的瓶间差。

4. 定值(assayed value)和非定值(unassayed value) 定值的质控品标出了各项目测定结果的预期范围,标示的值通常包括一些常规分析方法的均值和标准差。好的定值质控品既标有在特定条件下各分析物(检验项目)的预期结果值,又标有各分析物(检验项目)在不同检测系统下的均值及预测范围,用户可以从中选择与自己相同检测系统的标示值作为质量控制工作的参考。

非定值质控品和定值质控品的质量是一样的,只是生产厂家没有邀请多家有实力的实验室对各个检验项目进行检测和定值而已。从实用的角度来看,非定值质控品比定值质控品的价格便宜的多。在具体的使用过程中,不论定值质控品还是非定值质控品,用户都必须在自己的检测系统中通过累计重新确定均值和标准差,并且在日常的质量控制工作中加以使用。

5. 分析物水平(level of analysis) 同一检验项目在不同浓度或活性时的临床价值是不一样的,临床最关心各分析物(检验项目)的医学决定水平浓度的检验结果的质量,实验室更关心检测系统(方法)性能在临界限值处的质量表现。如果只做一个水平的质控品检测,反映的是可报告范围内该水平附近的质量表现,只说明在该水平质控值附近的患者标本的检验质量符合要求,难以反映远离该点或较低分析物的检验质量是否也符合要求。因此,若能同时做两个或更多水平的质控品,则可以反映较宽范围内的质量是否也符合要求,这样的质量控制更加科学、实用、有效。所以在选择质控品水平时,应该考虑以下内容:两个或更多水平的质控品、浓度的分布要足够宽、重要项目最好在医学决定水平附近有质控品进行监控,或者在参考区间上下限附近设置有质控品。

6. 质控品的正确使用与保存 良好的质控品是质量控制的基础。质控品在实际使用和保存中,必须注意以下几个方面:①严格按质控品说明书规定的步骤进行解冻和复溶;②冻干质控品的复溶确保使用正确的溶剂,如果溶剂额外引入了待分析成分,将影响质控结果的分析和使用;③冻干质控品复溶时所加溶剂的量应准确,并注意保持加入各瓶溶剂量的一致性,避免实验室引入新的瓶间差;④冻干质控品复溶时要轻轻摇匀,溶解时间要足够,确保内容物完全溶解,切忌剧烈振动;⑤质控品的测定条件应与患者标本相同;⑥质控品应严格按照说明书规定的方法保存,不使用超过保质期的质控品。

7. 分析批(analysis batch or analytic run) 分析批指一段时间内或是一组测量样本的大小。可以任选项目的分析仪,重做控制物的时间区间为一个分析批;对于手工操作,同时测定的样本数量为一个分析批。1988年美国临床实验室修正法案(clinical laboratory of improvement amendment,CLIA'88)规定,临床化学检测分析最大批量时间为24 h,血液学检验为8 h。各实验室可以依据影响检验过程性能的变化来调整和确定分析批的大小。当操作人员更换、改动试剂,重新校准等情况时,应重新定义为一个新的分析批。

二、质控图

(一)质控图概述

质控图是质量控制图(quality control graphs)的简称,也称控制图(control chart),是对过程质量加以设计、测定、记录从而评估和监测过程是否处于控制状态的一种统计图(图 8-3)。图上有中心线(central line,CL)、上质控界限(upper control line,UCL)和下质控界限(lower control line,LCL)。UCL、CL 与 LCL 统称为质控线(control line),并有按时间顺序抽取的样本统计量值的描点序列。若质控图中的描点落在 UCL 与 LCL 之外或描点在 UCL 与 LCL 之间的排列不随机,则表明过程异常。质控图也是用于区分异常或特殊原因所引起的波动和过程固有的随机波动的一种特殊统计工具。

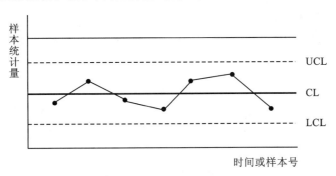

图 8-3 质控图

质控图有三个功能:①诊断:评价一个观察的稳定性。②控制:当观察发生质量异常波动时,必须对观察进行调整,消除异常因素的影响。③确认:确认某一过程改进的效果。常用的有 Levey-Jennings 质控图、Westgard 质控图、Z-分数图及 Youden 图等,可以根据需要加以选择使用,下面将分述几种常用的质控图。

（二）Levey-Jennings 质控图

1924 年,美国休哈特(W. A. Shewhart)首先提出质控图,试图降低工业品的不合格率。20 世纪 50 年代,Levey 和 Jennings 把 Shewhart 质控图引入到临床检验中,后来经 Henry 和 Segalove 修改,使之成为临床实验室质控的主要方法。Levey-Jennings 质控图是实验室最常用的质控图,也叫常规质控图或 $\overline{X} \pm s$ 质控图。

以 20 份控制物的试验结果,计算平均数与标准差,定出控制限(一般 $\overline{X} \pm 2s$ 为警告限,$\overline{X} \pm 3s$ 为失控限),每天或每批随患者样本测定质控物一次,将所得的控制结果在质控图上标出,这种控制图为单值控制图。横轴(x)为日期或分析批次,纵轴(y)为浓度或活性单位(图 8-4)。为了使用方便,也可用颜色标出控制限。

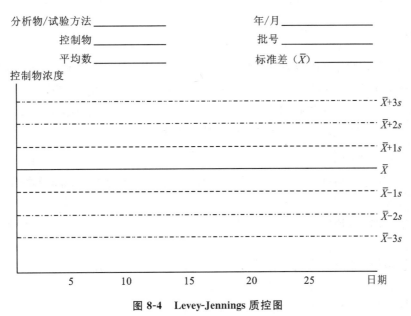

图 8-4 Levey-Jennings 质控图

注:----为 $\overline{X} \pm 1s$;--·--为 $\overline{X} \pm 2s$;--···--为 $\overline{X} \pm 3s$。

每一分析批的质控物必须与患者的样本仪器进行分析,根据 Levey-Jennings 质控图分析判断分析批在控时,方能报告患者样本的测定结果。当判断分析批为失控时,说明测定过程中存在问题,应予以解决,然后重复检测该分析批。分析失控时,不能报告患者的样本测定结果。

可用控制物的重复测定值描述测定方法固有的不精密度或随机误差。对于重复试验,收集的数据通常是 20 天以上的时间,每分析批至少一个控制测定值。如果每天每批测定两份质控物,得到两个控制测定值,由此可以得到批内、批间标准差的信息,这对优化控制方法具有重要的意义。

(三) Westgard 质控图

Westgard 质控图的制作方法和图形与 Levey-Jennings 质控图非常相似,只是前者运用"多个"质控规则,而后者则往往运用"单个"质控规则。后续质控规则部分将详述。

(四) Z-分数图

当以不同频率分析控制物或同时测定一个以上的控制物时,为了容易记录,可制作单个质控图来显示所有控制测定值的"Z-分数"(Z-score)。"Z-分数"是质控测定值与各自平行均数之间的差,除以控制物的编制差所得到的:

$$Z\text{-分数} = (X_{\text{imat}} - \overline{X}_{\text{mat}})/s_{\text{mat}}$$

其中 X_{imat} 是给定的质控物第 i 个测定值,$\overline{X}_{\text{mat}}$ 是该质控物测定值的平均数,s_{mat} 是质控物测定值的标准差。例如,平均数为 120,标准差为 4 的质控物测定值为 124,则 Z-分数是 +1。Z-分数控制图坐标刻度从 -4 到 +4,平均数为 0,±1、±2、±3 为界限,横坐标为分析批(图 8-5)。

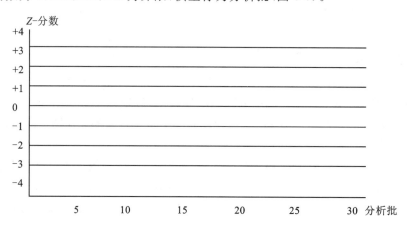

图 8-5 两个及两个以上质控物的 Z-分数图

三、质控规则

质控规则是解释质控数据和判断分析批质控状态的标准。表示方法:A_L,其中 A 是超过质控限(L)的质控测定值的个数,L 是质控限。当质控测定值不能满足规则要求时,则判断该分析批违背此规则。例如,1_{2s} 质控规则,其中 A 为一个质控测定值,L 为 $\overline{X} \pm 2s$,当一个质控测定值超过 $\overline{X} \pm 2s$ 时,即判断为失控。质控方法的核心是由检出随机和系统误差的质控规则组成。

(一) 常用质控规则的符号及含义

1. 1_{2s} 1 个质控测定值超过 $\overline{X} \pm 2s$ 质控限。传统上,作为 Levey-Jennings 质控图上的警告限,如图 8-6。

2. 1_{3s} 1 个质控测定值超过 $\overline{X} \pm 3s$ 质控限。传统上,作为 Levey-Jennings 质控图上的失控限,如图 8-7。

3. 2_{2s} 2 个连续的质控测定值同时超过 $\overline{X}-2s$ 或 $\overline{X}+2s$ 质控限,如图 8-8。

4. R_{4s} 在同一批内高和低质控测定值之间的差值超过 $4s$,如图 8-9。

5. 3_{1s} 3 个连续的质控测定值同时超过 $\overline{X}-1s$ 或 $\overline{X}+1s$,如图 8-10。

6. 4_{1s} 4 个连续的质控测定值同时超过 $\overline{X}-1s$ 或 $\overline{X}+1s$,如图 8-11。

7. 7_T 7 个连续的质控测定值呈现出向上或向下的趋势,如图 8-12。

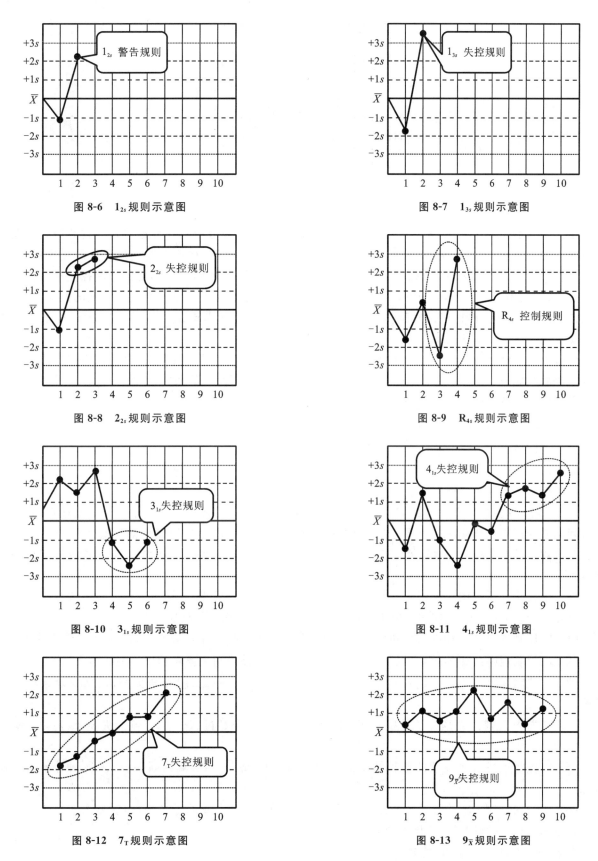

图 8-6 1_{2s} 规则示意图

图 8-7 1_{3s} 规则示意图

图 8-8 2_{2s} 规则示意图

图 8-9 R_{4s} 规则示意图

图 8-10 3_{1s} 规则示意图

图 8-11 4_{1s} 规则示意图

图 8-12 7_T 规则示意图

图 8-13 $9_{\overline{X}}$ 规则示意图

8. $9_{\overline{X}}$ 9 个连续的质控测定值落在平均数 $\overline{X}$ 的同一侧,如图 8-13。

9. $10_{\overline{X}}$ 10 个连续的质控测定值落在平均数 $\overline{X}$ 的同一侧,如图 8-14。

(二) Levey-Jennings 质控规则

Levey-Jennings 质控图是最普及、最简单、最常用的方法。其优点是方便易行,其质控规则仅为单独

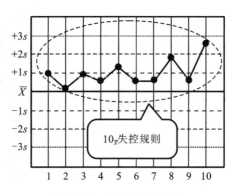

图 8-14　$10_{\bar{x}}$ 规则示意图

的 1_{2s} 或 1_{3s}，即仅以一个规则（$\bar{X}\pm2s$ 或 $\bar{X}\pm3s$ 作为质控限）来判断分析批在控或失控。它的局限性在于仅涉及一种质控规则而未同时涉及多个质控规则。相对的简单粗糙，往往不能满足更高的质控要求，如使用具有 $\bar{X}\pm2s$ 质控限的 Levey-Jennings 质控图，当每批使用 2 个质控物时，他的假失控概率往往是不可接受的；如使用具有 $\bar{X}\pm3s$ 质控限的 Levey-Jennings 质控图，此质控方法虽然具有较低的假失控率，但其误差检出能力较低，难以确保检验结果的质量。正是由于 Levey-Jennings 方法有其局限性，所以临床检验质量控制方法在不断发展。

现已出现了许多更精确、更完善的质控方法，如 Westgard 多规则质控方法、累积和质控方法等。这些方法能兼顾假失控率和误差检出能力，常需以计算机技术及商品化的质控软件一同工作，目前在我国的普及程度尚有待提高。

（三）Westgard 质控多规则

1. 多规则质控方法的特点　能够通过单值控制图进行简单的数据分析和显示；容易和 Levey-Jennings 控制图适应与统一；具有低的假失控率；当判断一批为失控时，能确定发生误差分析的类型，由此可以帮助解决问题及确定失控情况。

2. Westgard 多规则质控　由 Westgard 等人提出的"多规则"质控方法包括了 6 个质控规则，采用了一系列的质控规则来解释质控结果。由于选择的这些规则的单个的假失控概率都很低（0.01 或更小）而且其联合规则的假失控概率也很低。这些规则特别是对随机误差和系统误差均敏感，这样提高了误差检出概率。

该方法要求在质控图上绘制平均数 $\pm1s$，$\pm2s$ 和 $\pm3s$ 质控界限线，这样通过加入一组或几组质控界限就可在 Levey-Jennings 质控图上应用（图 8-15）。Westgard 使用了下列质控规则。

（1）1_{2s} 控制规则：1 个质控结果超过 $\bar{X}\pm2s$，仅用作"警告"规则，并启动由其他规则来检验质控数据。

（2）1_{3s} 控制规则：1 个质控结果超过 $\bar{X}\pm3s$，就判断失控，该规则主要对随机误差敏感。

（3）2_{2s} 控制规则：2 个连续的质控结果同时超过 $\bar{X}+2s$ 或 $\bar{X}-2s$，就判断失控，该规则对系统误差敏感。

（4）R_{4s} 控制规则：1 个质控结果超过 $\bar{X}+2s$，另一个质控结果超过 $\bar{X}-2s$，就判断失控，该规则对随机误差敏感。

（5）4_{1s} 控制规则：4 个连续的质控结果同时超过 $\bar{X}+1s$ 或 $\bar{X}-1s$，就判断失控，该规则对系统误差敏感。

（6）$10_{\bar{x}}$ 控制规则：10 个连续的质控结果落在平均数的一侧（高或低于平均数，对偏离的大小没有要求），就判断失控，该规则对系统误差敏感。

（四）修改后的多规则质控方法

Westgard 多规则（$1_{2s}/1_{3s}/2_{2s}$、$R_{4s}/4_{1s}/10_{\bar{x}}$）联合使用多个规则对质控图进行判断，这种组合对随机误差和系统误差的检出率均较敏感，有效地提高了误差的检出概率，是非常有用的质控方法。为了改善它们在实际工作中的可操作性，可适当改变各控制判断规则在其中的具体用途，甚至可以排除一些控制判断规则。例如，目前大部分实验室将 $4_{1s}/10_{\bar{x}}$ 规则修改为警告规则，由于启动预防性维护过程，增强了其实

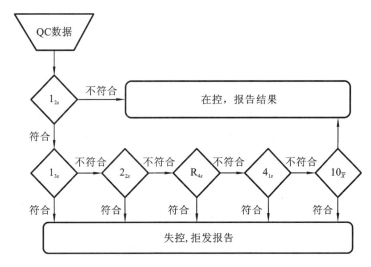

图 8-15 $1_{2s}/1_{3s}/2_{2s}$、$R_{4s}/4_{1s}/10_{\bar{x}}$ 系列质控规则的逻辑图

用性和可操作性。修改后的逻辑检索和方法见图 8-16。

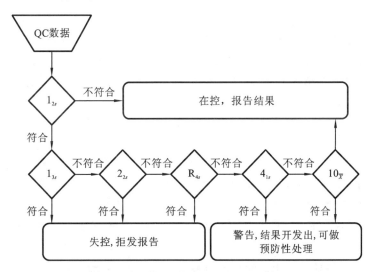

图 8-16 修改的 $1_{2s}/1_{3s}/2_{2s}$、$R_{4s}/4_{1s}/10_{\bar{x}}$ 系列质控规则的逻辑图

（五）与质控规则有关的质控方法性能评价指标

1. 误差检出概率（probability for error detection，Ped） 误差检出概率是指常规分析中分析误差发生时，质控规则及其组合能有效发现或检出的概率，相当于临床诊断试验的灵敏度。理想的质控方法 Ped 应为 100％，即可以 100％检出误差的分析批次，在临床检验质量控制的实际操作中，Ped 为 90％～99％一般认为是可以接受的。

2. 假失控概率（probability for false rejection，Pfr） 当分析过程正确进行时，除了方法固有误差外，在没有其他误差加入的情况下，如果质控规则判断为失控，称为假失控，假失控出现的可能为假失控概率。这相当于临床诊断试验的特异性。理想的质控方法 Pfr 应为 0，即所选质控规则对无误差分析批次均判断为在控。在临床检验质量控制的实际操作中，小于 5％的假失控概率是可以接受的。

理想情况下，我们期望所采用的质控规则及组合规则能完全正确地识别真失控，不误报假失控。但实际情况是，任何质控规则及组合规则都存在不同程度的假失控和假在控。

研究的质量控制方法的目的是最大限度地提高误差检出率，降低假失控概率。各实验室充分地了解和熟悉质控规则的特性，结合行业标准和实验室自身对质量控制的要求，设计出本实验室的质量控制方法，持续改进质控方法，提高检验质量，在不断修正质控方法的基础上提升质量控制效率。

本节介绍的质控规则均只适用于定量检测。对于定性的质量控制，往往以阴性（negative）、阳性（positive）的符合率来进行判断，如乙型肝炎标志物的 ELISA 检测结果阴阳性对照与预期结果一致方可发出报告;细菌鉴定过程中,作为对照的质控菌株的定名定序应达到较高的一致性;对于半定量检测的项目,实验室根据对质量控制严格程度,在保证常规工作质量的基础上,制订可以接受的波动范围;尿液干化学检测中,实验室应对允许的波动范围作出规定。

四、失控分析与处理

1. 失控情况处理 操作者在测定质控时,如发现质控数据违背了控制规则,应填写失控报告单,上交科主任或专业组长(主管),由科主任或专业组长(主管),认真寻找失控原因,采取纠正措施,在失控情况纠正后才能进行日常标本检测。若是在日常标本检测过程中执行质控时出现失控情况,应向科主任汇报,由科主任作出是否发出与测定质控品相关的那批患者标本检验报告的决定。

2. 失控原因分析 失控信号的出现受多种因素的影响,这些因素包括操作上的失误、试剂、校准物、质控品的失效,仪器维护不良,以及采用的质控规则、控制限范围、一次测定的质控标本数等。失控信号一旦出现就意味着与测定质控品相关的那批患者标本报告可能作废。此时,首先要尽量查明导致失控的原因,然后再随机挑选出一定比例(如5%或10%)的患者标本进行重新测定,最后根据既定标准判断先前测定结果是否可接受,对失控作出恰当的判断。对判断为真失控的情况,应该在重做质控结果在控以后,对相应的所有失控患者标本进行重新测定。如失控信号被判断为假失控时,常规测定报告可以按原先测定结果发出,不必重做。

3. 失控处理的常见措施 当得到失控信号时,可以采用如下步骤去寻找原因。

(1)立即重测定同一质控品。此步是主要用以查明人为误差,每一步都认真仔细地操作,以查明失控的原因;另外,这一步还可以查出偶然误差,如是偶然误差,则重测的结果应在允许范围内(在控)。如果重测结果仍不在允许范围,则可以进行下一步操作。

(2)新开一瓶质控品,重测失控项目。如果新开的质控血清结果正常,那么原来那瓶质控血清可能过期或在室温放置时间过长而变质,或者被污染。如果结果仍不在允许范围,则进行下一步。

(3)新开另一批质控品,重测失控项目。如果结果在控,说明前一批血清可能都有问题,检查它们的有效期和储存环境,以查明问题所在。如果结果仍不在允许范围,则进行下一步。

(4)进行仪器维护,重测失控项目。检查仪器状态,查明光源是否需要更换,比色杯是否需要清洗或更换,还应对仪器进行清洗等维护。另外还要检查试剂,此时可更换试剂以查明原因。如果结果仍不在允许范围,则进行下一步。

(5)重新校准,重测失控项目。用新的校准液校准仪器,排除校准液的原因。

(6)请专家帮助。如果前五步都未能得到在控结果,那可能是仪器或试剂的原因,只有和仪器或试剂厂家联系请求他们的技术支援。

4. 几种不恰当的做法

(1)控制结果落在±2s线上就认为失控,这是错误的理解。请注意前面每一点讲"超出"的含义,凡未超出±2s,即使在线上都不属有问题,不必作任何处理,更不是失控。

(2)控制结果超出±2s,马上就重做,并且将原来的结果抹去,点上新的接近$\overline{X}$的结果。①$1_{2s}$是警告规则,不是失控规则。出现超出±2s限值,不应马上重做,应检查是否发生真正失控的表现。②即使失控,也不要将超出±2s的结果或失控结果抹去。因为将这些点都去掉,会使控制值结果分布范围变小,下个月控制图的s也变小;控制范围变得不真实,加大了控制难度。③出现1_{2s}表现较好的做法,应先检查是否有失控。确实失控,不仅控制品重做,更应检查失控原因,纠正误差后,连同患者标本一起重做。将失控结果和纠正后结果均点于图上,做好失控记录。若不是失控,既不要重测控制品,也不必作其他处理,照发报告。符合要求的控制图,应该是所有控制结果均匀分布于$\overline{X}\pm2s$范围,而不只是在$\overline{X}\pm1s$范围。

(3)直接使用厂商的定值及允许范围作为控制图上的均值和标准差。每个实验室必须自己通过测定,累积控制值来计算自己的均值和标准差,用于自己的控制图上。严格讲各实验室的检测方法(检测系统)一定不同于厂商定值的检测方法。厂商提供的允许范围是他们的"保险"范围,不是应控制范围,一般都很大。它只是告诉用户,您的测定值在此范围内,说明控制品没问题,不表示其他的检测系统就没有问题。

五、室内质控的数据管理

1. 每月室内质控数据统计处理 每个月的月末,应对当月的所有质控数据进行汇总和统计处理,计算的内容至少应包括:当月每个测定项目原始质控数据及除外失控数据后的平均数、标准差和变异系数;当月及以前每个测定项目所有在控数据的累积平均数、标准差和变异系数。

2. 每月室内质控数据的保存 每个月的月末,应将当月的所有质控数据汇总整理后存档保存,存档的质控数据包括:当月所有项目原始质控数据;当月所有项目质控数据的质控图;上述所有计算的数据(包括平均数、标准差、变异系数及累积的平均数、标准差、变异系数等);当月的失控报告单(包括违背哪一项失控规则,失控原因,采取的纠正措施)。

3. 每月上报的质控数据图表 每个月的月末,将当月的所有质控数据汇总整理后,应将以下汇总表上报实验室负责人:当月所有测定项目质控数据汇总表;所有测定项目该月的失控情况汇总表。

4. 室内质控数据的周期性评价 每个月的月末,都要对当月室内质控数据的平均数、标准差、变异系数及累积平均数、标准差、变异系数进行评价,查看与以往各月的平均数之间、标准差之间、变异系数之间是否有明显不同。如果发现有显著性的变异,就要对质控图的均值、标准差进行修改,并要对质控方法重新进行设计。

六、患者数据的质控方法

目前临床实验室普遍应用质控物进行质量控制。但利用质控物进行质量控制时存在一定的局限性,如质控物价格昂贵、质控物的稳定性较差、质控物可能存在的基质效应、不能监测分析前阶段各种因素(标本的采集、运输、分离和储存等各个环节)的影响等。

患者的检验结果是医学临床实验室的最终产品,使用患者的数据进行质量控制是更加直接的方法,而不是间接的推断分析。它不但可以节省质控活动的成本,还可以提供有关检测过程中与质量相关的信息。常用的患者数据质量控制方法,包括患者数据的均值法、差值检查法,患者结果的多参数检查法及患者标本双份测定的极差质控图法等,如果使用得当,根据患者数据也可以检查出系统误差和(或)随机误差。当然,使用患者数据进行质量控制的方法有其固有的缺点,只能作为统计质量控制方法的补充。

1. 临床相关性分析 临床检验最终为临床服务,检验结果页最终要应用到临床诊疗活动中去。因此,可以对检验结果与患者的有关信息(如临床表现、治疗效果、疾病进展)进行相关性分析,或进行临床正确评价,来判断检验结果的可靠程度。这种方法常用于定性检验项目。

2. 患者标本的双份测定方法 按照随机对照原则,对少数患者标本进行双份平行测定,根据双份测定的差值来检测出批内随机误差。该方法不需要稳定的质控产品,在稳定质控品不可得的情况下,往往作为室内质量控制的一种补充方法。双份测定结果的差值可以绘制在极差质控图上,其控制限为双份测定结果差值的标准差。当同一方法获得双份测定结果时,这种极差图仅能反映随机误差的大小,不能对准确度进行评价。如果是两个不同的实验方法获得的双份测定值,这种极差图可以综合地反映随机误差和系统误差,但无法区分误差的类型。此种方法还可以扩展成保留患者样品的双份分析。患者标本双份测定方法简单易行,是监测实验室数据一致性的有效方式。

3. 基于患者历史检查结果的差值检查法 在患者情况稳定时,患者连续检验结果之间的差值(delta,Δ)值应该很小。如果 delta 值很大并超过预先规定的界限,则可能存在下述情况中的一种:①由于病情的变化或治疗的干预,患者标本的检验结果本身确实发生了变化;②存在人为失误,如标本标记或采集错误;③计算 delta 值的两个结果之一可能存在错误。对于接受输血或出血性疾病的患者,在血细胞分析时很可能遇到上述第一种情况,血常规的参数如红细胞、血红蛋白、白细胞、血小板前后变异很大。大手术或补液前后生化指标如营养代谢指标、电解质指标发生巨大变化。

delta 值可以用绝对值表示($\Delta = A_2 - A_1$),也可以用相对数表示($\Delta\% = (A_2 - A_1) \div A_2 \times 100\%$)。delta 值的检验界限可以通过有代表性的患者连续配对数据计算确定,也可以根据生物个体内变异和临床实践经验来确定。尽管 delta 检查法存在一定局限性,delta 值超出界限也不一定能说明检验过程出现质量问题,但它对分析前和分析后误差还是较为敏感的,进行 delta 检查能够增强实验室和临床医生对检验结果的可信度,减少重复检查的次数。

4. 移动均值法 移动均值法又叫 Bull 算法,是 Bull 等设计用于血液学质量控制的方法。由于血液检查时红细胞计数可因稀释、浓缩、病理性因素等有较明显的改变,但每个红细胞的体积、细胞内血红蛋白含量及单位红细胞体积所含的血红蛋白量却相对稳定,几乎不受这些因素的影响。据此特性,Bull 等设计出通关连续检测红细胞平均体积(MCV)、红细胞平均血红蛋白含量(MCH)和红细胞平均血红蛋白浓度(MCHC)的均值变化,来进行质量控制的方法。

第三节 质量控制方法的设计与应用

临床检验质量控制的方法评价和设计工具有功效函数图和操作过程规范图等。近年来,六西格玛质量控制理论也逐步引入临床检验质量控制当中来,临床实验室应根据实验室不同检测项目的性能,借助于合适的评价工具和设计工具,选用合适的质量控制规则。

一、功效函数图法

功效函数图(power function graph)是分析批失控概率与该批发生随机误差或系统误差大小关系的图。功效函数图表示统计功效与分析误差大小的关系。利用功效函数图可以评价不同控制方法的性能特征及设计相应的控制方法,同时功效函数图也是建立控制方法、选择和设计表格及操作过程规范图的基础。利用功效函数图设计室内质量控制方法的流程见图 8-17。

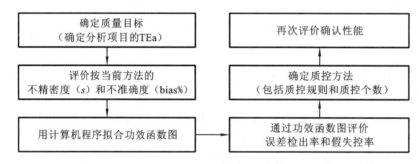

图 8-17 利用功效函数图设计室内质量控制的方法流程图

1. 确定质量目标 确定质量目标是设计质量控制方法的起点。质量目标可以用 TEa 的形式来表示。生物学变异可用来导出临床实验室检测项目不精密度、不准确度和总误差的分析质量规范(表 8-1)。目前国内尚未确立各项目的 TEa,而美国和欧洲已经分别提出了部分检验项目可接受的允许误差范围。中国主要参考 1988 年美国临床实验室改进修正案(CLIA'88)能力验证计划的分析质量要求(表 8-2)。将来有必要根据中国实际情况,制订出符合中国临床检验的定量测定项目的 TEa。

表 8-1 根据生物学变异确定的不精密度、不准确度和总误差要求

试验项目	个体内变异/(%)	个体间变异/(%)	不精密度/(%)	不准确度/(%)	总误差/(%)
淀粉酶	9.5	29.8	4.8	7.8	15.7
酸性磷酸酶	8.9	8.0	4.5	3.0	10.3
丙氨酸氨基转移酶	24.3	41.6	12.2	12.0	32.1
清蛋白	3.1	4.2	1.6	1.3	3.9
碱性磷酸酶	6.4	24.8	3.2	6.4	11.7
载脂蛋白 A1	6.5	13.4	3.3	3.7	9.1
载脂蛋白 B	6.9	22.8	3.5	6.0	11.6
天冬氨酸氨基转移酶	11.9	17.9	6.0	5.4	15.2

续表

试验项目	个体内变异/(%)	个体间变异/(%)	不精密度/(%)	不准确度/(%)	总误差/(%)
β_2-微球蛋白	5.9	15.5	3.0	4.1	9.0
总胆红素	25.6	30.5	12.8	10.0	31.1
结合胆红素	36.8	43.2	18.4	14.2	44.5
CA125	13.6	46.5	6.8	12.1	23.3
CA15-3	5.7	42.9	2.9	10.8	15.5
CA19-9	24.5	93.0	12.3	24.0	44.3
CA549	9.1	33.4	4.6	8.7	16.2
钙	1.9	2.8	1.0	0.8	2.4
癌胚抗原	9.3	55.6	4.7	14.1	21.8
氯	1.2	1.5	0.6	0.5	1.5
胆固醇	6.0	15.2	3.0	4.1	9.0
胆碱酯酶	7.0	10.4	3.5	3.1	8.9
补体 C3	5.2	15.6	2.6	4.1	8.4
补体 C4	8.9	33.4	4.5	8.6	16.0
铜	4.9	13.6	2.5	3.6	7.7
皮质醇	20.9	45.6	10.5	12.5	29.8
C 肽	9.3	13.3	4.7	4.1	11.7
C-反应蛋白	52.6	84.4	26.3	24.9	68.3
肌酸激酶	22.8	40.0	11.4	11.5	30.3
CK-MB	6.9	42.8	3.5	10.8	16.5
CK-MB,活性	19.7	24.3	9.9	7.8	24.1
CK-MB,质量	18.4	61.2	9.2	16.0	31.2
肌酐	4.3	12.9	2.2	3.4	6.9
红细胞计数	3.2	6.1	1.6	1.7	4.4
纤维蛋白原	10.7	15.8	5.4	4.8	13.6
游离 T_4	7.6	12.2	3.8	3.6	9.9
γ-谷氨酰基转移酶	13.8	41.0	6.9	10.8	22.2
总蛋白	5.5	12.9	2.8	3.5	8.0
糖	4.9	7.7	2.5	2.3	6.3
血细胞容积	2.8	6.4	1.4	1.7	4.1
血红蛋白	2.8	6.6	1.4	1.8	4.1
HDL-C	7.1	19.7	3.6	5.2	11.1
同型半胱氨酸	7.7	29.9	3.9	7.7	14.1
IgA	5.0	36.8	2.5	9.3	13.4
IgG	4.5	16.5	2.3	4.3	8.0
IgM	5.9	47.3	3.0	11.9	16.8
胰岛素	21.1	58.3	10.6	15.5	32.9
乳酸	27.2	16.7	13.6	8.0	30.4
乳酸脱氢酶	6.6	14.7	4.3	4.3	11.4

续表

试验项目	个体内变异/(%)	个体间变异/(%)	不精密度/(%)	不准确度/(%)	总误差/(%)
白细胞计数	10.9	19.6	5.5	5.6	14.6
LDL-C	8.3	25.7	4.2	6.8	13.6
脂酶	23.1	33.1	11.6	10.1	29.1
脂蛋白(a)	8.5	85.8	4.3	21.6	28.8
镁	3.6	6.4	1.8	1.8	4.8
肌红蛋白	13.9	29.6	7.0	8.2	19.6
渗透压	1.3	1.2	0.7	0.4	1.5
PCO_2	4.8	5.3	2.4	1.8	5.7
pH 值	3.5	2.0	1.8	1.0	3.9
磷	8.5	9.4	4.3	3.2	10.2
磷脂	6.5	11.1	3.3	3.2	8.6
钾	4.8	5.6	2.4	1.8	5.8
血小板计数	9.1	21.9	4.6	5.9	13.4
总蛋白	2.7	4.0	1.4	1.2	3.4
前列腺特异性抗原	14.0	72.4	7.0	18.4	30.0
凝血酶原时间	4.0	6.8	2.0	2.0	5.3
类风湿因子	8.5	24.5	4.3	6.5	13.5
硒	12.0	12.0	6.0	4.6	14.5
钠	0.7	1.0	0.4	0.3	0.9
TSH	19.7	27.2	9.9	8.4	24.6
甲状腺结合球蛋白	6.0	6.0	3.0	2.1	7.1
T_4	6.0	12.1	3.0	3.4	8.3
转铁蛋白	3.0	4.3	1.5	1.3	3.8
三酰甘油	20.9	37.2	10.5	10.7	27.9
T_3	8.7	14.4	4.4	4.2	11.4
尿酸	8.6	17.2	4.3	4.8	11.9
尿素	12.3	18.3	6.2	5.5	15.7
锌	11.0	14.0	5.5	4.5	13.5

表 8-2 美国 CLIA'88 能力验证计划的分析质量要求

检 验 项 目	可接受范围
常规临床化学	
丙氨酸氨基转移酶	靶值±20%
清蛋白	靶值±10%
碱性磷酸酶	靶值±30%
淀粉酶	靶值±30%
天冬氨酸氨基转移酶	靶值±20%
胆红素	靶值±6.84 μmol/L(0.4 mg/dL)或±20%(取大者)
PO_2	靶值±3s
PCO_2	靶值±5 mmHg 或±8%(取大者)

续表

检 验 项 目	可接受范围
pH 值	靶值±0.04
总钙	靶值±0.250 mmol/L(1.0 mg/dL)
氯	靶值±5%
胆固醇	靶值±10%
高密度脂蛋白胆固醇	靶值±30%
肌酸激酶	靶值±30%
肌酸激酶同工酶	MB 升高(存在或不存在)或靶值±3s
肌酐	靶值±26.52 μmol/L(0.3 mg/dL)或±15%(取大者)
葡萄糖	靶值±0.33 mmol/L(6 mg/dL)或±10%(取大者)
铁	靶值±20%
乳酸脱氢酶	靶值±20%
乳酸脱氢酶同工酶	LD_1/LD_2(＋或－)或靶值±30%
镁	靶值±25%
钾	靶值±0.5 mmol/L
钠	靶值±4 mmol/L
总蛋白	靶值±10%
三酰甘油	靶值±25%
尿素氮	靶值±0.71 mmol/L 尿素(2 mg/dL 尿素)或±9%(取大者)
尿酸	靶值±17%
内分泌	
皮质醇	靶值±25%
游离甲状腺素	靶值±3s
人绒毛膜促性腺激素	靶值±3s 或(阳性或阴性)
T_3 摄取	靶值±3s(方法)
三碘甲状腺素原氨酸	靶值±3s
促甲状腺激素	靶值±3s
甲状腺素	靶值±20% 或 12.9%(1 mg/dL)(取大者)
毒理学	
酒精(血)	靶值±25%
血铅	靶值±10% 或±0.019 μmmol/L(4 mg/dL)(取大者)
酰胺咪嗪	靶值±25%
地高辛	靶值±%20% 或 0.2 mg/L(取大者)
乙琥胺	靶值±20%
庆大霉素	靶值±25%
锂	靶值±0.3 mmol/L 或±20%(取大者)
苯巴比妥	靶值±20%
苯妥英	靶值±25%
扑痫酮	靶值±25%
普鲁卡因酰胺(及代谢物)	靶值±25%

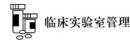

续表

检 验 项 目	可接受范围
奎尼丁	靶值±25%
茶碱	靶值±25%
妥布霉素	靶值±25%
丙戊酸	靶值±25%
血液学	
红细胞计数	靶值±6%
血细胞比容	靶值±6%
血红蛋白	靶值±7%
白细胞计数	靶值±15%
血小板计数	靶值±25%
纤维蛋白原	靶值±20%
激活部分凝血酶时间	靶值±15%
凝血酶原时间	靶值±15%
一般免疫学	
α_1-抗胰蛋白酶	靶值±3s
抗核抗体	靶值±2 个稀释或(阳或阴)
抗-HIV	反应或不反应
补体 3	靶值±3s
补体 4	靶值±3s
α-甲胎蛋白	靶值±3s
肝炎(HBsAg,anti-HBc,HBeAg)	反应(阳性)或不反应(阴性)
IgA	靶值±3s
IgE	靶值±3s
IgG	靶值±25%
IgM	靶值±3s
类风湿因子	靶值±2 个稀释或(阳性或阴性)
风疹	靶值±2 个稀释或(阳性或阴性)
免疫血液学	
ABO	100%准确
D(Rh)	100%准确
相容性检测	100%准确
抗体识别	80%准确

2. 评价分析方法 按照方法学评价方案对本实验室定量测定的项目逐一进行评价,确定每一项的不精密度(用标准差 s 表示)和不准确度(用偏倚 bias% 表示)。期中测定方法固有的不精密度可用较长时间室内质控数据来计算,不准确度可根据参加较高级别的实验室间质量评价获得来确定(测定结果与靶值之间的偏倚)。

3. 计算临界系统误差 临界系统误差 $\Delta SEc=(TEa-|bias\%|)/s-1.65$。

4. 绘制功效函数图 功效函数图的绘制比较复杂,在临床实验室难以进行相关的实验研究,因为必须控制许多变量。目前一般由计算机模拟程序来完成。功效函数图描述了控制方法的统计"功效",其中纵坐标(y 轴)为误差检出概率(Ped),横坐标(x 轴)为临界系统误差的大小(图 8-18)。作为一种函数,功效函数的自变量可以看作为临界系统误差和质控值的测定个数(同一质控品的重复测定次数或不同质控品测定结果的次数),因变量则为误差检出概率(Ped),Ped 即是质控测定值个数(n)和检出分析误差大小的函数,函数图在 y 轴上的截距为假失控率(Pfr)。

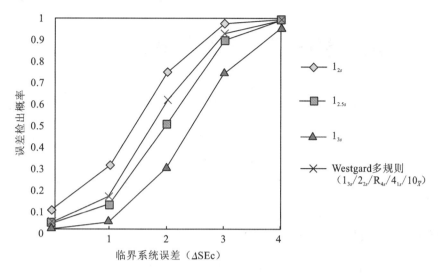

图 8-18　多规则检查系统误差的功效函数图

5. 评价质控方法的性能特征　质控方法的性能特征包括误差检出概率和假失控率。

6. 选择质控规则及质控品测定结果的个数　根据评价的结果,选择的质控方法既要有较高的误差检出率和极低的假失控率,又要简单方便实用。一般误差检出率在90%以上,假失控率在5%以下即可满足普通临床实验室的要求。

二、操作过程规范图法

操作过程规范(operational process specification,OPSpecs)图法是一个质量控制设计工具,1992年首先由 Westgard 提出。OPSpecs 是对实验室测定操作过程要求的图示工具,它显示的是测定方法的不精密度、不准确度和达到规定质量要求需要采用的控制方法之间的一种线条图。同时可用于证实当前所采用的质控方法是否恰当,或选择的质控方法及保证常规操作是否能达到质量分析要求。应用操作过程规范图不需要计算临界系统误差,减少了不必要的操作,从而简化了设计展开方法的过程。

三、六西格玛质量控制理论

六西格玛(six sigma,6σ)管理起源于20世纪80年代,最早应用于工业品生产管理中,21世纪逐渐引入临床检验的质量管理控制是在传统治疗管理理论基础上发展起来的,是同时包含定量的过程性能评价和清楚的过程改进目标的全面质量管理体系(total quality management system,TQMS)。样本的均数和标准差分别用 $\overline{X}$ 和 s 表示,而总体的均数和标准差分别是 μ 和 σ,所以 σ 是表征一组数据结果离散程度的指标,它的大小可以反映质量水平的高低。6σ 代表的质量水平意味着每100万次机会中有3.4个缺陷的可能,由此可见,这是一个非常严格的质量控制要求。

6σ 质量管理理论是一个复杂的体系。在临床实验室主要用于设计质量控制方案及评价临床检验项目的性能两个方面。其基本步骤是:①计算分析项目的 σ 水平:$\sigma=(TEa-|\ bias\%\ |)/CV\%$,其中,TEa 是允许总误差,一般可以采用美国 CLIA'88 中能力比对试验的分析质量要求,不准确度(inaccuracy)即偏倚(bias%),一般根据参加权威机构组织的室间质量评价的结果计算,不精密度(imprecision)为实验室内对待特定分析项目室内评价结果或者根据较长时间室内质控数据计算。②根据 σ 值选择质控规则:在对应 TEa 的 sigma metrics 水平图上,以 σ 值对横坐标画垂直线,观察不同候选质控规则的性能。一般选择误差检测概率约90%或更高的质控规则作为相应项目的控制规则。③评价检验项目的性能:对于 σ 小于6的检验项目,应计算质量目标指数(quality goal index,QGI),QGI=bias%/1.5CV%,如果 QGI≤0.8,提示导致方法性能不佳的主要原因是精密度超出允许范围,应优先改进精密度;如果 QGI≥1.2,提示方

法的准确度较差,应优先改进准确度;如果为 0.8～1.2,提示准确度和精密度均需要改进。可见,6σ 质量管理理论不仅可以帮助我们选择质控控制规则,还可以对检验项目性能现状作出评价,警示我们作出预防性的维护,为严格的质量控制打下基础。

第四节　室间质量评价

　　室间质量评价(external quality assessment,EQA)是多家实验室分析同一标本并由外部独立机构收集和反馈实验室上报的结果,以此评价实验室操作的过程。通过实验室间的比对判定实验室的校准、检测能力及监控其持续能力,因此室间质量评价也被称为能力验证。根据 ISO/IEC 导则 43—1997,能力比对(proficiency testing,PT)被定义为通过实验室间的比对判断实验室的校准、检测能力的活动。它是为确定某个实验室进行某项特定校准、检测能力及监控其持续能力而进行的一种实验室比对,是一种实验室之间通过检测同一标准物质衡量检测能力水平的方法。

一、室间质量评价的目的和作用

　　进行 EQA 的目的可归纳为以下六点:①确定实验室进行测量的能力,以及对实验室质量进行持续监控的能力;②识别实验室存在的问题,并制订相应的补救措施。这些措施可能涉及诸如个别人员的行为或仪器的校准等;③确定新的测量方法的有效性和可比性,并对这些方法进行相应的监控;④增加实验室用户的信心;⑤识别实验室间的差异;⑥确定某种检测方法的性能特征;⑦支持实验室认可;⑧实验室质量保证的外部监督工具。

　　总之,通过实验室间的比对,观察各实验室结果的准确性、一致性,并采取一定措施,使各实验室结果渐趋一致。目前,EQA 成绩可作为卫生行政主管部门和医院管理者对实验室质量实施监督的重要工具。

二、室间质量评价的类型

　　1. 已知值计划　该计划包括制备已知量值的被测物品,通过对实验室的测量结果与指定值的比较来评价实验室的能力。该计划无需多个实验室参加。定期发放质控物调查是我国临床检验中心至今仍采用的方法。其做法是临床检验中心向所有的参加 EQA 的单位定期发放质控物,各实验室接到 EQA 样本后,在规定时间内,按常规测定程序予以检测。将测定结果按规定的格式填写 EQA 报告单,在规定时间内寄回临床检验中心。临床检验中心根据各单位返回的检测报告,整理、统计、分析,评价(评分)检验质量,观察各项结果与靶值的偏离程度,然后将室间质量评价的结果及建议反馈至各参加单位。也就是我们通常称为的"室间质评"。这种方法的优点是省时、省钱、覆盖面广;缺点是由于执行不规范,有不按常规程序检测的现象,所以往往不能反映其真实水平。

　　全国性的临床检验 EQA 活动由卫生部临床检验中心负责组织,各省、市临床检验中心互相配合对全国医院和血站实行分级管理,使全国的各级医院和血站都能参与到这个质控网络中。区域性的 EQA 活动由各省、市临床检验中心组织,并负责所辖区的 EQA 活动。区域性的 EQA 组织者根据国家卫生部临床检验中心的 EQA 计划,结合本地区的具体情况制订自己的活动计划草案,并广泛征求所辖区各实验室的意见,修订后执行。每次质控活动至少需要有 20 个实验室参加。若参加的实验室过少,用合意法评价时将降低室间质控的评价意义。

　　另外,也应将试剂生产单位纳入该质控网络中,因为试剂产品的质量直接影响各实验室检验水平。试剂生产单位的参与,可将临床实验室在质控中反映出来的试剂盒的质量问题反馈回试剂生产单位,使试剂质量同步提高。

　　2. 实验室间检测计划　实验室室间质量评价组织者选择质控品同时发给参加计划的若干实验室进行检测。实验室完成检测后将结果反馈给室间质量评价的组织者。组织者再将个实验室的检查结果与靶值或公议值进行比对,以确定该实验室该项目检测与其他实验室的不同。每次提供给参评实验室的质控品必须充分混匀,从而保证以后出现的任何极端结果均可以排除质控品的原因。政府、实验室认可机构等组织在判断实验室检查能力时,通常采用实验室间检测计划。

3. 分割样品检测计划 它通常在两个及两个以上的少数实验室中进行,亦可以在一个实验室的若干同类检测系统之间进行。分割样品检测计划在临床实验室中指将样品分成两份或几份,每个检测系统检测样品中的一份,如急诊检验室与常规教研室血细胞分析仪、生化分析仪结果的比对等。

三、室间质量评价的工作流程

室间质量评价的工作流程如图 8-19。我国室间质量评价的工作流程由室间质量评价组织者内部的工作流程和参加评价的实验室工作流程两部分组成。室间质量评价组织者内部的工作流程见图 8-20。室间质量评价参加评价实验室工作流程见图 8-21。

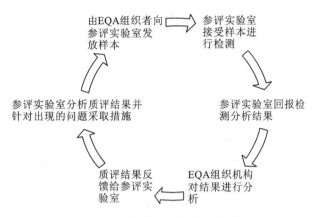

图 8-19 室间质量评价的工作流程

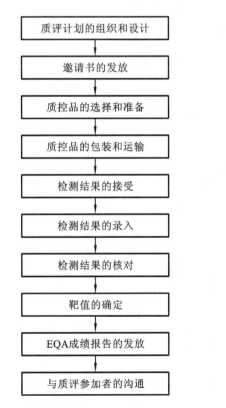

图 8-20 室间质量评价组织者内部的工作流程

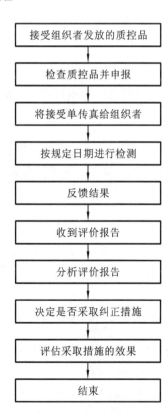

图 8-21 室间质量评价参加评价实验室工作流程

四、室间质量评价样品的检测

(1)室间质评样本必须按实验室常规工作,由进行常规工作的人员测试,工作人员必须使用实验室的常规检测方法。实验室主任和样本检测人员必须在由室间质评组织者提供的质评表上签字,表明室间质评的标本是按常规标本处理。

(2)实验室在检测 EQA 样本的次数上必须与常规检测患者样本的次数一致。

(3)实验室在规定回报 EQA 结果给 EQA 组织者截止日期之前,实验室一定不能进行关于 EQA 样本结果之间的交流。这包括由多个检验场所或者有分开场所之间的实验室交流。

(4)实验室一定不能将 EQA 样品或样品一部分送到另一实验室进行分析,任何实验室如从其他实验室收到 EQA 样品必须通知 EQA 组织机构。当 EQA 组织机构确认某一实验室意图将 EQA 样品送给其他实验室检查,则此次室间质评定为不满意 EQA 成绩。

(5)实验室进行 EQA 样品检测时,必须将处理、准备、方法、审核、检验的每一步骤和结果的报告文件化。实验室必须保存所有记录的复印件至少 2 年,这包括 EQA 结果的记录表格、EQA 计划的说明、实验室主任和分析人员的签字、EQA 样本与患者样本一样处理的文件。

(6)EQA 要求只用作患者测试的主要方法的实验室系统,检测方法进行 EQA 样本的检测。

五、室间质量评价成绩的评价方式

1. 计划内容和样品检测频率　如有可能,计划应每次活动提供至少 5 个样品。每年在大概相同的时间间隔内,最好组织三次质量评价活动。每年计划提供的样品其浓度应包括临床上相关的值,即患者样品的浓度范围。标本可通过邮寄方式提供或定人进行现场考核。

2. 实验室分析项目的评价　计划根据下列各项来评价实验室结果的准确度。

(1)为了确定定量项目实验室结果的准确度,计划必须将每一分析项目实验室结果与 10 个或更多仲裁实验室 90％一致或所有参加实验室 90％一致性得出的结果进行比较。定量检测项目每一样品的得分由下列(2)～(6)来确定得分。

(2)对于定量分析的项目,必须通过结果偏离靶值的程度来确定每一分析项目的结果。对每一结果确定靶值后,通过使用基于偏离靶值的百分偏倚的固定准则或标准差的个数来确定结果的适当性,即:

$$偏倚(bias\%)=\frac{测定结果-靶值}{靶值}\times100\%$$

每一检测项目的时间质量评价准则:

$$Z=\frac{测定结果-组均值}{组标准差}$$

(3)定性的检测项目可接受的性能准则阳性或阴性。

(4)对细菌学,则考虑是否正确的鉴定及是否正确的药敏试验结果。

(5)对于每一次 EQA 调查,针对某一项目的得分,其计算公式为:

$$某项目的得分=\frac{该项目可接受结果数}{该项目总的测定样本数}\times100\%$$

(6)对于评价的所有项目,其得分计算公式为:

$$某项目的得分=\frac{全部项目可接受结果总数}{全部项目总的测定样本数}\times100\%$$

六、室间质量评价的成绩要求

(1)每次活动每一分析项目未能达到至少 80％可接受成绩则认为本次活动该分析项目为不满意的 EQA 成绩(细菌学专业除外)。

(2)每次时间质量评价所有评价项目未达到 80％可接受成绩称为不满意的 EQA 成绩。

(3)未参加室间质量评价活动定位为不满意的 EQA 成绩,该次得分为 0。只有在下列情况下不予以扣分:在规定检查 EQA 样本时,暂停了对患者样本的检测;实验室在提交 EQA 结果时间内暂停了对患者样本的检测并将未能检测 EQA 样本的情况通知了组织者。

(4)在规定的回报时间内实验室未能将 EQA 结果反馈给 EQA 组织者,将定为不满意的 EAQ 成绩,则该次获得得分为 0。

（5）对于不是由于未参加而造成的不满意 EQA 成绩,实验室必须进行适当的培训及采取正确的措施,并有文件化的记录。文件记录必须保存两年以上。

（6）对同分析项目连续两次或连续三次活动中的两次未能达到满意的成绩则统称为不成功的 EQA 成绩(细菌学专业除外)。

（7）所有评价的项目连续两次或连续三次活动中的两次未能达到满意的成绩则统称为不成功的 EQA 成绩。

七、实验室间比对

实验室间比对(interlaboratory comparison)是按照预先规定的条件,由两个或多个实验室对相同或类似的测试样品进行检测的组织、实施和评价,从而确定实验室能力、识别实验室存在的问题与实验室间的差异,是判断和监控实验室能力的有效手段之一。利用实验室间比对,对实验室的校准或检测能力进行判定称为能力验证或实验室水平测试。实验室能力或实验室水平差异分为实验室设备差异和实验室人员技术差异。实验室间比对是借助外部力量来提高实验室能力和水平。

八、不及格室间质量评价结果的原因分析

（1）校准和系统维护计划失败。
（2）室内质量控制失控。
（3）实验人员的能力欠缺。
（4）结果的评价、计算和抄写错误。
（5）室间质评样本处理不当,如冻干质控物的复溶、混合、移液和储存不当。
（6）室间质评样本本身存在质量问题。
（7）室间质评组织者公议值或靶值定值不准。

九、基于互联网的室间质量评价数据处理与应用

高速发展的信息技术和互联网技术使得室间质量评价活动迈向信息化、自动化、智能化,EQA 系统变得不仅操作简单,运行高效,数据可传输,而且具有灵活开放的扩展功能、多平台联用、数据保密性强及智能化统计与数据挖掘在线自动完成等特点。这明显提升了临床实验室的质量控制与管理水平,加快了实验室信息化建设与人员培养的步伐,增强了室间质量评价组织者作为行业指导者的地位与监督管理职能的影响力与公信力。

（严家来）

第九章 检验后质量管理

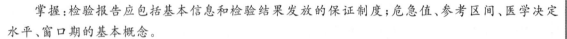

学习目标

掌握:检验报告应包括基本信息和检验结果发放的保证制度;危急值、参考区间、医学决定水平、窗口期的基本概念。

熟悉:咨询服务中解释检验结果时的注意事项;检验后标本储存的目的、种类及条件。

了解:检验与临床沟通的途径和方法。

检验后阶段又称分析后期,指的是检验后的所有过程,包括对检验结果的审核、规范格式和解释、授权发布、结果报告、结果传送、检验标本的保存、医疗废物的处理等。检验后阶段的质量管理是全面质量控制的最后一道关口,是全面质量控制的进一步完善和检验工作服务于临床的延伸。这一阶段的质量保证主要包括检验结果的审核与发放、检验后标本的储存、咨询服务与临床沟通三个方面。

 第一节 检验结果的审核与发放

检验结果报告是临床实验室工作的最终产品,检验结果是临床医生开展诊疗活动所需的重要信息,检验结果的"完整、正确、有效、及时"发放是检验后阶段质量保证的核心。

一、检验结果的审核

1. 检验报告单的信息完整性 一份完整的检验报告单至少应包括下列信息:①检验的标识:检验项目名称、结果、单位、参考范围、异常结果的提示,有无漏检。②患者的标识:姓名、出生年月、性别、病历号,住院患者还应注明所在的病区、病房及病床号等。③实验室的标识:医院名称、实验室名称及联系方式。④检验申请者的标识:申请者姓名、申请日期,委托实验室发出的报告还应有申请实验室提供的标识和申请者地址。⑤标本的标识:标本来源或类型、采集时间、采集人、实验室接收标本的时间、原始标本的质与量。⑥报告授权发布人的标识:报告者及结果审核者的签名。⑦报告发布的日期和时间。⑧需要对结果进行解释:诊断性检验报告应有必要的描述及"初步诊断"或"诊断意见",并由执业医师出具诊断性检验报告(乡、镇的医疗机构可由执业助理医师出具)。⑨检验结果如有修正,应提供原始结果和修正后的结果。⑩检验报告单上可注明"本检验结果仅对此检验标本负责"等字样(图9-1)。

2. 检验结果的准确性 ①评估检验结果与患者其他信息(临床诊断、以往检验结果、相关检验等)的符合性;②准确性出现问题或疑问时,检查检测系统是否完整、有效,检测过程是否可控。

由于患者某一成分的含量在分析前无法判断,要判断分析结果是否准确地反映了其含量是困难的;同时患者间测定值是不同的,即使抽样复查也只是反映其重复性。为了解决这一难题,通常可根据室内质控的情况加以判断:室内质控"在控"时,报告可发出;"失控"时报告不宜发出,必须寻找原因,在保证结果可靠后才能发出报告。

×××医院检验报告

科(室)_____   NO _____

地址:_____   电话:_____   检验编号_____

....

患者姓名_____ 标识号_____ 申请日期___月___日 采样时间___月___日___时___分

性别:男 女   科别_____   床号_____   申请医师_____   采样者_____

出生:_____年_____月   诊断_____   标本种类:血、尿、便_____   记账_____元

编码	检验项目	结果	单位	提示	参考范围

收样时间:____月___日___时___分 报告时间:____月___日___时___分 检验者___ 签发者___

....

备注:溶血、黄疸、乳糜_____   签字_____

结果评论:_____   签字_____

此报告仅对送检标本负责,结果供医师参考,结果审阅____ 时间:_____年_____月_____日

图 9-1 临床检验报告单格式图

二、检验报告的发放

1. 建立保证制度

(1)检验报告单签发的严格审核制度。审核者应当具有临床检验资格,并具有临床实验室负责人授权(如本工作室负责人、检验医师或高年资、有经验的检验人员等),并应保留核查人员名单和签字记录。

(2)异常结果、危重患者、疑难患者等的检验结果复核或复查制度。实验室应规定哪些情况下的检验结果应与以前的检验结果进行比较或复查;观察当前检测的结果及其变化是否符合规律,可否解释,必要时可与临床医生取得联系。

(3)特殊项目及部分关系重大的检验报告签发制度。如抗 HIV 阳性的报告单、白血病及恶性肿瘤的报告单、罕见病及高致病病原体的报告单等均需实验室负责人或由实验室负责人授权的相关人员复核无误并签名后才能发出。

(4)危急值紧急报告制度。危急值(critical values)是某些出现异常(过高或过低)时,可能危及患者生命的检验数值,又称紧急值或警告值。如血钾、血钙、血糖、血淀粉酶、血气分析(血 pH 值、PCO_2、PO_2、HCO_3^- 等)结果,以及患者的血液、脑脊液、胸水、腹水中发现病原微生物等,实验室必须迅速将结果报告给临床医生,并记录报告时间、报告人及结果"接收者";否则,会贻误患者诊治,危及患者生命。

危急值的报告与急诊报告不要混淆。急诊检验结果不论正常或异常必须立即报告,危急值的项目不一定是急诊检验,但出现危急值时也必须迅速报告。常用的血液学检验的危急值见表 9-1。

表 9-1 常用的血液学检验的危急值

实验项目	检测项目	危急值
全血细胞计数	白细胞计数	$<2.5\times10^9$/L 或$>30\times10^9$/L
	红细胞计数	$<50\times10^9$/L 或$>1000\times10^9$/L
	血红蛋白	<50 g/L 或>200 g/L
		新生儿:<95 g/L 或>233 g/L
	血细胞比容	<0.15 L/L 或>0.6 L/L
		新生儿:<0.33 L/L 或>0.71 L/L

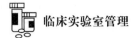

续表

实 验 项 目	检 测 项 目	危 急 值
凝血试验	凝血酶原时间	＞60 s
		抗凝治疗者:国际标准化比值＞6.0
	活化部分凝血酶时间	＞100 s
	纤维蛋白原	＜1 g/L
血气分析	酸碱度	＜7.25 或＞7.55
	二氧化碳分压	＜20 mmHg 或＞60 mmHg
	氧分压	＜40 mmHg
	碳酸氢根	＜15 mmol/L 或＞40 mmol/L
	血氧饱和度	≤75%
	剩余碱	±3.0 mmol/L
生物化学检验	钾	＜2.5 mmol/L 或＞6.5 mmol/L
	钠	＜120 mmol/L 或＞160 mmol/L
	氯	＜80 mmol/L 或＞115 mmol/L
	钙	＜1.6 mmol/L 或＞3.5 mmol/L
	镁	＜0.5 mmol/L 或＞3 mmol/L
	磷	＜15 mmol/L 或＞40 mmol/L
	葡萄糖	女性及婴儿:＜2.2 mmol/L 或＞22.2 mmol/L
		男性:＜2.7 mmol/L 或＞22.2 mmol/L
		新生儿:＜1.6 mmol/L 或＞16.6 mmol/L
	尿素	＞36 mmol/L
	肌酐	＞0.352 mmol/L
	尿酸	＞0.72 mmol/L
	淀粉酶	＞300 U/L
	总胆红素	新生儿:≥340 μmol/L
	甘油三酯	＞4.5 mmol/L

（5）检验报告单审签制度。检验报告单发出前,除操作人员签字外,还应有另一名有执业医师资格的检验人员核查并签名。防止检验报告单的丢失和发错科室。

（6）规定检验报告时间。日常检验(平诊)和急诊检验项目报告期限应有相应的规定,并向临床公示;急诊检验、危急值应在最短时间内发出正式报告,如有特殊情况不能发出检验报告,应及时与临床医生联系,说明原因。

2. 保护患者隐私权　隐私权是患者的基本权利之一。原则上所有的检验结果都属于该患者隐私的一部分,未取得患者本人同意,不得公开。所有检验结果都只发给检验申请者(一般发送至检验申请者所在科室的护士站或医师站);如用电子形式发布检验结果(如检验结果上网,患者从触摸屏自动查询等),应有保密措施。门诊患者的检验结果可由患者或陪同人员取走,但应有相应措施防止误取。

抗 HIV 阳性、梅毒反应阳性、淋病双球菌阳性、肝炎血清标志物阳性的结果,应直接报告申请者本人。

3. 检验结果报告方式　①纸质检验报告单;②电子检验报告单,通过院内网络信息管理系统或远程互联网等形式以电子报告方式将检验结果报告给临床医生。

第二节 检验后标本的储存

检验标本的储存是指检测完毕后的标本进行必要的一定时间的备查性保留。检测后,根据标本种类及检测指标的不同,保留时间的长短不一,其原则是保存后的标本检测结果与初次检测结果仍有可比性。

1. 标本储存目的 标本储存的最主要目的就是为了必要时复查,每份检验报告仅对送检标本负责。当临床医生或患者对检验结果提出质疑时,只有对原标本进行复检,才能说明初次检验是否有误。此外,标本保存也有利于在科研工作中开展回顾调查。

2. 标本储存的原则 首先应建立标本储存的规章制度,最好是专人专管,重要或敏感性标本可加锁重点保管;其次在标本储存前要进行必要的收集和处理,如分离血清、添加防腐剂等;另外,应做好标识并有规律地存放,最好将标本的原始标识一并保存;最后,对储存标本要定期清除,以减少不必要的资源消耗。

3. 标本储存的制度 检验报告发出后的标本至少应保留48 h,以便复查或与重新采取的标本进行对比分析。临床医生对检验结果如有疑问,应在48 h内反馈给实验室。为了避免医疗纠纷应保存相关数据,各实验室应根据不同检验项目、不同标本保存的时间和条件制订相应的标本储存制度。

4. 储存标本的种类及条件 临床检验标本最常见的是血液、尿液、粪便。尿液及粪便保存价值不大,除有必要外很少进行保存。血液的保存又因检验项目的不同,保存条件、保存时间也各不相同。而形态学检查的骨髓标本、各种积液涂片及病理组织标本等,则需要以档案片的形式进行长期保存。某些分析物在分析标本中的稳定性见表9-2。

表 9-2 某些分析物在分析标本中的稳定性

项目名称	冰箱	低温冰箱	项目名称	冰箱	低温冰箱
ALT	7 天	2 天	E₂	3 天	1 年
AST	7 天	12 周	HCG	3 天	1 年
AMS	7 天	1 年	LH	1 天	1 年
GGT	7 天	数年	PT	1 天	1 个月
LDH	4 天	6 周	APTT	8 小时	1 个月
CK	7 天	4 周	V 因子	4 小时	1 个月
ALB	3 个月	3 个月	Ⅶ 因子	不稳定	不稳定
TP	4 周	数年	Ⅷ 因子	4 小时	2 周
Urea	7 天	1 年	D-二聚体	4 天	6 个月
Cr	7 天	3 个月	IgG	3 个月	6 个月
Glu	7 天	—	IgM	3 个月	6 个月
HDL	7 天	3 个月	IgA	3 个月	6 个月
Ch,LDL	7 天	3 个月	C3	8 天	8 天
TG	7 天	数年	C4	2 天	—
CTnT	1 天	3 个月	AFP	7 天	3 个月
K	1 周	1 年	CEA	7 天	3 个月
Na	2 周	1 年	CA125	5 天	3 个月
Ca	3 周	8 个月	CA15-3	5 天	3 个月
Cl	7 天	数年	CA19-9	30 天	3 个月
P	4 天	1 年	SCC	1 个月	1 个月

续表

项目名称	冰箱	低温冰箱	项目名称	冰箱	低温冰箱
血气	2 h	—	PSA	30 天	3 个月
FT_4	8 天	3 个月	RF	3 天	1 个月
FT_3	2 周	3 个月	ASO	2 天	6 个月

5. 标本的生物安全　鉴于临床检测标本具有或潜在具有生物性危害因子,因此这些标本及容器、检测过程中接触这些标本的材料应按《医疗卫生机构医疗废物管理办法》及《医疗废物管理条例》相关规定处理。

第三节　检验结果的查询

1. 进行检验结果查询的常见情况
(1) 检验报告单丢失。
(2) 对患者病情分析需要以往的检验结果作参考。
(3) 检验报告发出前需要核对以往的检验结果,以决定检验结果是否发出。

2. 查询方式
(1) 手工查询:根据患者的姓名、检验项目、送检日期等进行。
(2) 利用临床实验室信息管理系统(LIS)查询:具有更强的查询功能。不仅可以根据患者的姓名、检验项目、送检日期进行查询,也可根据病历号、检验标本类型查询。

查询后,如需补发检验报告单,应注明"补发"字样。无论何种原因、何种方式查询,均要注意保护患者隐私,查询人必须符合临床实验室制订的相应规定。

第四节　咨 询 服 务

咨询服务是临床实验室重要职责之一。通过检验咨询服务可使检验医学在疾病诊断、治疗、预后判断、健康普查和健康咨询中发挥重大作用。

一、咨询服务的重要性

1. 咨询服务的执行者　检验后咨询服务是临床实验室的主要功能之一。主要执行者是检验医生。检验医生是架起实验室与临床之间沟通的重要桥梁。
2. 咨询服务的对象　临床医师、护士、患者及患者家属。
3. 咨询服务的意义　帮助医师更加有效地利用检验信息,帮助护士正确采集标本,帮助患者及患者家属理解检验结果。

二、咨询服务的主要内容

1. 检验前咨询　主要内容包括检验项目的选择,新开检验项目的临床意义和正常参考区间,检验流程、检验方法的影响因素和不精密度,标本的采集、运送、保存、处理等注意事项。
2. 检验后咨询　主要内容是检验结果的解释。包括几个检验项目组合结果的解释,前后两次检验结果不一致的解释,检验结果与临床预期诊断不符的解释,不同医疗机构的实验室检查结果不一致时的解释,对进一步检查提供参考意见等。

三、对患者的咨询服务

医院可为门诊设立咨询服务台。对患者的咨询主要是帮助患者如何看检验报告单,包括该检验项目的参考区间、检验结果是正常还是异常、该检验项目的临床意义等。但必须指出,除诊断性报告外,由于对患者的临床情况了解不足,咨询服务台的医务人员不要轻易对患者(或家属)给出患者得了什么病的答复,更不要轻易提供治疗意见。

四、解释检验结果应把握的几个问题

(一) 参考区间

参考区间(reference interval)是解释检验结果是正常还是异常的依据。

1. 定义

参考区间又称参考范围,是指正常人解剖、生理、生化等各种数据的波动范围。

2. 解释时应注意的因素

(1) 参考人群的特点:如年龄、性别、民族、职业、体重、身高、遗传、居住地域等。

(2) 取样本时环境与生理条件变化:紧张、运动、姿势、饮食习惯、吸烟、空腹时间、内分泌及生殖状况(月经、妊娠)、用药情况等。

(3) 标本采集与保存影响:动脉血、静脉血还是毛细管血;止血带使用的时间;采集时间、有无抗凝剂、抽血与分离血浆(清)的间隔时间;样本运输条件;检验前标本保存的温度及时间;有无溶血、冰冻等。

(4) 检验方法的差异性:同一检验项目,可能有多种测定方法,不同的检验方法的参考区间不同。如 LDH 测定,P-L 法正常成人参考区间为 280~460 U/L,而 L-P 法为 109~245 U/L。各实验室应建立自己的参考区间。同时,不论用何种方法制订的参考区间,总有少数正常人的测定值落在异常值范围内,不可避免的存在有假阳性或假阴性。因此,在解释检验结果时,更应注意。

(5) 当检验结果接近参考区间上、下限时,不要轻易作出正常或有病的判断,最好过一段时间再复查,作对比分析。

(6) 临界值的应用:临界值是指定性实验时,实验结果处于(阴、阳性)分界点时的标本中分析物的浓度值。目前,许多定性、快速测定的干化学法、ELISA 法、胶体金免疫层析法等所用的试纸条来自不同的生产厂家,灵敏度不相同,因此,判断阳性、阴性的临界值也不同。如测定大便隐血的化学方法的试纸条灵敏度为 2 mg/L,而胶体金免疫层析法灵敏度可达 5 μg/L。这往往引起误解,解释结果时务必特别注意。

(二) 医学决定水平

医学决定水平(medical decision level,MDL)是指临床上必须采取措施时的检测水平。检验结果高于或低于该值,医生应决定对患者采取某种治疗措施。

以血钙为例,正常参考区间为 2.25~2.65 mmol/L。如低于 1.75 mmol/L,患者易发生低钙抽搐,而观察甲状腺功能是否亢进,血钙高限值通常为 2.75 mmol/L,如果血钙高于 3.38 mmol/L 可能出现高钙昏迷,应立即作出诊断。因此,1.75 mmol/L、2.75 mmol/L、3.38 mmol/L 就成为三个医学决定水平,测定结果出现上述情况时,提示临床上应采取必要的措施。如测定值在正常参考值区间上、下限以外,但又处于医学决定水平之间,应结合临床症状或重复检查,以作出临床判断。部分生物化学检验项目的医学决定水平见表 9-3。

表 9-3 部分生物化学检验项目的医学决定水平

检测项目(单位)	参考区间	医学决定水平	临床意义
钾/(mmol/L)	3.7~5.3	≤3.0	虚弱、地高辛中毒和(或)心律失常
		≥5.8	查找高钾原因,考虑是否有肾小球疾病
		≥7.5	与心律失常有关,必须给予合适治疗
钠/(mmol/L)	138~146	≤115	患者可神志不清,及时进行治疗
		≤135	考虑引起低钠原因,做辅助试验
		≥150	认真考虑引起高钠的原因

续表

检测项目（单位）	参考区间	医学决定水平	临 床 意 义
氯/(mmol/L)	98～109	≤90	应考虑低氯血症的原因
		≥112	应考虑高氯血症的原因，并做辅助诊断试验
钙/(mmol/L)	2.25～2.65	≤1.75	引起手足抽搐、肌强直等情况，采取治疗措施
		≥2.75	确定引起血钙升高原因，做其他试验证实或排除
		≥3.38	出现高血钙性昏迷，及时采取有效治疗措施
磷/(mmol/L)	0.81～1.62	≤0.5	常与溶血性贫血有关，应考虑多种方法治疗
		≤0.8	伴有高血钙时，支持甲状旁腺功能亢进诊断
		≥1.7	考虑磷升高的多种原因，尤其是否有肾功能不全
葡萄糖/(mmol/L)	3.9～6.1	≤2.48	低糖血症，应做其他试验查找原因
		≥7.0	可考虑糖尿病的诊断，但应做糖耐量试验
		≥10.0	饭后1 h测得此值或高于此值，可高度怀疑糖尿病
尿素/(mmol/L)	2.9～8.2	≤2.48	常见于肝功能不全
		≥10.0	考虑引起尿素升高的多种原因，测定血清肌酐有助于正确评价肾功能
		≥18.0	常见于严重的肾功能不全，选择其他诊断方法和治疗方法
尿酸/(mmol/L)	0.15～0.41	≤0.12	应采取多种诊断措施，鉴别各种疾病
		≥0.47	应采取多种诊断措施，鉴别各种疾病
		≥0.63	具有形成肾结石或痛风的高度危险，应及时采取治疗措施
肌酐/(mmol/L)	62～133	≤50	可能与平时进食蛋白质不足及营养不良有关
		≥140	考虑肾功能不全的可能，做肾功能检查和评价
		≥530	考虑做其他肾功能检查试验，及时采取治疗措施
总蛋白/(g/L)	60～80	<45	往往与水肿有关，应考虑治疗，做更全面检查
		≤60	考虑引起总蛋白降低原因，做进一步检查
		>80	考虑引起总蛋白升高的原因，可通过血清蛋白电泳等项目做进一步检查
清蛋白/(g/L)	35～50	<20	肝病患者提示严重预后不良，还应测定尿蛋白，应查明有无过多的蛋白丢失
		<35	应考虑引起清蛋白降低的各种因素，如肾病、肝功能不全、恶性肿瘤等
		≥52	考虑脱水的可能性，并进行血细胞比容测定
胆固醇/(mmol/L)	3.9～6.5	<2.4	提示有严重肝功能不全，应考虑适当的诊断与治疗措施
		>6.5	发生冠状动脉粥样硬化的危险性增高
		≥10.4	患动脉粥样硬化且预后差，必须采取治疗
甘油三酯/(mmol/L)	0.22～1.98	<0.22	多与营养不良有关
		>2.0	动脉粥样硬化性心血管疾病的危险因子，应给患者提供合适的预防建议
		>4.4	动脉粥样硬化性心血管疾病，预后差，应予治疗
总胆红素/(μmol/L)	1.7～20.5	≥25	应考虑引起胆红素增高的各种原因，包括肝功能不全、肝外阻塞、溶血等
		≥40	出现黄疸
		≥350	婴儿伴有脑性核黄疸，考虑换血
丙氨酸氨基转移酶/(U/L)	5～30	≤20	可排除肝细胞损坏，考虑其他疾病
		≥60	应考虑引起ALT增高的各种疾病，并进行其他检查以求确诊
		≥300	急性肝细胞损伤

续表

检测项目(单位)	参考区间	医学决定水平	临 床 意 义
碱性磷酸酶/(U/L)	40～150(成人)	≤60	可排除与 ALP 升高有关的病种,而考虑其他诊断
		≥200	考虑引起 ALP 升高的多种疾病的可能性,进一步鉴别肝胆或骨骼病变,进行血 γ-GT 测定
		≥400	考虑多种引起 ALP 升高的病变,为进一步明确诊断,应进行其他项目的测试

(三)敏感度及特异度

敏感度及特异度是反映该检验项目在临床使用价值的重要指标。"敏感度"又称"灵敏度",它指的是某病患者该试验阳性的百分率;"特异度"指非该病患者该试验阴性的百分率。目前,没有一个项目的敏感度和特异度都达到百分之百的,因此存在着一定的假阳性或假阴性。如通过显微镜检查痰液中的结核杆菌来诊断肺结核,当痰标本中的细菌数达到 10^5 个/mL 时才能出现阳性,因此阳性时固然可以确诊,但阴性时不能仅凭一次结果就否定诊断,一般应连续检查三次或更多次,再作出判断。一般来说,敏感度高的试验阴性时对排除某病有价值,特异度高的试验阳性时对确诊某病有意义。因此,在疾病诊断时,应注意几个检验项目的联合应用及有效组合。

(四)窗口期问题

1. 定义 狭义上讲,窗口期是指病毒感染人体后,需经过一段时间血液才会产生抗病毒抗体,在此期间抗体检测呈阴性,这个时期也称"抗体阳转期"。窗口期容易造成误诊。广义上说,窗口期是指感染病毒起到所有感染者能被现有医学方法检测出来之间的时期。随着检验技术的进步,窗口期已经大大缩短,如检测抗 HIV 抗体、抗原、病毒 RNA 等诊断 HIV 感染,缩短了 HIV 的窗口期。

2. 常见病毒的窗口期时间 临床上常见病毒的窗口期时间:乙型肝炎为 1～6 个月,丙型肝炎为 3～6 个月,艾滋病一般为 2 周至 3 个月。

3. 了解窗口期意义 ①当感染后出现可疑症状,初次检查病毒抗体为阴性时,应考虑窗口期问题,须按医生指导,按约定时间复查。②已确认输注 HBV 阳性患者的血液感染病毒后,虽在窗口期内检查病毒抗体为阴性时,因体内已有病毒且具有传染性,应防止传染给他人。

4. 窗口期与潜伏期比较 以艾滋病为例,窗口期感染者的各种体液或分泌物中已含大量 HIV,具有很强传染性。因此,接受检测后的阴性者,在 3 个月后要进行复查。如果确已受到感染,这时抗体便可检测出来。

潜伏期即从感染上 HIV 到发展为艾滋病患者的这一段时间。通常,感染上 HIV 的人平均经过 7～10 年的时间,有的可达 10～20 年,才发展为艾滋病患者。在此之前,他们从外表上看与健康人一样,可没有任何症状地生活和工作,但潜伏期有很强的传染性。

五、与临床科室的沟通

检验与临床沟通是检验医学永恒的主题,是做好临床实验室工作,更好地为临床和患者服务的基础。切实贯彻"以患者为中心"的指导思想,必须加强检验科与临床科室的互相支持与理解。为做好临床实验室工作,检验医师必须主动与临床医师、护士进行有效沟通。

与临床沟通的途径和方法主要有:①参与查房、会诊、病例讨论;②定期、不定期召开与临床科室座谈会;③定期、不定期举行检验医学专题讲座;④定期、不定期邀请临床医师为实验室人员讲课;⑤定期、不定期互派人员实习;⑥举办阅片会或学术交流会;⑦通过医院信息管理系统(HIS)在网上进行实验室与临床科室间的信息交流等。

六、对咨询服务人员的要求

(1)深刻理解检验医学的内涵,认识到咨询服务是检验医师的重要职责之一。

（2）掌握检验方法学方面的知识和技能,熟悉检验方法的性能,同时应学习和掌握临床有关知识和基本技能。

（3）加强自身学习,不断增强与临床的沟通能力。

（4）以患者为中心,将"检验数据"转化为"临床诊疗信息"。

（5）主动与临床医生沟通,积极参与临床查房和病例讨论。

小结

检验结果报告是临床实验室工作的最终产品,直接关系到患者能否得到正确、有效、及时的诊断和治疗,因此,保证检验报告准确和及时发放是检验后质量保证工作的核心。检验后质量保证主要包括三个方面:①检验结果的审核和发放;②检验后标本的储存;③咨询服务与临床沟通。必须切实加强检验结果审核、发放,标本保存相关制度的建设与执行,同时注意危急值、参考区间、医学决定水平、敏感度、特异度和窗口期的结果报告和咨询服务。检验报告作为医疗文件,内容必须完整无缺。临床实验室工作人员必须加强自身学习,努力做好咨询服务及与临床沟通工作,最大限度发挥检验报告对疾病诊断、治疗、筛查、预后判断、健康普查和健康咨询的作用。

能力检测

1. 名词解释

危急值　参考区间　医学决定水平　窗口期

2. 一份完整的检验报告单应包括哪些信息?

3. 检验报告的发放主要有哪些制度?

4. 当检验结果与临床诊断不符时,可能有哪些原因? 应该怎么办?

5. 检验与临床沟通的途径和方法有哪些?

（李树平）

第十章 计量溯源性和测量不确定度

 第一节 主要术语定义及有关概念

临床检验计量溯源和测量不确定度理论中的相关的几个术语与概念,有些在平常临床检验中不常使用,有的是新出现的。本节简单介绍解释主要相关术语的定义及概念,以便于溯源理论的学习和理解。

一、检验标度及有关术语

在临床检验中,大多数检验是定量检验的,检验结果用数字和单位表示,如某份血清样品的血糖浓度为 6.0 mmol/L;有些是半定量检验,如用"+"的个数表示的尿糖浓度;还有些是分类检验,如 ABO 血型。把上述检验结果类型的描述术语称为标度。标度一般可分为名义标度、序次标度。

名义标度:如上述 ABO 血型为分类检验结果的类型,这种标度的数据既无大小或先后之分,也不能求其均值,仅仅是为了把一种结果与另一种结果相区分。

序次标度:如上述尿糖浓度半定量结果类型,这类结果只能分出大小,但不知道具体的大多少或小多少,只供排序。

定量检验结果中有两种情况。一种是结果有正有负,如阴离子间隙结果可以是 -1、0、1 mmol/L 等,但是其零点在某种意义上是人为规定的,此类结果既可表示差别,又可以计算查得大小,但是不能表示计算比例,这种结果类型称为差示标度或区间标度。第二种是结果有绝对零点或自然零点,其零点意为"无",这种结果既可以计算差值,也可计算比例。例如:甲、乙、丙三者的血清总蛋白浓度分别为 0 g/L(假设)、34.1 g/L、68.2 g/L,代表甲的血清中"不含"总蛋白,乙和丙的血清总蛋白浓度相差 34.1 g/L,丙的血清总蛋白是乙的 2 倍,这种结果类型称为比例标度。

临床检验量值溯源主要是以比例标度和差示标度表示的结果,但其原理也用于以名义标度和序次标度表示的结果。

二、量和量值的有关术语

1. **量** 量的定义为现象、物体或物质可定性区别和定量确定的属性,可分为"广义量"和"特定量"。广义量:在化学(包括临床化学)界常称为量类,未规定条件的量类只是量的种类,是不可测量的,如质量、物质量、体积分数等。而规定了一定条件的量类称为特定量,它是可以测量的,故又称为可测量的量,在很多情况下简称为量。

2. **特定量** 特定量需要三个要素来描述,即系统、组分和量类。在临床检验领域中,"系统"可简单理解为样品物质,如血液、血清、尿液、脑脊液等;"组分"是指样品中的被测物质成分。如"24 h 尿液(系统)中清蛋白(组分)的物质量(量类)"是一个特定量。待测的特定量称为被测量即"被测量的量",被测量的组分称为"分析物",如上述中的整个短语为一被测量,其中的清蛋白为分析物。

3. **量值** 量值一般是指由一个数乘以测量单位表示的特定量的大小,常可简称为"值"。

4. **测量结果** 测量结果是通过测量得到的赋予被测量的值。

5. **真值** 真值是指与给定的特定量的定义一致的值。在理论上讲,真值只有通过完美地测量才能获得,在实际工作中很难获得。

6. 约定真值   约定真值是指一个特定量的赋予值,对于给定的目的具有适当的不确定度,所以常被接受为真值。通常约定真值是用不确定度符合要求的测量程序多次测量的平均值。约定真值也被称为定值或赋值、最佳估计值、约定值或参考值。

三、准确度、正确度和精密度的有关术语

准确度和精密度在临床检验工作中较常被使用,近年 ISO 对准确度进行重新定义,并提出一个新的术语"正确度",它们的定义如下:①准确度是一次测量的结果与被测量真值的接近程度;②正确度则是大量测量的均值与真值的接近程度;③精密度是在规定条件下获得的独立测量结果之间的接近程度。

由上述可见准确度包括正确度和精密度,既正确又精密的结果才能是准确的,以往常用的准确度其实是现在的正确度。以上三个术语都不能用数字表示其优劣,只能用"良好"、"不足"等词汇描述。但是其反义概念可以用数字表示,如可以用偏倚(均数与真值之差)表示不正确度,用标准差或变异系数表示不精密度;用偏差(单次测量值与真值之差)表示不准确度。

四、测量方法和程序的有关术语

人们对方法一词比较熟悉,而程序是一个较新的概念,两者有一定区别。测量方法是一般描述的测量操作逻辑次序;而测量程序则是用于特定测量的,根据给定的测量方法具体描述的一组操作。

测量程序对测量操作的每一个细节进行了规定,因此它有相对固定的性能指标。一般情况下可使操作者根据测量程序直接进行相应特定量的测量,无需提供另外的说明,而测量方法则不能,因为测量方法一般是描述性的,不具备具体的性能参数。一个测量程序一般只是在特定的情况下,针对一个特定量;而一个测量方法可有多个测量程序,每个测量程序的性能也可能有所不同。在临床检验中,测量程序有时也称为"分析方案"或"标准操作程序(SOP)"。

五、标准和参考的有关术语

1. 标准   有时是指书面标准或标准文件,有时指测量标准。

(1)书面标准:书面标准是指通过公议而建立、由特定机构批准的文件,它提供经常和重复使用的关于活动或其结果的规则、指南或特征,以达到规定情况下的理想秩序为目的。书面标准的例子有 ISO 标准、欧洲标准、各国的国家和行业标准等。

(2)测量标准:测量标准是指定义、实现、保存或复现量的单位或一个或多个量值,用作参考的实物量具、测量仪器、参考物质或测量系统。测量标准分为一级测量标准和二级测量标准。一级测量标准,在我国又称测量基准,是指定的或公认的具有最高计量学特性的测量标准,其值不用参考相同量的其他标准而被承认。二级测量标准是通过与相同量的一级测量标准相比较而确定其量值的测量标准。

对于临床检验领域的定量检验,测量标准在多数情况下是指较高级别的参考物质。

2. 参考   在临床检验标准化或计量学溯源中经常使用,如上述测量标准是一种参考,还有参考物质、参考方法等,其意义应理解为参比或比照标准等,可通过与之比较,而达到校准或验证准确性的目的,所以我国也经常将"参考"与"标准"同用,如我国有标准物质、标准样品等说法。

六、溯源性和不确定度及有关术语

溯源性的定义:测量结果或标准的值通过连续的比较链与一定的参考标准相联系的属性,参考标准通常是国家标准或国际标准,比较链中的每一步比较都有给定的不确定度。

需要注意:溯源性是测量结果(标准的值一般也是测量结果)的属性,不应用于描述测量、测量方法或程序。比较链又称溯源链,连续的比较链在临床检验等化学测量中,它是指计量学级别由低到高的、交替出现的测量程序和校准物。"一定的参考标准"在检验医学领域可简单理解为参考物质或参考测量程序。溯源链可长可短,但理论上溯源链应尽可能短,因溯源链越长,测量不确定度往往越大。

不确定度的定义是与测量结果相关的参数,表征可合理地赋予被测量的值的分散性。测量不确定度是一个代表测量结果质量的参数,其基本含义是对测量结果的"怀疑"。

七、参考测量系统的有关术语

1. 参考测量系统 参考测量系统简称为参考系统,是由参考物质、参考测量程序和参考测量实验室等三部分组成的测量系统。

2. 参考物质 参考物质是一种材料或物质,其一种或多种特性值是够均匀并被良好确定,用于校准测量系统、评价测量程序或为材料赋值。

参考物质包括校准物质和正确性控制物质。校准物质又称"校准物",是在校准函数中其值被用做自变量的参考物质(校准测量系统或为材料赋值),正确性质控物质是用于评价一种测量系统的测量偏差的参考物质。参考物质有校准和评价测量系统两个主要功能。一种参考物质在一个测量程序或测量系统中既可以用做校准物质,也可以用做正确性质控物质,但需要注意的是参考物质不可以同时用做校准物质和正确性质控物质。

参考物质是一个较宽的概念,包括各种校准物质、质控物质和有证标准物质。一级校准物质是参考物质,试剂盒中的校准物质也是参考物质,但一般情况下参考物质是指较高级别的参考物质,是有证参考物质。有证参考物质是附有证书的参考物质,其一种或多种特性值用可建立溯源性的程序确定,使之可溯源至准确复现的表示该特性值的测量单位,每种确定的特性值都有给定置信水平的不确定度。

3. 参考测量程序 简称参考方法,是经过充分研究的测量程序,给出的值具有与其预期用途相称的测量不确定度,尤其是评价测量相同量的其他测量程序的正确性和鉴定参考物质的用途。

参考测量程序可按其测量不确定度的大小分为一级参考测量程序和二级参考测量程序。一级参考测量程序是具有最高计量学特征的参考测量程序,其操作可被完全描述和理解,所有的不确定度可用 SI 单位表示,结果不用参考被测量的量的测量标准而被接受。在临床检验领域提到的"参考方法"在多数情况下指的是二级参考测量程序,需一级参考物质校准。"二级"并不意味着性能低于"一级",它们适合于分析复杂的生物样品而一级参考测量程序在一般情况下只适合于一级参考物质(纯物质)的鉴定,不适合生物基质样品的分析。

4. 参考测量实验室 参考测量实验室,是运行参考测量程序、提供有给定不确定度的测量结果的实验室。参考测量实验室有很高的管理和技术要求。往往需要通过一定的评审程序才能成为参考测量实验室。对于同一检验指标,如胆固醇、酶催化活性等,国际上有参考测量实验室网络,应定期进行测量比对,以保证参考测量的有效性。

八、互换性和基质效应及有关术语

互换性或称为互通性、替换性等,是参考物质的重要属性,是指用不同测量程序测量该物质时,各测量程序所得的测量结果之间的数字关系,与用这些测量程序测量实际临床样品时测量结果的数字关系的一致程度。

互换性是指参考物质物理化学性质与实际临床样品的接近程度。造成互换性问题的原因是制备参考物质时,出于调整浓度、便于储存和运输等目的,对原料进行的成分调整(如添加外源性的替代被测物等)和加工(如冻干等)。但造成参考物质与实际样品不同的还有分析物本身的因素。

互换性是物质/系统所特异的,一种物质对一个系统是互通的,对另一系统可以是非互通的,互换性问题可能对一个系统表现为正偏倚而对另一个系统表现为负偏倚。互换性只能通过实验进行评价或验证。互换性是检验项目特异性的。一种项目是互通的并不代表其他项目也是互通的。互换性问题更常见于以免疫学原理测定的蛋白类和激素类等检验项目。互换性问题不仅是物质的问题,也是方法的问题。

比如过去常用"基质效应"一词描述上述参考物质与新鲜样品的性质差异,但近年 ISO 标准中用互换性表示参考物质与患者样品的性质的接近程度。基质效应的定义则是,被测量以外的某种样品特性对被测量值的影响,如用火焰发射分光光度法测量人血浆钙离子物质的量浓度时,样品中的磷酸盐浓度和样品浓度可能会影响测量结果。

可见,基质效应主要是非特异性和干扰易感性问题,是使参考物质缺乏互换性的原因之一。参考物质缺乏互换性的另一个主要原因是参考物质中的分析物与实际样品中的分析物性质不同。

第二节 临床检验中的计量学溯源性

一、概述

目前,临床实验室普遍采用商品化试剂盒提供的常规方法,使用的方法原理、试剂品种繁多。对于同一项目检验不可能也不应该要求所有实验室使用同一方法进行检验。如何保证临床检验结果准确、具有跨空间的可比性,是临床检验领域的工作目标。实现这一目标的主要途径是建立和保证不同方法结果的计量学溯源性,其过程称为量值溯源。

在临床检验领域,所谓计量溯源可简单理解为使常规检验与参考系统相联系的过程。近年来,实验室认可在临床检验中逐渐受到重视是临床检验计量学溯源受重视的一个重要因素。溯源性是国际实验室认可准则的 ISO 17025—2005《检测和校准实验室能力的通用要求》和 ISO 15189—2012《医学实验室质量和能力的要求》的重要内容。我国实验室认可机构已依据上述标准进行临床检验实验室认可工作。目前,全国已有 180 多家临床实验室取得了认可。

二、溯源性的建立

溯源性是检验结果的属性,检验结果由检验程序获得,故检验程序的建立者负责溯源性的建立。目前绝大部分临床检验常规检验程序由厂家建立,故临床检验结果的溯源性也主要由厂家建立。上述关于体外诊断器具的欧盟指令及关于临床检验计量学溯源的 ISO 标准(ISO 17511 和 ISO 18153)所针对的对象也主要是厂家。

在建立溯源链之前,需首先定义被测量。定义内容包括:被测量在医学决定中的预期用途,生物样品系统(如人血清)和任何有关组分(如钾离子),量类(如物质的量浓度)及测量单位。量的定义是计量学的重要问题,定义不足,可以造成溯源困难,也是测量不确定度的重要来源。这一问题对于临床检验可能尤为突出,因有些检验项目高度复杂,有时可能很难明确定义。这时出于标准化的需要,可能需要国际约定。

(一)临床检验量值溯源链的结构

根据 ISO 17511,常规检验结果的溯源性通过不间断的交替出现的测量程序和测量标准(校准物)而建立,这些程序和校准物通常具有不断降低的测量不确定度。计量学溯源链应以相反方向的降序校准等级描述,即从最高计量学参考到最终用户结果。

SI 单位是计量学溯源的理想终点,计量学溯源性应尽量指向 SI 测量单位。溯源链的下一级是一级参考测量程序。一级参考测量程序是基于特异、不需要同量校准物而能溯源至 SI 单位、低不确定度的测量程序。一级参考测量程序一般在国际或国家计量机构或经认可的校准实验室内运行。一级参考测量程序的作用是鉴定一级校准物或为一级校准物定值。

一级校准物是测量单位的实物体现,具有可能最小的测量不确定度。一级校准物应直接用一级参考测量程序定值,或用适当的分析方法测定物质杂质后间接定值。一级校准物一般是高度纯化的分析物,一般是有证参考物质。一级校准物的鉴定通常在具有最高计量学能力的实验室内进行,如国际或国家计量机构。一级校准物主要用于二级参考测量程序的校准。二级参考测量程序是由一级校准物校准的可靠测量程序。

二级参考测量程序一般在国家计量机构或经认可的参考测量实验室内建立和运行。二级校准物按一种或多种二级参考测量程序定值,通常附有证书。二级校准物可以是基质或常规测量程序所测量的物质。厂家选定测量程序是由一种或多种可获得的一级校准物或二级校准物校准的测量程序,可以是一个二级参考测量程序。厂家工作校准物应按一种或多种厂家选定测量程序定值。厂家常务测量程序是由一种或多种厂家工作校准物或更高级别的校准物校准的测量程序,可以是原理与常规测量程序相同的测量程序,但需有较低的不确定度。厂家产品校准物应按厂家的常务测量程序定值,用于最终用户常规测量程序的校准。用户常规测量程序通常是由厂家提供的、由一种或多种厂家产品校准物校准的测量系统。

以上是涵盖各种可能情况的临床检验量值溯源链结构,在实际工作中可以根据情况省略某些中间环节(程序/校准物对),而且理论上溯源宜尽量短,溯源链越短,最后结果的不确定度越小。如前面所述,溯源链中较高级别的测量程序和校准物(参考物质)及从事参考测量的实验室称为参考系统。ISO 15193、ISO 15194 和 ISO 15195 分别对临床检验参考测量程序、参考物质和参考测量实验室做出说明和要求。显然,参考系统是临床检验量值溯源的基础。

(二)分析特异性、校准物的互换性和溯源性的确认

1. 分析特异性 计量学溯源的前提是较低级别的测量程序具有足够的分析特异性,所测量的量与参考测量程序所测量的量一致。分析特异性问题是免疫分析程序中的典型问题,不同测量程序中所用的抗体可能对被测抗原表型的反应活性不同,或作为试剂的抗原可能对被测抗体的反应活性不同。对于某些临床检验项目的测定,同时实现简便和特异尚十分困难,分析特异性仍是目前常规检验中比较突出的问题。

2. 校准物的互换性 临床检验量值溯源中的另一个重要问题是校准物的互换性,各级别校准物必须对于两个有关测量程序具有互换性。即所使用标准物质对于特定方法是互通的,否则"溯源"无任何意义,可能还起相反的作用。因此,目前认为,经明显处理的或人工的有证标准物质的主要作用是对参考方法的正确性控制,在互换性未经论证的情况下,不宜用于常规方法校准或准确性评价。检验互换性的方法是用两种程序同时测定此校准物和一定数量的实际样品。

3. 溯源性的确认 建立的溯源性需经过确认。确认的方法是有常规测量程序和参考测量程序同时测定足够数量的、有代表性的、分别取自不同个体的实际新鲜样品,而且对每份样品要进行重复测量,用线性回归的方法分析两种方法所得结果的接近程度是否可以接受。溯源性是指全测量范围内的溯源性,而不是"单点"溯源性,是测量范围内各点的溯源性。溯源性而不是平均值的溯源性。

(三)不同检验指标的计量学溯源

不同检验指标的计量学溯源水平取决于计量学可能性。目前临床检验项目至少有数百种,不是所有项目都已有参考系统。有参考系统的项目,其计量学级别又有不同。计量学溯源的理想情况是可溯源至国际单位制(SI)单位。要溯源至 SI 单位,需有一级参考测量程序。目前能满足这一条件检验指标的有 25~30 种定义明确的小分子化合物(如某些电解质、代谢产物和底物类、甾体激素、甲状腺激素等)。

测量结果不能溯源到 SI 单位的情况目前有以下 4 种情况:①有国际约定参考测量程序和一种或多种用此参考测量程序定值的国际约定校准物质,如糖化血红蛋白。②有一种国际约定参考测量程序,无国际约定校准物质,约 30 种检验指标属于这种情况,如某些凝血因子、血细胞、高密度脂蛋白胆固醇等。③有一种或多种国际约定校准物质(用做校准物)及定值方案,但无国际约定参考测量程序,目前有 300 多种指标属于这种情况,如某些蛋白激素、抗体和肿瘤标志物等。④既无参考测量程序,又无用于校准的参考物质,厂家建立"内部"测量程序和校准物为其产品校准物定值,像某些肿瘤标志物和抗体等属于这种情况。

酶催化浓度测量是临床检验中的一种较特殊的情况,它是活性测量,不是物质测量,测量结果依赖于测量程序,因此酶催化浓度不能单用数字和单位描述,还需指明测量程序。关于酶催化浓度检验量值溯源问题 ISO 18153 做出具体说明,规定 SI 导出单位 $mol/(s \cdot m^3)$ 为溯源链的最高等级,要求一级参考测量程序的各步骤都有明确的定义和描述,能给出标准不确定度。一级参考物质由国际参考测量实验室用一级参考测量程序网络定值。

三、临床实验室及室间质量评价机构与溯源性

临床检验计量学溯源是临床检验分析质量保证的重要组成部分。除厂家(检验程序建立者)外,临床

实验室(检验程序使用者)是临床检验质量保证的另一个主要环节。另外,临床检验室间质量评价计划也是重要的质量保证活动。

（一）临床实验室的量值溯源

ISO 17025—2005 对于临床实验室量值溯源的要求如下。

（1）校准:对于校准实验室,设备校准计划的制订和实施应确保实验室所进行的校准和测量可溯源到 SI 单位。某些校准目前尚不能严格按照 SI 单位进行,在这种情况下,校准应通过建立对适当测量标准的溯源来提供测量的可信度。例如:使用有能力的供应者提供的有证标准物质(参考物质)来对某种材料给出可靠的物理或化学特性;使用规定的方法和(或)被有关各方接受并且描述清晰的协议标准。

（2）检测:对检测实验室,上述给出的要求适用于测量设备和具有测量功能的检测设备。除非已经证实校准带来的贡献对检测结果总的不确定度几乎没有影响,否则,实验室应确保所用设备能够提供所需的测量不确定度。测量无法溯源到 SI 单位或与之无关时,与对校准实验室的要求一样,要求测量能够溯源到诸如有证标准物质(参考物质)、约定的方法和(或)协议标准。

医学实验室认可准则 ISO 15189—2012 对临床实验室量值溯源的要求:实验室应设计并实施测量系统校准和正确度验证计划,以确保结果可溯源至 SI 单位,或可参比至自然常数或其他规定的参考标准。如果上述无法实现或不适用,应使用其他方法,主要包括以下方法。

①参加适当的实验室间比对计划。

②使用有证书说明其材料特性的适当参考物质。

③用其他程序进行检验或校准。

④比例测量。

⑤使用已明确建立的、经规定的、性能已确定的、被各方承认的协议标准或方法。

⑥若由供应商或制造商提供溯源性,应有关于试剂、程序或检验系统溯源性的声明文件。

（3）有关管理法规对临床实验室量值溯源的要求:美国 2003 年颁布的"临床实验室改进修正案"(CLIA)最终法规,虽未提出"溯源性"要求,但要求临床实验室在将分析系统用于患者标本分析之前,需对厂家提供的分析系统的性能指标进行验证,其中包括准确度,并指出验证准确度可用下列 3 种方法。

①分析参考物质。

②将本实验室结果与参考方法结果进行比较。

③与已证明有效的其他方法进行分割样品对比。

我国卫生部颁布的《医疗机构临床实验室管理办法》也未使用"溯源性"一词,但要求保证检测系统的完整性和有效性。临床实验室采取适当措施,保证检验结果的溯源性或准确性,是满足上述标准或法规要求的需要,也是保证日常工作质量的需要。实现这一目的的方法可以包括:了解所采用的分析系统或程序(原理、性能指标及溯源情况等);分析适当的、有互换性的参考物质;与参考方法或其他可靠方法进行对比。另外,有的临床实验室有时会根据自己的经验或工作需要对商品试剂盒方法作一定调整,如试剂-校准物的重新组合、分析参数或模式的调整等,这在某种意义上相当于建立新的方法,这时更应采取适当措施,保证检验结果的准确性。

（二）室间质量评价与量值溯源

室间质量评价计划是重要的临床检验质量保证计划,其目的是评价和提高检验结果的准确性和室间可比性。室间质量评价物质靶值经常使用总体或同方法组均值(或其他统计值)。当参加实验室数目足够大且各实验室结果符合特定分布时,统计方法是简便、有效、确定的靶值方法。但在某些情况下,统计值会偏离质量评价物质的真正靶值,影响室间质量评价计划的有效性。ISO 17511—2003 在其"范围"中指出,用于外部质量评价,具有被证实的互换性,用国际认可的参考测量系统或国际认可的国际约定参考测量系统定值的样品,适用于本标准。

也就是说室间质量评价样品的靶值应具有计量学溯源性,但前提是质量评价物质有已知的互换性。互换性或基质效应一直是室间质量评价计划中的一个重要技术问题,但关于何种检验项目的何种检验程序对于何种质量评价物质,有无互换性或有无明显的基质效应,目前尚缺乏足够的信息。这一问题的解决有赖于参考方法的建立及参考方法在室间质量评价计划中的应用。

第三节　测量不确定度

测量不确定度是表征合理地赋予被测量之值的分散性,与测量结果相联系的参数。不确定度是指在统计控制状态下赋予被测量之值的分散性。所有测量结果都有不确定性,不确定度反映的是对测量结果的怀疑程度,它代表着测量结果的质量。

测量不确定度可以真实、可靠地反映测量数据的分散性。应为临床检验是分析领域中复杂程度极高、影响因素极多的一种测量。在临床检验中,测量方法学、仪器、试剂、标准品等都给不确定度的评估带来极大的困难。取样、样本制备、存储条件、仪器、试剂、检验分析、操作人员的影响及随机影响等是不确定度典型的来源。不确定度与误差是不同的概念,经过几十年的发展,误差理论已自成体系,实验标准差是分析误差的基本手段,也是不确定度理论的基础。因此从本质上说不确定度理论是在误差理论基础上发展起来,其基本分析和计算方法是共同的,但在概念上存在比较大的差异。测量不确定度表明赋予被测量之值的分散性,是通过对测量过程的分析和评定得出的一个置信区间。测量误差则是表明测量结果偏离真值的差值。

一、不确定度的分类

其分类方式较多:如果按量纲分类可分为标准不确定度和相对不确定度;如果按赋予不确定度大小的程度来分类可分为标准不确定度和扩展不确定度;按评定方法来分类,可分为 A 类评定和 B 类评定。

(1)标准不确定度是指以标准差表示的测量不确定度。而相对不确定度是指标准不确定度除以被测量之值。

(2)A 类标准不确定度是指用统计分析的方法来评定出的不确定度,其评定方法为 A 类评定。而 B 类标准不确定度是指用非统计分析的方法来评定出的不确定度,其评定方法为 B 类评定。

(3)扩展不确定度是指确定测量结果区间的量,合理赋予被测量之值分布在指定概率内含于此区间,即具有一定可信度的测量值都处于此区间内,又称范围不确定度或扩展不确定度。扩展不确定度是由合成标准不确定度的倍数来表示的测量不确定度。

(4)合成标准不确定度是指当测量结果是由若干个其他的值求得时,按其他各量的方差和协方差算得的标准不确定度。其数值等于这些其他的方差和协方差适当和的正平方根。协方差的计算既包括来自 A 类评定的不确定度,也包括来自 B 类评定的不确定度。合成标准不确定度仍然是标准差,它表征了测量结果的分散性。

二、测量不确定度的评估过程

不确定度的评估可分为四个步骤。

1. 规定被测量　明确需要测量的是什么？包括被测量和被测量所依赖的输入量(如被测数量、常数、校准标准值等)的关系。在可能的情况下,还应包括对已知系数影响量的修正。

2. 明确不确定度的来源　测量不确定度有多种可能来源,GUM 中指出下列不确定度的可能来源。

(1)被测量的定义不完整。

(2)被测量的定义复现不完善。

(3)取样的代表性不足,即被测的样品不能代表所定义的被测量。

(4)对环境条件的影响认识不足或环境条件不理想。

(5)读取仪器信号的个人偏差。

(6)仪器分辨或区别能力有限。

(7)测量标准或参考物质的值的不确定性。

(8)引用的常数或其他外部参数的值的不确定性。

（9）测量方法和测量程序中引人的近似和假设。

（10）在相同条件下的重复观察结果的变异性。

上述来源,有些各自独立,有些可能相互关联,如第 10 项可能与某些其他来源相关。不同不确定度之间是否相关,需在不确定度评定与合成中予以考虑。上述来源的不确定度有的属于随机效应,有的属于系统效应。不确定度评定在已知显著系统效应已被修正的情况下进行,修正的不确定度记入总不确定度。

3. 量化不确定度分量　测量或估计所识别的每一个潜在的不确定度分量的大小,通常可以评估或确定大量与独立来源有关的不确定度分量。还有一点很重要:要考虑数据是否足以反映所有的不确定度来源,设计其他一些实验和研究确保所有的不确定度来源都得到充分的考虑。

4. 计算合成不确定度和扩展不确定度　第三步中得到的信息是总不确定度的一些量化分量,它们可能与单个来源有关,也可能与几个不确定度来源有关。这些分量必须以标准偏差的形式表示,并根据有关规则进行合成,以得到合成标准不确定度。并且应使用适当的包含因子给出扩展不确定度。

三、不确定度计算

在临床实验室要准确计算不确定度非常困难,一般仅能近似估算不确定度。实验室根据检测项目的室内质控测量数据计算出的标准差(s)和变异系数(CV)可以真实、可靠地反映测量数据的分散性,可用于该项目的测量不确定度的评估。

采用此方法评估不确定度的方法为:标准不确定度(uA)即为室内质控品测量结果所得出的标准差(s),即:$uA=s$。相对标准不确定度($uArel$)即为室内质控品测量所得出的变异系数(CV),即 $uArel=$ CV（%）。扩展不确定度,当包含因子 k 取 2 时,为:$u=2s$。相对扩展不确定度,当包含因子 k 取 2 时,为:$urel=2$ CV（%）。

目前临床实验室可以得到的另一种不确定度为制造商提供的校准品不确定度。因此,实验室的不确定度为合成不确定度,表示为:$U_{合成}=\sqrt{s^2_{测量}+s^2_{校准品}}$。

不确定度计算举例:

采用全自动血细胞分析仪测定血液中血红蛋白含量的测量不确定度。

1. 规定被测定量　$C_{Hb}=A_{Hb}\cdot k\cdot f$,其中 C_{Hb} 为样品血红蛋白含量、A_{Hb} 为测定管吸光度、k 为血红蛋白摩尔吸光系数、f 由仪器自动测量完成。由此可见全自动血细胞分析仪测量为稀释倍数。

2. 识别不确定度的来源　根据上述各指标测定的基本原理和数学模型分析,f 稀释倍数为常数,k 值经定标、校准后由仪器自动保存,A_{Hb} 不确定度主要与仪器示值误差、标准全血样品允许误差、样品重复测量操作过程引起的各不确定度分量。

3. 计算标准不确定度　A 类不确定度:由样品重复测量过程中随机误差所引起,其考虑了样品准备、仪器加样、加试剂、仪器读数、结果计算等因素的综合影响,可通过统计学方法来分析。用血细胞分析仪对均一的血液样品重复测量 30 次,计算平均值 $\overline{X}_{A(Hb)}$ 和标准差 $s_{(Hb)}$。数据如下:

Hb(g/L):

154　158　156　157　156　156　158　155　157　156　156　157　157　156　157

156　157　156　157　157　157　156　157　157　158　158　157　157　157　157

$$\overline{X}_{A(Hb)}=156.7,\quad U_{A(Hb)}=s_{(Hb)}=0.9$$

B 类不确定度:按照《血细胞分析仪检定程序》对仪器进行检定,获得示值误差测量结果为:$a_{(Hb)1}=\pm3$ g/L。全血细胞标准物质各指标的值为:$\overline{X}_{(Hb)}=139$ g/L。按矩形(均匀)分布计算,$k=\sqrt{3}$。

$$U_{B(Hb)1}=a_{(Hb)1}/\sqrt{3}=3/\sqrt{3}=1.7\ g/L$$

在测量仪器定标过程中,采用仪器原厂提供的标准全血样品,其各指标的最大允许误差分别为:$a_{(Hb)2}=\pm2.0$g/L。按三角分布计算,$k=\sqrt{6}$。

$$U_{B(Hb)2}=a_{(Hb)2}/\sqrt{6}=3/\sqrt{6}=0.8\ g/L$$

4. 计算合成不确定度根据不确定度的传播公式

$$U^2_{合成}=U^2 \quad A+U^2 B$$

$$U^2_{(Hb)} = U^2_{A(Hb)}+U^2_{B(Hb)1}+U^2_{B(Hb)2}=(0.9)^2+(1.7)^2+(0.8)^2=4.3 \text{ g/L}$$

$$U_{(Hb)}=2.1 \text{g/L}$$

5. 计算扩展不确定度取 95% 可信区间

包含因子 k=2，算出：

$$U_{95(Hb)}=2.1 \times 2=4.2 \text{g/L}$$

故采用全自动血细胞分析仪测定血液样品中血红蛋白含量，当测定值 $\overline{X}_{(Hb)}=157$ g/L 时，其测量不确定度为：$U_{95(Hb)}=4.2$ g/L。

四、不确定度与误差的区别

不确定度与误差都是反映测量值的质量。在临床检验工作中区分不确定度与误差很重要。测量不确定度表示被测量的真值所处测量范围，其常以一个区间的形式表示按某一置信概率给出真值可能落入的区间。误差是测量结果与被测量真值之差，是客观存在的一个确定的值，由于在绝大多数情况下，通过测量是不可能获得真值的，所以真误差也无法准确知道，只是在特定的条件下的最佳的真值近似值。表10-1 列举了测量不确定度与测量误差的主要区别。

表 10-1 不确定度与测量误差的区别

区 别	不 确 定 度	测 量 误 差
评定目的	表明被测量值的分散性	表明测量结果偏离真值的程度
性质区分	测量不确定度分量评定时一般不必区分其性质，其分量本身无本质区别，而只是按评定的方法可分为 A 类和 B 类两类	误差出现于测量结果中的规律可分为随机误差和系统误差两类
影响因素	当测量条件、方法、程序改变时测量不确定度必定改变而不论测量结果如何，分析时，应充分考各种影响因素，并对不确定度的评定加以验证	误差是客观存在的，不受外界因素的影响，不以人的认识程度而改变，只要测量结果不变，误差不变
评定结果	用标准差或标准差的倍数或置信区间的半宽表示，可以通过 A 类或 B 类评定方法定量确定	误差为有正号或负号的量值，其值为测量结果减去被测量的真值，误差往往不能准确得到，只可得到其估计值
结果修正	不确定度本身隐含为一种可估计的值，它不是指具体确切的误差值，虽可估计，但却不能用以修正测量结果	系统误差的估计值如果已知则可以对测量结果修正，一个量值经过修正后，可能会更靠近真值

（张兴旺）

第十一章　临床实验方法评价

随着科学技术的进步，临床检验方法不断发展、创新和完善，为临床实验室出据可靠、准确的检验结果奠定了技术基础。目前，临床实验室对于各种检验项目都有多种检测方法，其检验结果的质量也不相同，因此对于临床检验方法的选择和评价，成为临床检验质量控制的重要基础工作。临床实验室对使用中的检验方法或引进、建立的新的方法，应了解该方法的分级，并对该方法的基本性能作出评价，以便满足临床使用的要求。

第一节　实验方法的分级

国际临床化学联合会（International Federation of Clinical Chemistry，IFCC）根据性能（精密度与准确度）的不同将临床检验方法分为三级：决定性方法、参考方法、常规方法（表 11-1）。

一、决定性方法

决定性方法是指准确度最高、系统误差最小，经过详细研究未发现产生误差的原因，测量的结果与"真值"最为接近的方法。此级方法技术要求很高、费用昂贵。在世界范围内，只有少数实验室可以进行该级分析方法。其主要用于发展和评价参考方法及一级标准品。如同位素稀释-质谱分析法（ID-MS）、中子活化法等。

二、参考方法

参考方法是指精密度和准确度已经被充分证实，并由公认的权威机构颁布的方法。此级方法干扰因素少，系统误差及重复测定中的随机误差都很小，甚至可以忽略不计，灵敏度及特异性适当、分析范围较宽且具有良好的线性。主要用于评价常规方法、试剂盒及质控血清，鉴定二级标准品。在一些条件优越的实验室，也可以用作常规分析，如原子吸收分光光度法、火焰光度法、凯氏定氮法、离子交换层析法等。

三、常规方法

常规方法是指性能指标符合临床或其他目的的需要，有足够的准确度、精密度、特异性和适当的分析范围，而且经济实用的方法。这类方法经有关学术组织认可后可作为推荐方法。目前临床实验室大多采用的检验方法就是常规方法，如检测清蛋白的溴甲酚绿法、检测总蛋白的双缩脲法、检测葡萄糖的葡萄糖氧化酶法等。

表 11-1　临床检验项目的决定性方法、参考方法和常规方法

项目	决定性方法	参考方法	常规方法
清蛋白	—	免疫化学法	溴甲酚绿法
总蛋白	—	凯氏定氮法	双缩脲法
葡萄糖	ID-MS	己糖激酶法	葡萄糖氧化酶法
肌酐	ID-MS	离子交换层析法	苦味酸比色法
钠	中子活化法	火焰光度法	离子选择电极法
钾	ID-MS 中子活化法	火焰光度法	离子选择电极法
AST	—	MDH-NADH 法	赖氏法
ALT	—	LDH-NADH 法	赖氏法
胆红素	—	重氮反应法	J-G 法

第二节　分析性能及其评价方法

检验方法的分析性能主要包括精密度、准确度、线性范围、生物参考区间等指标,分析性能的质量直接影响检验结果及其临床应用。临床实验室必须监视和评价检验方法的所有质量,特别是当实验室改变了检验方法的某一环节或建立新的检验方法时,对检验方法的所有性能都要进行评价。(美国)临床和实验室标准研究院(Clinical and Laboratory Standards Institute,CLSI)及其前身(美国)国家临床实验室标准委员会(National Committee for Clinical Laboratory Standards,NCCLS)先后制订了一系列的分析性能评价方案(evaluation protocols,EP),包括精密度评价(EP5-A、EP-5A2)、线性范围评价(EP6-P、EP6-P2、EP6-A)、准确度评价(EP9-A、EP-9A2)等,对客观、正确的评价临床检验方法分析做出了卓越的贡献。

一、精密度及其评价

精密度是指在规定条件下所获得独立检测结果的接近程度。对于给定检验方法或程序的精密度评价,通常只能定量衡量规定条件下各独立测量结果的离散程度即不精密度。用于描述与时间相关的不精密度的内容包括:批内、批间、日内、日间和总不精密度。其中,批内和总不精密度是最为重要的。精密度性能评价一般采用重复性试验,其目的是测定检验方法的随机误差,一般通过标准差和变异系数的大小来表示,标准差及变异系数愈大,说明精密度越差,反之,则越好。精密度性能是其他方法学评价的基础,如果精密度差,其他性能评价试验也就无法进行。

1. 试验前准备

(1)试验操作者应通过 5 天左右的培训熟悉测量系统及评价实验方案的全部内容,并建立有效的质量控制程序。

(2)试验过程所使用的试剂和校准品应是同一批号的。相关仪器应处于良好的工作状态。

(3)试验用样品应与临床样本类似且有较好稳定性,推荐使用 2 个或以上浓度的样品,一个在参考范围或医学决定水平附近,另一个为异常值。

(4)先做一个初步的批内精密度评价试验。通常做法是将一个样品连续重复测定 20 次(2 个浓度样品),计算标准差及变异系数。如果试验结果存在显著性差异,则应联系厂商进行处理直至问题解决,方可进行后续实验。

批内精密度计算公式见式(11-1):

$$\overline{X} = \frac{\sum X_i}{n}$$

$$s = \sqrt{\frac{n \sum X_i^2 - (\sum X_i)^2}{n-1}}$$

$$\mathrm{CV}_{批内}(\%) = \frac{s}{\overline{X}} \times 100\% \tag{11-1}$$

式中：$\overline{X}$ 为平均值；X_i 为某次测量值；s 为标准差；CV 为变异系数；n 为样品重复测量次数。

2. 试验步骤 使用 2 个浓度的试验样品，每天测定 2 批，每批试验间隔时间至少为 2 h，每批重复检测 2 次。至少测定 20 天，每个浓度可获得 80 个可接受数据。每批测定时都同时测定质控样品，为了模拟临床实际情况，每批测定过程至少加入 10 份患者样品。

3. 数据统计分析

（1）试验结果可按表 11-2 进行记录。

表 11-2　原始数据整理表

天数(I)	批 1（上午）				批 2（下午）				日平均值
	$X_{i_{11}}$	$X_{i_{12}}$	$\overline{X}_{i_1}$	$(X_{i_{11}}-X_{i_{12}})^2$	$X_{i_{21}}$	$X_{i_{22}}$	$\overline{X}_{i_2}$	$(X_{i_{21}}-X_{i_{22}})^2$	$\overline{X}_i$
1									
2									
3									
…									
19									
20									

（2）总不精密度计算公式见式（11-2）：

$$S_{wt} = \sqrt{\frac{\sum_{i=1}^{I}\sum_{j=1}^{2}(X_{ij_1}-X_{ij_2})^2}{4 \times I}}$$

$$A = \sqrt{\frac{\sum(\overline{X}_{i_1}-\overline{X}_{i_2})^2}{2 \times I}}$$

$$B = \sqrt{\frac{\sum_{i=1}^{I}(\overline{X}_i-\overline{X})^2}{I-1}}$$

$$S_{dd}^2 = B^2 \times A^2 / 2$$

$$S_{rr}^2 = A^2 \times S_{wt}^2 / 2$$

总不精密度 $\qquad S_t = \sqrt{S_{dd}^2 + S_{rr}^2 + S_{wt}^2} \tag{11-2}$

式中：I 为总试验天数（一般为 20 天）；j 为每天测定的批次（一般为 2 批）；i 为第几个试验日；$\overline{X}$ 为所有结果的平均值。

4. 判断标准 重复性试验得到的批内不精密度和总不精密度需要相应的标准进行判断。美国国会 1988 年临床实验室修正案推荐的常规分析项目的允许误差（E_A）（表 11-3），以 E_A 的 1/4 作为判断标准，若小于 $1/4 \times E_A$，为可接受；反之，为不可接受。

表 11-3　CLIA'88 推荐的部分检测项目的允许误差

分析项目	决定水平（X_C）	可接受性能	精密度目标（最大标准差）
总蛋白	70 g/L	10%	0.9
清蛋白	35 g/L	10%	0.9
AST	30 U/L	20%	1.5

续表

分析项目	决定水平(X_c)	可接受性能	精密度目标(最大标准差)
ALT	50 U/L	20%	2.5
淀粉酶	100 U/L	30%	11
总胆固醇	5.18 mmol/L	10%	0.129
葡萄糖	2.78 mmol/L	10%	0.083
	6.99 mmol/L	10%	0.175
	11.0 mmol/L	10%	0.278
钠	130 mmol/L	4.0	1
	150 mmol/L	4.0	1
钾	3.0 mmol/L	0.5	0.13
	6.5 mmol/L	0.5	0.13
红细胞计数	4.5×10^{12}/L	6%	0.07
	5.9×10^{12}/L	6%	0.09
血红蛋白	120 g/L	7%	2.1
	170 g/L	7%	3.0
白细胞计数	3.5×10^9/L	15%	0.13
	11×10^9/L	15%	0.41
APTT	40 s	15%	1.5
PT	INR 3.6	15%	INR 0.14

二、准确度及其评价

准确度是指单次测量结果与被测量真值之间的一致程度,受随机误差和系统误差的影响。近年来,提出一个新的术语"正确度",并在检验测量过程中被使用,它是指大量测量的结果均值与真值的接近程度。可见准确度包含正确度及精密度,但在国内依然用准确度表示正确度的含义。临床实验室中,一般采用多种方法从不同角度对检验结果准确度进行评价,主要有回收试验(评价比例系统误差)、干扰试验(评价恒定系统误差)、方法比较试验(评价系统误差)。

(一)回收试验

回收即分析方法正确测定加入常规分析样品中的纯分析物的能力。一般以回收率评价检验方法的比例系统误差,了解准确度的好坏。

1. 试验要求

(1)使用的样本最好是常规样品基质,如新鲜正常人混合血清。

(2)被测物应先配制成适当浓度的溶液后才能加入样本中,并尽量减少在样本中的体积比,加入量应控制在10%以内。

(3)一般选择高、中、低三个不同浓度加入基础样品,三个浓度中包括有医学决定水平,并且总浓度应在检验方法的线性范围内。

(4)试剂的配制及加入量必须准确,量稍有不准,就会影响结果。

2. 试验步骤　选择一份正常人混合血清样本作为常规样品基质,再将其分为四等份。在其中的三份样品基质中加入不同浓度的被分析的纯品标准液,成为分析样品,另一份加入等量的无分析物的溶液作为基础样本,四份样本的体积都相同。用被评价的检验方法对四份样本进行二次重复测定分析,对结果进行整理统计,计算回收量,得出回收率。

3. 数据统计分析

（1）试验结果可按表11-4进行记录。

表 11-4 　回收试验数据记录表

样本	样品基质体积 (V)	加入标准液体积 ($V_{标}$)	加入标准液浓度 ($C_{标}$)	测得样本浓度		平均浓度 ($\overline{C}$)
				C_1	C_2	
基础样本						
分析样本 1						
分析样本 2						
分析样本 3						

（2）回收率的计算公式见式(11-3)：

$$回收浓度＝分析样本平均浓度－基础样本平均浓度$$

$$加入浓度＝\frac{加入标准液体积×加入标准液浓度}{样品基质体积＋加入标准液体积}$$

$$回收率(\%)＝\frac{回收浓度}{加入浓度}×100\%$$

$$比例系统误差＝100\%－平均回收率 \tag{11-3}$$

4. 判断标准　CLIA'88规定的总允许误差标准作为判断标准，比例系统误差小于CLIA'88规定的总允许误差标准才是可接受的。理想状态的回收率应为100%，比例系统误差应为0，如果回收率越大表示方法的误差越大，准确度较差。

（二）干扰试验

干扰是指在测定某种分析物时，受另一非分析物的影响而导致测定结果增高或降低。在临床实验室测量过程中，经常会出现干扰物引起的未预料作用而使临床检验结果具有显著性差异，造成测定结果与真值发生偏离。如果干扰物是恒定的将引起恒定系统误差，如果干扰物会随病理生理情况发生改变，则引起随机误差。临床工作中，常遇到的干扰物可分为内源性和外源性两类（表11-5），其通过物理作用、化学作用或非特异性反应等机制产生干扰。在临床实验室中，应对各种检验方法建立分析干扰评价试验，确认分析方法对干扰物质的敏感性，评估潜在的风险，并将有意义的干扰提供给临床医师。

表 11-5 　临床实验室测量过程中的干扰物

内源性	血清中固有代谢产物	甘油三酯测定时血清中的甘油 肌酐测定时血清中的肌酸
	病理情况下产生的代谢产物	溶血、黄疸、脂血
	治疗过程引入的化合物	药物、非肠道营养物、血浆代用剂等
	患者本身引入的物质	饮酒、各种食物及饮品、补品等
外源性	标本收集中的添加物	抗凝剂、防腐剂、稳定剂等
	操作过程中的污染	手套粉、血清分离器、皮肤消毒剂等
	标本自身的基质效应	理化性质与新鲜标本不同

1. 试验要求

（1）干扰物可以根据试验方法的反应原理、厂家建议或文献资料进行选择。一般以患者样品中常出现的干扰物为主要选择目标，如：黄疸、溶血、脂血；药物；实验用抗凝剂、防腐剂和稳定剂等。

（2）干扰物的加入量应尽量少，不超过试验样本总体积的10%；干扰物含量应尽可能达到临床样品中可能出现的最高含量。

（3）由于患者标本来源方便、基质成分等同于实际标本，患者标本常作为试验样本。亦可以收集正常人混合血清作为试验样本。

（4）试验过程具有质控监督；被分析的检验方法系统误差、批内精密度都在可接受范围内。

2. 试验步骤 收集正常人混合血清或患者血清一份，一分为二，一份加入一定量干扰物作为干扰样本，另一份加入不含任何干扰物的溶剂作为基础样本，两份样本的总体积相同。用被评价的检验方法对两份样本重复进行 n 次测定，计算干扰值。

3. 数据统计分析

$$干扰值＝干扰样本的平均值－基础样本的平均值$$

4. 判断标准 干扰试验评价的是恒定系统误差，恒定系统误差通过偏差（Bias）来表示，在干扰试验中，偏差等于干扰值。只有偏差小于允许误差的临界值，表明被评价的检验方法是可以被接受的。

总之，在临床实验室中干扰对检测结果的影响是一种常见现象，消除干扰是试验质量控制中一个重要的环节，临床上常用空白试验和双波长或多波长检测排除干扰。如果干扰造成的误差较大而又无法排除时，应对检验方法进行改进或采用新的检验方法。

（三）方法对比试验

临床实验室工作中，经常会引进或建立新的检验方法，为了保证临床实验室检验结果的连续性及准确性，就需要应用方法对比试验评价新检验方法所给出的结果是否准确。方法对比试验通过试验得到同一检测项目两种测量方法的偏倚，并确定其偏倚是否在可接受范围内。通常新的方法称为试验方法，与之比较的方法称为比较方法。一般比较方法的选择应比试验方法高一级（参考方法），也可以用公认的常规方法，但后者的准确度应得到确认。

1. 试验前准备

（1）试验者应通过一定时间的培训，熟悉试验过程所用的仪器设备、试验方法、比较方法和评价方案，建立常规的质量控制程序。

（2）试验样本可采用新鲜的正常或异常的临床样品。尽量避免储存样品，做到当天收集当天测定。如不能及时测定，样品应妥善保存并在样品的稳定期内进行测定。样品的数量至少要 40 份，数量越多对结果的可信性越高。样品浓度（活性）的选择应在有临床意义的范围内，即医学决定水平范围内评价试验方法，一般要求浓度（活性）在实验室参考范围以外的样品数量不少于样本总数的 50%，并尽可能在分析测量范围内均匀分布。

（3）比较方法一般选择比试验方法高级的方法（参考方法）或公认的常规方法。原则上，比较方法应有比试验方法更好的精密度，没有已知的干扰物，与试验方法使用相同的计量单位，相对国家标准或参考方法的偏差为已知，分析范围至少与试验方法相同。

2. 试验步骤 总的样本（至少 40 个）分成 5 组，每组有 8 个样本，每天测定 1 组样本，共测定 5 天。每天每组样本用比较方法和试验方法重复测定两次，同一个样本应在 2 h 内用两个方法完成测定。在样本的重复测定中，每组样本按顺序 1 至 8 测定第一次，再按 8 至 1 测定第二次。如果试验用的样品是经过一定时间储存的，则两种方法测定的样品其保存时间及条件应相同。

3. 数据统计分析

（1）试验结果可按表 11-6 进行记录。

表 11-6 方法对比试验数据记录表

样品号(i)	比较方法					试验方法				
	X_{i_1}	X_{i_2}	$\overline{X_i}$	DX_i	DX_i'	Y_{i_1}	Y_{i_2}	$\overline{Y_i}$	DY_i	DY_i'
1										
2										
...										
40										
平均值			$\overline{X}$	$\overline{DX}$	$\overline{DX'}$			$\overline{Y}$	$\overline{DY}$	$\overline{DY'}$

$$\overline{X_i} = \frac{X_{i_1} + X_{i_2}}{2}$$

$$DX_i = |X_{i_1} - X_{i_2}|$$

$$DX_i' = \frac{DX_i}{\overline{X_i}}$$

$$\overline{Y_i} = \frac{Y_{i_1} + Y_{i_2}}{2}$$

$$DY_i = |Y_{i_1} - Y_{i_2}| \quad DY_i' = \frac{DY_i}{\overline{Y_i}}$$

$$E_{ij} = |X_{ij} - X_{ij}|$$

$$\overline{E} = \frac{1}{2N}\sum_{i}^{N}\sum_{j}^{2}E_{ij}$$

式中：i 为样品号；j 为重复测定次数；N 为样品总数。

（2）数据制图：根据收集的试验数据，可以绘制散点图和偏差图。散点图使用 $\overline{Y_i}$ 对 $\overline{X_i}$ 进行绘制，偏差图使用（$\overline{Y_i} - \overline{X_i}$）对 $\overline{X_i}$ 进行绘制。

（3）离群点检查：观察图中有无明显的离群点，如有明显的离群点存在，应对试验数据进行离群点检查。超过下列控制限的数据为离群点数据。全部样品检验结果数据中，最多可排除 1 个离群点数据，如果离群点数据有 2 个或以上，则应查找原因后将同组数据全部删除，并补做 1 组 8 个试验数据。

①$DX_i < 4 \times \overline{DX}$

②$DY_i < 4 \times \overline{DY}$

③$DX_i' < 4 \times \overline{DX}'$

④$DY_i' < 4 \times \overline{DY}'$

⑤$E_{ij} < 4 \times \overline{E}$

（4）线性回归方程（$y = ax + b$）及相关系数 r 计算：

$$r = \frac{\sum\sum(X_{ij} - \overline{X})(Y_{ij} - \overline{Y})}{\sqrt{\sum\sum(X_{ij} - \overline{X})^2 \sum\sum(Y_{ij} - \overline{Y})^2}}$$

$$b = \frac{\sum\sum(X_{ij} - \overline{X})(Y_{ij} - \overline{Y})}{\sum\sum(X_{ij} - \overline{X})^2}$$

$$a = \overline{Y} - (b \times \overline{X})$$

4. 判断标准 $r \geq 0.975$ 或决定系数 $r^2 \geq 0.95$ 说明两方法的相关性良好，依据上述线性方程，对于任何给定的 X 都可计算出 Y，可进一步评估两种方法间的预期偏差及可信范围。

三、线性范围及其评价

线性范围是指系统最终的输出值（浓度或活性）与被分析物的浓度或活性成比例，并在允许的非线性误差以内的范围。线性范围是分析方法的一个重要的技术指标，通过它能判断一个检验方法测定的浓度或活性值与设定的浓度或活性值之间的比例关系的范围。一种好的检验方法应有一个较宽的线性范围，至少应包含 95% 临床样本的检测值，包括临床上可能出现的最高值或最低值。如果线性范围太窄，则容易导致系统误差。评价线性范围的常用方法为线性范围试验。

1. 试验准备

（1）试验者可通过 5 天左右时间进行培训，掌握试验过程所用到的仪器的操作、校准和维护程序；熟悉评价方案及分析程序，建立常规的试验质量控制程序。

（2）理想的试验用样品是临床患者新鲜的高值和低值血清标本，但这类标本很难收集到，因此也可以用正常人的混合血清作为基质（应使用一些方法处理除去血清中待测物，如加热、透析、超速离心法等），处理完后，将血清分为两份，一份加入高浓度的待测物储存液作为高值血清（储存液的体积应越小越好，一般不超过血清体积的 10％），另一份加入同样体积的不含待测物储存液作为低值血清。线性范围试验应有至少 5 个不同浓度的样品，可选择低值和高值样品各一个，其他浓度样品可按下列比例混合而成。

X_1：低值样品。

X_2：低值样品与高值样品按 3：1 比例混匀。

X_3：低值样品与高值样品按 2：2 比例混匀。

X_4：低值样品与高值样品按 1：3 比例混匀。

X_5：高值样品。

根据上述方法可以配制成若干分析样品。每个样品中待测物的浓度（预期值）计算如下：

$$\text{某份样品待测物浓度}(C_X) = \frac{C_1 V_1 + C_5 V_5}{V_1 + V_5}$$

式中：C_1 为低值样品的浓度；V_1 为低值样品的体积；C_5 为高值样品浓度；V_5 为高值样品体积。

2. 试验步骤　5 份不同浓度的样品（X）随机排序，用被分析的方法对样品进行测定，每个样品重复测定 4 次（Y），共 20 个数据，记录结果。若存在显著性携带污染时，应用空白样品将试验的样品隔开。全部试验应在 1 天内完成。

3. 数据统计分析

（1）试验结果可按表 11-7 进行记录。

表 11-7　线性范围试验结果记录表

样品浓度（X）	测定浓度（Y）				$\overline{Y}$	极差（D）
X_1	$Y_{1\text{-}1}$	$Y_{1\text{-}2}$	$Y_{1\text{-}3}$	$Y_{1\text{-}4}$	$\overline{Y_1}$	D_1
X_2	$Y_{2\text{-}1}$	$Y_{2\text{-}2}$	$Y_{2\text{-}3}$	$Y_{2\text{-}4}$	$\overline{Y_2}$	D_2
X_3	$Y_{3\text{-}1}$	$Y_{3\text{-}2}$	$Y_{3\text{-}3}$	$Y_{3\text{-}4}$	$\overline{Y_3}$	D_3
X_4	$Y_{4\text{-}1}$	$Y_{4\text{-}2}$	$Y_{4\text{-}3}$	$Y_{4\text{-}4}$	$\overline{Y_4}$	D_4
X_5	$Y_{5\text{-}1}$	$Y_{5\text{-}2}$	$Y_{5\text{-}3}$	$Y_{5\text{-}4}$	$\overline{Y_5}$	D_5

（2）数据绘图：以 X 轴代表样品浓度（预期值），Y 轴代表测定浓度，将试验数据绘制散点图，初步观察预期值与测定值之间的相关性、线段走向及线性范围。理想的结果应为一条斜率为 1，截距为 0 的直线，即 $Y = X$。

（3）离群点检查：观察散点图，如发现有明显异常数据点，应判断是否为离群点。如 $Y_{i\text{-}1}$ 可能是离群点，计算：$D_{i\text{-}1} = (Y_{i\text{-}1} - Y_{i\text{-}2})/D_1$。若 $Y_{i\text{-}4}$ 可能是离群点，计算：$D_{i\text{-}4} = (Y_{i\text{-}3} - Y_{i\text{-}4})/D_4$。$D_{i\text{-}1}$ 和 $D_{i\text{-}4}$ 应小于 0.765（0.05）或 0.889（0.01），如超过上述两个数值则为离群点。如果全部数据只有 1 个离群点，可以直接剔除不用。如果有 2 个或 2 个以上，则应重新进行试验取得新的数据。

（4）直线回归方程分析：散点图上所有数据点可以拟合成直线回归方程 $y = b + ax$，a 为斜率，b 为 Y 轴截距。通过相应的公式可以求得相关系数 r、a、b，确定回归方程。理想的直线回归方程的 a 应为 1，b 应为 0，但实际统计结果 a 不会不可能正好等于 1，b 也一样不会等于 0。

4. 判断标准　一般要求测定值与预期值偏倚要小于 10％，$a \leqslant 1 \pm 0.05$，$r \geqslant 0.975$，则认为以上 5 个浓度为被评价方法的线性范围。反之，则应对 b 和 0、a 和 1 进行显著性检验。

四、参考区间及其验证

参考区间是指某项检验结果在正常人群中的分布范围，是解释检验结果、分析检验信息的一个基本尺度和依据。国际标准化组织颁布了临床实验室认可标准 ISO 15189 明确规定：临床实验室应定期评审生物参考区间。如果实验室有理由相信某一特定参考区间不适用于参考人群，则应调查，如有必要，应采取纠正措施。还规定：当实验室更改检验程序或检验前程序时，如适用，也应评审生物参考区间。因此，当临床实验室建立新的检验方法检测新被测物、采用新的或与原实验室使用方法不同的检验方法进行测定已知被测物（有参考区间）、不同实验室使用相同（或可比较）方法对相同待测物进行测定时，都应建立或验证参考区间。但是要建立一个检验项目的参考区间是一个比较大的工程，涉及大量的人力、物力、财力,不是一般临床实验室所能经常开展的。目前,临床实验室一般采用国家权威机构、权威刊物颁布的或直接引用试剂生产厂家提供的生物参考区间,因为是参考区间的转移,所以临床实验室应对选定的参考区间进行验证。

1. 试验准备

(1) 选择 20 个参考个体,参考个体可以是无任何疾病、未用任何药物的健康自愿者,并合理地代表实验室选择的健康总体。如有必要进行分组时,各组的参考个体数也至少是 20 个。

(2) 根据检验方法及检验项目的不同,严格按照临床标本采集要求,在排除了影响检测结果因素的条件下进行标本采集。

2. 试验步骤 依照实验室《标准操作规程》检测。

3. 数据分析及标准判断 如果 20 个参考个体中不超过 1 例的检测结果在参考区间之外,也就是有95％以上的参考个体检测结果在所要验证的参考范围之内,那么验证的参考范围可接受。如果有 2 个或2 个以上(≥10％)超出参考区间,则重新增加 20 个参考个体进行验证,若还是有超过 10％的检测结果在参考区间外,则应考虑是否按照大规模研究指南建立本实验室针对本检验项目的参考区间。

第三节　定性实验方法的评价

定性实验是以肯定或否定(阳性或阴性)的形式回答实验对象某种因素、性质、结构和联系是否存在的一种科学实验方法。定性实验是定量实验的基础。只有确定了研究对象的某些组成因素和性质,肯定某些联系是否存在,才能进一步进行定量实验。由于定性实验往往具有操作简便、费用低廉的优点,在临床实验室中有多种定性实验方法被应用,主要用于疾病的筛查、诊断、确认、监测为目的的测定。如大便隐血实验作为筛查实验,沙门菌属血清学实验作为诊断实验,荧光密螺旋体抗体吸收实验(FTA-ABS)作为梅毒初筛实验的确认实验。当临床实验室建立新的定性实验方法检查某个检验项目或用新的定性实验方法代替原有的实验方法时,在新的方法对样本进行检验前,应对新的定性实验进行评价,主要是确定临界值及临床界值的 95％区间,判断其临床敏感度及临床特异性。通常采用重复性实验和方法比较实验进行评价。

一、评价前准备

(1) 实验者应经过一定时间的培训,熟悉试验操作、评价方案及内容,并能建立良好的质量控制程序。

(2) 选用合适的质控物,一般使用生产厂家提供的质控物,在进行方法学评价的全部过程中,应使用同样的质控物。

(3) 样品一般选用新鲜的临床标本,样品量应满足评价试验的需要。

二、评价方法

(一) 重复性实验

1. 确立临界值 参照试剂说明书配制某一浓度的样品,或用阳性样品进行稀释得到多个不同浓度的样品。用被分析的定性实验对样品进行重复实验,直至某个浓度的样品检测出的结果阳性和阴性各占50％,此样品的浓度即为被分析的定性实验方法的临界值。

2. 确定临床界值的 95％区间 在临界值基础上准备出－20％浓度的样品和＋20％浓度的样品。用被分析的定性实验方法分别对两种浓度的样品进行至少 20 次检测。如果实验结果＋20％浓度的样品阳性率≥95％,同时,－95％浓度的样品阴性率也≥95％,则临床界值的 95％区间为临界值±20％浓度之间。当临界值±20％浓度的阳性率和(或)阴性率＜95％,应重新进行样品选择及实验。

(二) 方法比较实验

1. 方法、样品选择及实验过程 被分析的定性实验方法作为实验方法,选用"金标准"方法、定量方法、临床诊断结果或实验室原使用的方法作为对比方法。样品总数应满足用对比方法测定的阴性和阳性例数都在 50 例以上,对同一组样品用两种方法同时完成测定。方法比对实验应在 10～20 天内完成。

2. 数据分析

(1) 在已知样本临床诊断结果的情况下,采用 2×2 表格计算评价定性方法的敏感性及特异性,见表 11-8。

表 11-8 2×2 表格

		临床诊断结果		
		阳性	阴性	总计
实验方法	阳性	a	b	$a+b$
	阴性	c	d	$c+d$
	总计	$a+c$	$b+d$	n

计算公式如下:

$$方法敏感度(\%) = a/(a+c) \times 100\%$$
$$方法特异性(\%) = d/(b+d) \times 100\%$$

(2) 大多数情况下,临床诊断结果未知的,这时对定性实验方法进行评价,一般采用与对比方法进行比较。并应使用“符合率”对两种方法结果的一致性进行描述。数据整理统计见表 11-9。

表 11-9 方法对比实验数据表

		对比方法		
		阳性	阴性	总计
实验方法	阳性	a	b	$a+b$
	阴性	c	d	$c+d$
	总计	$a+c$	$b+d$	n

计算公式如下:

$$阳性符合率(\%) = a/(a+c) \times 100\%$$
$$阴性符合率(\%) = d/(b+d) \times 100\%$$

小 结

临床实验方法可以分为决定性方法、参考方法及常规方法。临床实验室通常使用的实验方法为常规方法,就可以适合临床的需要。各种临床实验方法具有相应的分析性能,如精密度、准确度、线性范围、参考区间等,这些性能直接影响其检验结果的准确性及其临床的应用。在建立新的检验方法或使用新方法代替旧方法时,都要对新方法进行性能的评价,以确定其是否适合临床实验室应用。本章主要介绍了定量检验方法中精密度、准确度、线性范围、参考区间四个分析性能的评价方法,同时也提供了对定性检验方法进行评价的方法。临床实验室工作者只有懂得如何进行实验方法性能评价,了解实验方法的性能,才能在实验中做好质量控制工作和检验结果的临床解释。

能力检测

一、名词解释

参考方法   常规方法   精密度   准确度

二、选择题

1. 精密度和准确度已经被充分证实,并由公认的权威机构颁布的方法是哪种方法?(   )

A. 决定性方法   B. 参考方法   C. 常规方法   D. 推荐方法   E. 金标准

2. 总蛋白测定的参考方法是(　　　)。

A. 双缩脲法　　　　B. 凯氏定氮法　　C. ID-MS　　　　D. 染料结合法　　E. Lowry法

3. 临床检验方法精密度性能的评价方法是(　　　)。

A. 干扰试验　　　　B. 方法对比试验　C. 回收试验　　　D. 比例误差　　　E. 恒定误差

4. 从方法评价的角度看,干扰可造成(　　　)。

A. 系统误差　　　　　　　　　　　　　　B. 随机误差

C. 系统误差和随机误差　　　　　　　　　D. 重复性实验

E. 以上都不是

三、简答题

临床检验过程中,常见干扰物为哪些?

(徐文鑫)

第十二章 检验项目临床效能评价

学习目标

掌握：金标准和 ROC 曲线的概念；检验项目临床效能评价的常用指标。

熟悉：检验项目临床效能评价的意义和原则。

了解：提高检验项目诊断效率的方法。

随着医学检验技术的不断创新、发展和完善，新的检验方法和检验项目被不断应用于临床。为了提供给临床医师准确可靠的测量结果，实验室在开展新检验方法或改进原有方法时，不仅要对其进行严格、系统的方法学性能评价，还要进行检验项目临床效能评价，最后再结合实验室自身条件评价其适用性，即有无条件或有无必要开展该项目。

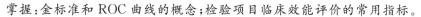

第一节 检验项目临床效能评价的内容和意义

检验项目临床效能评价的内容一般包括真实性评价、临床应用意义评价和实用性评价，评价结果对于临床疾病的诊断和治疗起到关键作用。

一、检验项目临床效能评价的意义

医学的发展正在从传统的经验医学向循证医学转变，临床医师对于临床实验室所提供的检验结果和信息越来越重视，因此临床实验室根据临床需求开展一项新的检验项目时，不仅要进行方法学评价，以确定其方法的准确可靠，然后再进一步评价该方法的临床应用价值，即评价检验项目（检验诊断结果）在临床诊断和决策中的作用价值，以确定其对临床疾病诊断和治疗的价值。因此只有正确评价检验项目临床效能，才可以选择对临床疾病的诊断和治疗最有效、合理、可靠的临床检验项目，从而帮助临床医师制订合理的医疗决策。

二、检验项目临床应用证据的评价原则

检验项目临床效能评价必须遵循循证医学的原则，在实际应用中具体遵循循证检验医学的原则，即在大量临床资料和经验的基础上，研究出最佳的检验项目及组合项目，从而协助临床医师作出最准确合理的医疗决策。

（一）真实性评价

1. 被评价检验项目与金标准 对比研究金标准（gold standard）是指目前被公认的诊断某疾病最准确、最可靠的方法。临床上的金标准常为活检、尸检等病理诊断，也可以是细菌培养、细胞血检查、特殊影像学检查及长期随访结果，有时是医学专家共同制订的公认的诊断综合标准。一些检验项目的决定性方法或者参考方法并不一定是临床诊断某疾病的金标准，只有正确选择金标准，才能准确评价检验项目的临床应用价值。

2. 恰当选择研究对象 研究对象一般分为病例组和对照组,两组里的研究对象都必须经过金标准的确定,还需有具体的纳入标准及排除标准。病例组应该包含各型病例(典型和不典型病例,轻、中、重病病例,早、中、晚期病例等),对照组可以是无目标疾病的病例,最好选择容易与目标病例混淆的病例。按照统计学要求一般各组病例数不少于 30 例。

3. 避免偏倚使用同步盲法测定 同步测定主要指测定条件(测试时间、场地、人员等)相同,盲法测定尤其是双盲主要是指检测者和受试者都不清楚哪些病例是金标准确定的病例组和对照组,可以很好的避免人为偏倚。同时制订纳入标准和排除标准时应该注意两组病例的年龄、性别、体重等因素的影响,保证病例的均衡性。

4. 确定合适的参考区间及临界值 参考区间无论是实验室自己确定的或者是使用文献资料提供的,都需要进行验证评价,只有合适的参考区间才能够对检测结果做出合理的临床解释。临界值的选择直接影响灵敏度和特异度等指标的计算,因此必须合理可靠。

(1)参考值的相关概念:

参考值:通过观测或测量一定量的某种参考个体而得到的值或测量结果。

参考限:包含中间 95% 参考值的范围,上限一般为参考值分布的 97.5%,下限为 2.5%。如果单侧参考限具有临床意义,则参考值的 5% 或 95% 为参考限。

参考区间:包含参考上限和下限之间的数值。临床一般视参考区间内的值为"正常"。

(2)参考值和参考区间的建立:制订若干标准,根据该标准在某地区健康人群中,抽取一定数量的参考个体进行检测,测量结果进行统计学分析处理,得到相应的均值($\overline{X}$)、标准差(s),均值($\overline{X}$)即为参考值,95%的分布区间即为参考区间($\overline{X}\pm2s$)。参考值的制订过程如图 12-1 所示。

(3)建立参考值和参考区间时的注意事项:①正确选择参考个体,确保样本的代表性;②制订合理的参考人群条件,可根据年龄、民族、性别、职业等进行分组;③保证参考样本的数量足够,具体数字可以进行统计学计算确定,一般为 100 例以上,如果数据呈偏态分布时需要增至 120 例以上,特殊情况下至少也得 30 例以上;④测定方法要标准化,保证结果的可靠性和可比性;⑤统计学处理时要严格按照相应的规定进行准确计算。

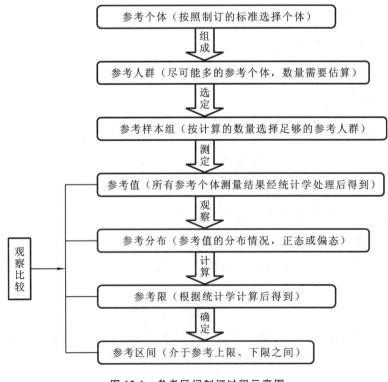

图 12-1 参考区间制订过程示意图

（二）临床应用意义的评价

1. 特异度、灵敏度 计算灵敏度和特异度是检验项目临床效能评价的基本指标，通过二者可以计算出其他相关指标。但是统计学上的判断并不能完全表示临床应用意义的评价结果，如有些检验项目在统计学上有显著性差异，但灵敏度或者特异度并不一定理想。

2. 分层似然比的计算 可以根据不同的测定值，计算出各自的特异度、灵敏度值，做受试者工作特征曲线（receiver operating characteristic curve，ROC）时可以做分层统计。

（三）实用性的评价

实用性的评价需要从多方面进行，一般包括仪器设备和试剂的费用、来源、操作难度，效率、效益、效能及对患者的创伤性、患者的依从性等。首先要评价该检验项目是否有利于疾病早发现、早诊断、早治疗，是否有利于对疾病预后治疗效果进行判断，是否有利于疾病的预防策略的制定，从而能够很好地协助临床医师。其次还需要考虑经济效益，如果一个具有良好的技术性能指标的检验项目成本太高，使患者花销巨大，那么该项目的临床应用价值再大也会给推广带来极大的阻力。

第二节 检验项目临床效能评价的研究设计

评价一项新的检验项目对某一疾病的临床应用价值的研究设计主要包括以下几方面。

一、确定研究目标

进行检验项目临床效能评价首先应该明确研究目标，一般包括：①评价项目；②观察内容；③研究项目的临床意义；④新应用或者已应用成熟的检验项目；⑤现有的类似或者可与之竞争的检验项目。

二、样本的总体与抽样

检验项目临床效能评价的研究对象需要考虑人口统计学、病理学、并发症、病变部位及疾病的发展阶段等因素，通过抽样选出具有代表性的目标人群，不能局限于一个地域或者一个医疗机构。

研究对象包括两组：一组是经金标准证实的患者作为病例组；另一组则是经金标准证实为不患该病的人群作为对照组。不同的研究阶段抽样时组成研究对象所考虑的重点也不一样，如探索研究阶段需对每个患者采用回顾性抽样计划，通过疾病登记资料等获得；临床研究阶段则需重点关注研究对象能否真实地代表样本总体。

三、金标准和评价指标

金标准是指目前被公认的诊断某疾病最准确、最可靠的方法，如诊断冠心病的金标准是冠状动脉造影；诊断心肌病的金标准是心内膜下活检；诊断肿瘤的金标准一般为病理学检查。需要指出的是一些检验项目的决定性方法或者参考方法并不一定是临床诊断某疾病的金标准，只有正确选择金标准，才能准确评价检验项目的临床应用价值。

四、样本量的估算与避免偏倚

样本量的确定是检验项目临床效能评价的关键步骤，当样本量过多时，对于评价工作不仅会消耗大量的人力和物力，也会增加一些偏倚；当样本量过少时，样本的代表性太差，无法正确评价检验项目的临床效能。因此需要通过查阅相关文献或者进行预实验，掌握一些样本推断总体的信息，才可以正确的估算样本量。病例组样本含量 n_1 与对照组样本含量 n_2 的计算公式如下：

$$n_1 = \frac{Z_a^2 \text{SEN}(1-\text{SEN})}{\Delta^2}$$

$$n_2 = \frac{Z_\beta^2 \text{SPE}(1-\text{SPE})}{\Delta^2}$$

式中:Δ 表示允许误差,Z_α、Z_β表示正态分布中累计概率为 $\alpha/2$ 及 $\beta/2$ 时的 Z 值。采用 95% 可信区间时,α $=\beta=0.05$,$Z_\alpha=Z_\beta=1.96$,SEN、SPE 分别为检验项目的灵敏度和特异度,一般通过文献查阅或者预实验获得。

对研究对象进行评价时必须使用同步盲发接受检验项目的测定,从而避免信息误差,还要注意正确地使用统计学方法。

五、检验结果数据的获得

对检验项目用选定的方法测定得到相应的数据或者通过回顾性分析使用原来的测定数据进行相关评价。如果是定性资料、等级资料等不易计算的结果资料,需要进行相应的转换,以便于统计学分析。如阴性、阳性可用"0"和"1"表示;男性、女性也可这样表示;等级资料里的"1+""2+""3+"等可以用数字代替。

六、诊断临界值的确定

确定诊断临界值的方法主要有正态分布法、百分位数法和 ROC 曲线法。也可以根据临床所需的灵敏度、特异度、患病率和花销等设置条件来选定诊断临界值。通常诊断临界值的确定原则为在符合临床相关要求的情况下,使漏诊率及误诊率都尽可能小。

七、临床效能评价的指标

检验项目临床效能评价的主要内容包括真实性评价、可靠性评价和实用性评价。真实性评价常用的指标有灵敏度、特异度、预测值和似然比等,其中灵敏度和特异度是最基本的两个指标。可靠性评价常用的指标是一致性相关系数(r_c)和 Kappa 指数(K)。

 ## 第三节　检验项目临床效能评价方法

一、灵敏度和特异度

(一)检验项目临床效能评价中四格表的应用

检验项目临床效能评价指标包含灵敏度、特异度、预测值等相关指标,这些指标的计算需要将待评价项目与金标准测定的结果绘制为四格表,见表 12-1。

表 12-1　评价检验项目的四格表应用

诊断试验结果	金标准诊断		
	患病者	非患病者	总计
阳性	真阳性(a)	假阳性(b)	$a+b$
阴性	假阴性(c)	真阴性(d)	$c+d$
合计	$a+c$	$b+d$	$a+b+c+d$

注:a 是指在金标准确诊的患者中,待测项目判断为阳性患者的数目,称为真阳性(true positive,TP);

　　b 是指在金标准确诊的非患者中,待测项目判断为阳性患者的数目,称为假阳性(false positive,FP);

　　c 是指在金标准确诊的患者中,待测项目判断为阴性患者的数目,称为假阴性(false negative,FN);

　　d 是指在金标准确诊的非患者中,待测项目判断为阴性患者的数目,称为真阴性(true negative,TN)。

(二)灵敏度和特异度的计算

1. 诊断灵敏度　灵敏度(sensitivity,SEN)是指诊断试验检测出来金标准诊断为"患病"的人阳性结果的百分率,又称为真阳性率(true positive rate,TPR),表示诊断试验正确检测出患者的能力,数值越大表示漏诊率越小。计算公式如下：

$$SEN=\frac{TP}{TP+FN}\times100\%=\frac{a}{a+c}\times100\%$$

理想的诊断试验的灵敏度为100%，不会出现漏诊的情况，因此高灵敏度的诊断试验用于：①健康体检和普查者，筛选某疾病，可以防止漏诊；②诊断某些治疗效果较好的疾病，起到早期诊断或排除诊断。1－灵敏度(1－SEN)称为假阴性率(false negative rate,FNR)。

2. 诊断特异度 特异度(specificity,SPE)是指诊断试验检测出来金标准诊断为"无病"的人阴性结果的百分率，又称为真阴性率(true negative rate,TNR)，表示诊断试验正确检测出非患者的能力，数值越大表示误诊率越小。计算公式如下：

$$SPE=\frac{TN}{FP+TN}\times100\%=\frac{d}{b+d}\times100\%$$

理想的诊断试验的特异度为100%，高特异度的诊断试验用于临床某疾病的确诊，可以防止误诊。1－特异度(1－SPE)称为假阳性率(false positive rate,FPR)。

灵敏度和特异度是评价检验项目真实性的最基本的两个指标。理论上一个理想的检验项目的灵敏度和特异度都应该是100%，即假阳性率和假阴性率都为0，不会出现漏诊和误诊，为临床诊断提供最真实的判断标准。然而灵敏度和特异度在实际工作中却是一对矛盾的统一体，随着诊断分界点的变化而变化，如图12-2所示。

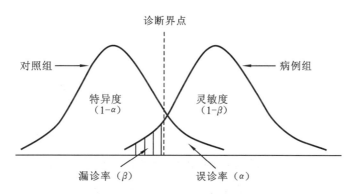

图12-2 灵敏度与特异度的关系

3. 诊断临界值 临界值(cut-off value)是指区分检验结果正常与否或者用来判断患者与非患者的数值。目前检验项目在临床的应用不仅仅局限于诊断一方面，还经常被应用于治疗效果的监测及预后的判断，因此为了充分利用检验项目的临床价值，我们不仅要研究健康人群的参考区间，还要研究无关疾病患者的参考区间及同一疾病不同病情的测定数据，从而获得所需的临界值，更好地指导临床应用。

一个理想的检验项目，其灵敏度和特异度都应该为100%，即患者与健康者的检测数据应该不会出现重叠现象，那么可以任选二者中间一点(D点)作为临界值，假阴性和假阳性都为0，如图12-3所示。实际工作中，这样的理想检验项目目前还没有，几乎所有检验项目所测定的健康者和患者的结果都会有交叉，此时任选一点(D点)作为临界值，都会出现漏诊或者误诊的情况，如图12-4所示。当D点向左移时灵敏度增高，特异度减小，假阳性增多，假阴性减少；反之则灵敏度降低，特异度增大，假阳性减少，假阴性增多。由此可见同一疾病选择不同的临界值对临床的诊断和治疗会带来不同的结果。因此我们要根据早期诊断、治疗监测、预后判断、流行病学调查等不同目的，结合临床各专业实际要求，确定不同的临界值，合理使用。

4. 诊断准确度 诊断准确度(accuracy,ACC)是指诊断试验检在无病和患病者当中准确划分出无病和患病者的百分率，又称为诊断效率，理想的诊断效率也为100%。计算公式如下：

$$ACC=\frac{TP+TN}{TP+FP+TN+FN}\times100\%=\frac{a+d}{a+b+c+d}\times100\%$$

5. 尤登指数 尤登指数(Youden index,YI)又称正确指数，是指检验项目确定真正患者和非患者的能力，作为综合评价真实性的指标，理想值为1。计算公式如下：

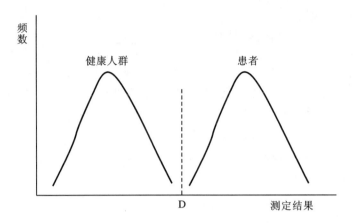

图 12-3 理想检验项目健康人群与患者测定结果分布

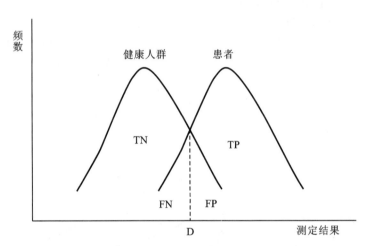

图 12-4 实际检验项目健康人群与患者测定结果分布

$$尤登指数（YI）＝（灵敏度＋特异度）－1$$

二、预测值和似然比

（一）预测值

预测值（predictive value，PV）是指诊断试验作出正确判断（确定或排除某疾病）的概率，包括阳性预测值（positive predictive value，＋PV）和阴性预测值（negative predictive value，－PV）。

1. 阳性预测值 阳性预测值（＋PV）是指真阳性者占诊断试验结果为阳性人数的百分率，计算公式如下。理想的阳性预测值为100%。

$$+PV＝\frac{TP}{TP+FP}\times100\%＝\frac{a}{a+b}\times100\%$$

2. 阴性预测值 阴性预测值（－PV）是指真阴性者占诊断试验结果为阴性人数的百分率，计算公式如下。理想的阴性预测值为100%。

$$-PV＝\frac{TN}{TN+FN}\times100\%＝\frac{d}{c+d}\times100\%$$

预测值主要与患病率和总体人群患病率（流行率）有关，在患病率一定的情况下，特异性越高，阳性预测值越高；灵敏度越高，阴性预测值越高。公式如下：

$$阳性预测值＝\frac{流行率\times灵敏度}{流行率\times灵敏度+（1-流行率）\times（1-特异度）}\times100\%$$

$$阴性预测值＝\frac{（1-流行率）\times特异度}{（1-流行率）\times特异度+流行率\times（1-灵敏度）}\times100\%$$

（二）似然比

似然比（likelihood ratio，LR）是在灵敏度和特异度没办法帮助医师判断患者疾病时引入的指标，包括阳性似然比（positive likelihood ratio，＋LR）和阴性似然比（negative likelihood ratio，－LR）。

1. 阳性似然比 诊断试验里真阳性率（TPR）和假阳性率（FPR）的比值。该值越大，受试者患病的概率越大。计算公式如下：

$$+LR=\frac{TPR}{FPR}=\frac{SEN}{1-SPE}$$

2. 阴性似然比 诊断试验里假阴性率（FNR）和真阴性率（TNR）的比值。该值越小，受试者患病的概率越小。计算公式如下：

$$-LR=\frac{FNR}{TNR}=\frac{1-SEN}{SPE}$$

似然比能够判断诊断试验的好坏。当 LR（＋）＞1.0 时表示诊断试验结果为阳性时患病的可能性增高；当 LR（＋）为 2.0～5.0 时表示诊断试验效果不理想；当 LR（＋）＞10.0 时表示诊断试验效果好。当 LR（－）＜1.0 时表示诊断试验结果为阴性时患病的可能性降低；当 LR（－）为 0.2～0.5 时表示诊断试验效果不太理想；当 LR（－）＜0.1 时表示诊断试验效果较好。

三、ROC 曲线

（一）ROC 曲线的概念

ROC 曲线是指受试者工作特征曲线（ROC），又称为相对操作特性曲线。ROC 曲线一开始是对雷达性能作出评估的方法，由于绘制的 ROC 曲线是以灵敏度为纵坐标，（1－特异度）为横坐标，能客观、连续地反应检测项目的效能，目前广泛应用于临床诊断、预后判断、科研及筛查研究等工作中。

（二）ROC 曲线的绘制

ROC 曲线的绘制通常分为三步，首先根据临床相关专业知识，通过分析病例组和对照组的测定结果，确定出组距、上下限及分界值，并按照组距列出累积频数分布表。然后计算出每个分界值的灵敏度、特异度和假阳性率（1－特异度）。最后以灵敏度为纵坐标，（1－特异度）为横坐标，绘制曲线。一般要求至少有 5 组连续分组的测定数据，除了手工绘制 ROC 曲线外，还可以使用 SPSS、SAS 等统计软件进行绘制。

（三）ROC 曲线的临床应用

1. ROC 曲线可以提供临床所需的任一分界值 ROC 曲线上的每一个临界值，都有与之对应的灵敏度和特异度，那么临床医师可以根据自己不同的目的（如筛查疾病、确诊疾病和预后判断等），选取合适的临界值。

2. 选择最佳诊断临界值 ROC 曲线包含很多临界值，对于临床诊断最好的临界值应该是曲线最靠近左上方的拐点，该处的灵敏度和特异度都较高，如图 12-5 所示。

3. 诊断效率分析 ROC 曲线不见能够选择诊断最佳临界值，还可以通过计算曲线下面积（area under the curve，AUC）来评价不同检验项目或不同检测方法对某疾病的诊断效能。曲线下面积越大，说明其诊断效能越大，能够直观的比较不同方法的诊断价值，如图 12-6 所示，诊断价值方法 1 高于方法 2。对于单一检验项目而言，一般 AUC 越接近 1，说明其诊断效率越高，AUC＞0.9 表示诊断准确性较高；0.7～0.9 表示诊断准确性中等；0.5～0.7 表示诊断准确性较低。

四、临床应用评价指标的综合分析

诊断试验评价指标里最重要的两个指标就是特异度和灵敏度，可以由二者推导计算出尤登指数、准确度、似然比等其他指标。无论是科研研究及论文撰写，还是引入评价新的检验项目，特异度和灵敏度都是不可缺少的数据，二者基本可以反映出检验项目真实性的情况。

尤登指数、准确度和诊断效率是由特异度和灵敏度综合计算出来的，在检验项目的评价过程中作用有限，如 A、B 两种不同的检验项目，其特异度分别为 78％、96％，灵敏度分别为 96％、78％，那么根据尤登

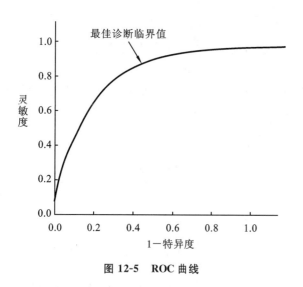

图 12-5　ROC 曲线

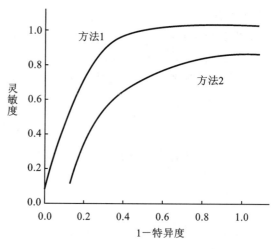

图 12-6　ROC 曲线比较示意图

指数计算公式可得二者的尤登指数都是 0.74,但是两个检验项目的临床应用价值明显不同,特异度高的项目(B)更适合确诊某疾病,而灵敏度高的项目(A)更适合筛查某疾病。

　　阳性预测值和阴性预测值更广泛地应用于指导临床诊断,预测值比特异度和灵敏度更加直观易懂,当检验项目结果为阳性时,应参考阳性预测值指导临床诊断;反之则参考阴性预测值指导临床诊断。预测值的大小受到患病率和流行率的影响,计算时应注意。

　　似然比是反映检验项目是否可以作出正确判断的综合指标,该指标可以很好的结合特异度和灵敏度,不受分界值、患病率、流行率等因素的影响,比较稳定。阳性似然比数值越大,检验项目结果为阳性时,患病可能性越大;阴性似然比数值越小,检验项目结果正常时,患病可能性越小。

　　ROC 曲线为目前公认的评价检验项目诊断性能的标准方法,广泛地应用于循证医学、临床试验、临床检验、影像学诊断、统计模型的判断等领域。

第四节　提高检验项目诊断效率的方法

一、选择高患病率人群

　　当检验项目确定后,其特异度和灵敏度都是相对稳定的,那么该检验项目的临床应用价值主要与阳性预测值有关,患病率越高,阳性预测值越高,临床诊断价值越大,因此,临床上可以通过询问病史、筛选高危人群、转诊制度、会诊制度等途径以提高就诊人群的患病率,从而提高检验项目的诊断效率。

二、采用联合试验的方法

　　联合试验是指将现有的不同检验项目联合起来,共同用于疾病的筛查和诊断,从而提高诊断效率的试验形式。常见的联合试验有并联试验和串联试验两种。

　　1. 并联试验(parallel test)　同时做几项试验,若其中一项试验结果为阳性即诊断患某疾病,又称为平行试验。并联试验可以提高灵敏度,降低特异度,即降低漏诊率,增加误诊率。并联试验灵敏度和特异度的计算公式如下,若有三种试验并联,则先算出其中两种试验的并联灵敏度和特异度(如灵敏度$_{A+B}$),再进一步计算三种试验的灵敏度和特异度。

$$并联试验灵敏度 = 灵敏度_A + (1-灵敏度_A) \times 灵敏度_B$$
$$并联试验特异度 = 特异度_A \times 特异度_B$$

　　2. 串联试验(serial test)　按顺序依次做几项试验,所有试验结果为阳性时才诊断患某疾病,又称为序列试验。串联试验的顺序一般为先做简单、安全的试验,后做复杂、危险的试验,当先做的试验出现阴性结果时即停止做后面的复杂试验。串联试验可以提高特异度,降低灵敏度,即降低误诊率,增加漏诊率。串联试验灵敏度和特异度的计算公式如下,若有三种试验串联,则先算出其中两种试验的串联灵敏度和特异度(如灵敏度$_{A+B}$),再进一步计算三种试验的灵敏度和特异度。

$$串联试验灵敏度＝灵敏度_A \times 灵敏度_B$$
$$串联试验特异度＝特异度_A ＋(1-特异度_A)\times 特异度_B$$

3. 联合试验的选择 临床工作中出现下列情况需使用并联试验以提高检验效率:①需要作出迅速诊断;②尚无灵敏度很高的单一试验或者灵敏度高的试验昂贵且不安全;③漏诊患者会造成严重后果。反之,出现下列情况需使用串联试验以提高检验效率:①不必作出迅速诊断;②尚无特异度很高的试验或者特异度高的试验昂贵且不安全;③误诊患者会造成严重后果。

小结

检验项目临床效能评价的主要目的是寻找效能高的检测项目,从而更好的展开临床咨询服务,辅助临床诊断。对检验项目临床效能的评价主要是对其真实性、可靠性和实用性的评价,常用的评价指标有灵敏度、特异度、预测值、似然比、尤登指数等。ROC 曲线则是公认的评价检验项目诊断性能的标准方法,临床根据专业知识所需可以利用 ROC 曲线找到合适的分界值,对疾病的早期诊断、疗效监测、预后判断等提供相应的判断标准。最后讨论了不同情况下使用不同的联合试验以提高检验项目的诊断效率。

能力检测

1. 检验项目的临床效能评价指标有哪些?
2. 常用的临床效能评价指标应怎样计算?
3. 检验项目临床效能评价原则有哪些?
4. 什么是 ROC 曲线? ROC 曲线的临床应用有哪些?
5. 联合试验临床应用的选择原则有哪些?

(张 涛)

第十三章 循证检验医学

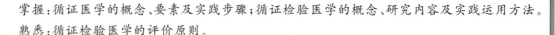

 ## 第一节 循证医学

循证医学（evidence based medicine，EBM）是一种遵循最佳科学证据的临床医学。1972 年，循证医学奠基人之一的英国著名流行病学家 Archie Cochrane 教授，出版了极具影响力的著作《疗效与效益：健康服务中的随机反应》。1987 年 Cochrane 根据妊娠与分娩的随机对照试验（RCT）结果撰写的系统评价，成为 RCT 和系统评价真正的里程碑，同时指出其他专业也应遵循这种方法；1992 年国际著名的临床流行病学家，加拿大麦克马斯特大学的 David Sackett 教授正式提出"循证医学"的概念；1992 年底，英国国家卫生服务中心成立英国 Cochrane 中心，旨在促进和协调医疗保健方面 RCT 系统评价的生产和保存，以便依据最好的科学进展和研究结果服务于临床医疗、卫生管理和高层决策；1996 年中国循证医学中心正式成立。自 20 世纪 90 年代循证医学被引入到临床医学领域，经过 20 多年的迅猛发展，目前已成为一种新的临床医学实践模式。

一、循证医学概念

（一）循证医学的定义

David Sackett 将循证医学（EBM）定义为：慎重、准确和明智地应用现有临床研究中得到的最佳研究证据，同时结合临床医师自身的临床经验和专业知识技能，并结合患者自身的临床需求，将三者完美结合后制订出合适的治疗方案。循证医学的思想核心是：任何医疗决策的确定都应基于客观的临床科学研究依据；任何临床的诊治决策，必须建立在当前最好的研究证据、临床专业知识和临床经验、患者的需求相结合的基础上。最佳证据、专业知识和经验、患者需求三者的结合，缺一不可，相辅相成，共同构成循证思维的主体。与传统经验医学相比，循证医学不仅看重临床知识与经验，还看重最佳证据和患者诉求，二者的差异见表 13-1。

表 13-1 循证医学与传统经验医学的差异

比较项目	循证医学	传统经验医学
证据来源	临床试验研究	实验室研究
收集证据	全面、系统	不全面、不系统
评价证据	重视	不重视

续表

比较项目	循证医学	传统经验医学
判效指标	预后终点指标	中间疗效指标
研究方法	大数据临床研究	小样本基础研究
医疗模式	患者为中心	疾病/医生为中心

（二）循证医学三大要素

由循证医学的定义可以总结出其三大核心要素，具体如下所述。

1. 临床经验 临床医师依据自身专业知识技能和既往经验快速评价患者的状况，进行早期诊断、预估治疗风险和预后效果，并分析患者诉求和期望的能力。

2. 临床研究证据 主要来源于以患者为中心的大样本临床研究，如随机对照试验（randomized controlled trial，RCT）、荟萃分析（meta-analysis）和系统评价（systematic review，SR）。

3. 患者诉求 由于患者的教育水平、知识背景、经济实力等因素不同，其对诊治方法、诊治效果、诊治费用的期待都不一样，医师的诊治决策需要患者的接受和配合才能获得最佳效果，所以患者的诉求能直接影响医师的临床决策。

（三）临床研究证据的分类和分级

重视临床研究证据是循证医学与传统医学最大的不同点，临床研究证据在临床上的运用可以最大程度的弥补临床医师经验上的欠缺，更好地满足患者的就诊需求。临床研究证据的分类和分级则是正确认识、理解、应用及评价研究证据的基础。

1. 临床研究证据的分类 临床研究证据通常可以分为原始研究证据和二次研究证据两大类。

（1）原始研究证据：直接在患者中进行试验研究所获得的第一手数据，经过统计分析后得出的结论。一般根据研究方案设计的不同，可以将原始研究证据分为：①观察性研究，未向受试对象施加干预措施，如病例报告、描述性研究、队列研究、病例-对照研究及横断面调查等；②试验性研究，向受试对象施加一定的干预措施，如交叉试验、随机对照试验（RCT）、非随机同期对照试验及前后对照研究等。

（2）二次研究证据：收集到的原始研究证据，经过评价、整合处理后得出的综合结论，主要包括系统评价、Meta分析、临床实践指南、临床证据手册、临床决策分析、卫生技术评估、决策分析和经济学分析等。

2. 临床证据的分级 临床研究证据由于来源不同，其论证强度也不一样，因此在临床实践运用过程中，临床医生根据证据的来源、科学性和可靠性对临床研究证据进行分级。分级方法有老5级分级法和新9级分级法。

（1）老5级分级法将证据分为Ⅰ～Ⅴ级，强度依次减弱。

Ⅰ级证据：基于RCT的系统评价或Meta分析，为最高级别证据。

Ⅱ级证据：来自设计良好的随机对照试验中获得的证据。

Ⅲ级证据：设计良好的观察性研究。

Ⅳ级证据：基础研究，包括实验室指标、动物研究或人体生理学研究。

Ⅴ级证据：来自临床经验、描述性研究，是最低级别证据。

（2）新9级分级法将证据分为1到9级，强度依次减弱。

1级是基于RCT的系统评价或Meta分析，是最高级别证据。

2级是随机双盲对照试验。

3级是队列研究。

4级是病例对照研究。

5级是病例系列报告。

6级是个案报告。

7级是专家的观点、评述、意见。

8级是动物实验。

9 级是体外/试管内研究。

3. 最佳研究证据　对临床研究的文献,应用临床流行病学的原则和方法及有关质量评价的标准,经过认真分析与评价获得的最新、最真实可靠,且有临床重要应用价值的研究成果。一般在证据分级中的Ⅰ级(或 1 级)的系统评价或 Meta 分析是循证医学中的最佳证据。目前国际上公认的最佳证据有四大来源:美国内科学杂志(Annals of Internal Medicine)发表的 ACPJC 刊;循证医学杂志;Cochrane 图书馆;美国内科学会和英国医学杂志联合主编的最佳研究证据。四大来源是目前临床实践运用循证医学的重要途径。

二、循证医学实践步骤

把临床经验和最佳研究证据结合起来处理患者的过程就是循证医学实践的步骤,通常包括五个步骤:①发现、提出问题;②检索研究证据;③对证据进行相关评价;④最佳研究证据的应用;⑤对证据进行实践效果的评价和分析。循证医学的目的就是通过此过程不断地提高临床医疗质量和学术水平。

1. 发现和提出相应问题　我们今天的医疗模式是由传统经验医学演变而来,很多现有的医疗决策并不完善,作为临床医生需要在临床实践过程中认真观察,善于思考,发现患者存在的需要回答和解决的临床问题,是实践循证医学的首要关键环节,它关系到证据研究的质量和后期临床应用的效果。一般临床问题从四方面提出:①病因问题:务必确定暴露因素与伤害相关联系强度。②诊断问题:一是如何基于诊断试验的特异性、敏感性、可接受性、费用和安全性来选择诊断试验;二是如何解释诊断试验的结果。③治疗问题:如何为患者选择利大于弊的治疗方法。④预防及预后问题:如何估计患者的生存期。

2. 检索研究证据　根据第一步提出的临床问题,确定有关"关键词"、应用电子检索系统或期刊检索系统,检索相关文献并找出与拟弄清和回答问题有关,与临床问题关系密切的资料,作为分析评价之用。要想寻找一个好的临床诊断试验,首先应该检索最高级别的系统评价或 Meta 分析,若缺乏这类研究,再向下寻找随机对照试验(RCT)。系统评价证据的检索工具有 Cochrane 图书馆、Clinical Evidence 等,若检索 RCT 证据则可选择 Pubmed、Embase 和 CENTRAL 等。

3. 评价证据　搜索到的证据由于研究设计差异等因素的影响,必须对其真实性、可靠性及临床适用性进行评价。①证据的真实性:评价主要了解研究方法是否合理,受试者的纳入有无偏倚,资料收集是否真实,统计分析是否正确。②证据的临床意义:任何证据的临床意义都需要一系列客观效果指标加以考核,达到相关标准的证据才具有临床意义。③临床适用性:一个真实且有临床意义的证据,必须关注该患者与证据中的受试者是否有相似的病理、生理和心理特征等因素,同时考虑患者经济、医疗保险范围,以及医生技能水平等因素。

4. 应用证据　对于经过评价的临床研究证据用于指导临床决策,但应遵循个体化的原则,充分结合患者意愿、文化背景、经济实力等因素,不能"一刀切"式的机械运用。

5. 后效评价　评价最佳证据运用到临床决策后的实际效果,结果有效则进一步指导临床实践;若无效则需找出问题,具体问题具体分析,作出改进后经评价再次运用到临床之中。

 # 第二节　循证检验医学

一、循证检验医学概念

循证检验医学(evidence-based laboratory medicine,EBLM)是指将循证医学理论运用到检验医学的过程。循证检验医学就是按照循证医学"以当前最好的证据为基础"的原则,充分结合流行病学、统计学及检验医学各专业知识,对检验项目和结果进行严格的评价,为临床医生的诊断和治疗提供最佳的证据。循证检验医学要应用于临床实践中须具备三个基本条件:①医学理论基础知识和检验医学专业技能扎实;②具有一定的临床流行病学基础,如诊断试验、病因学研究、前瞻性研究、回顾性分析等研究的科学设计、评价;③具有现代化的信息收集手段,熟悉当前最佳的相关研究证据。

二、循证检验医学的研究内容

(1)临床检验工作的最终目标是评价诊断项目的临床应用效能为临床医生提供疾病诊断的正确依据,因此对一个检验项目,在应用于临床诊断时必须先对其临床应用价值进行科学评价。这主要涉及如何运用循证医学的基本原理和方法评估诊断实验的临床价值。一方面可以使特异性和灵敏度更好的检验项目得以运用,同时剔除一些不适当的旧项目,提高医疗资源的使用效率。

(2)评价诊断试验的技术质量主要从研究设计,方法的精确性、准确性、重复性、敏感性、特异性等方面进行评价。

(3)按照循证医学的基本原理和方法科学地设计实验研究,科学地阅读、应用和评估他人的实验研究成果,制订循证检验医学指南。

三、循证检验医学的实践运用

(一)基本过程

1. 提出问题 医务工作者需根据某一检验项目的技术性能、诊断性能、临床影响、经济效果等评价其有效性,经过分析论证后,准确地确定需解决的问题。

2. 检索有关的文献 根据第 1 步提出的问题,确定"关键词",应用电子检索系统和期刊系统检索相关文献,从中找出与问题密切相关的资料,作为分析评价之用。

3. 严格评价文献,得出最佳结论 将收集到的资料,应用临床流行病学及循证医学质量评价的标准从证据质量的真实性、可靠性、临床价值、适用性及经济效益等方面作出具体的评价,一般采用系统评价和荟萃分析,得出确切的结论以指导临床决策。

(二)系统评价

系统评价是一种全新的文献综合评价方法,其过程是全面收集全球发表和未发表的有关研究结果,对所有研究按照已定标准逐项进行评价、综合分析,得出真实可靠的结论。系统评价是一种动态的评价方法,随着医学的进步,系统评价得到的该结论将被不断地更新替换。

1. 荟萃分析 荟萃分析也称 Meta 分析。广义来说荟萃分析是系统评价的一种,是一种将收集到的已完成临床研究的结果,进行系统、定量和定性的综合性统计分析的方法。分析者并不参与原始研究,只是运用数学或统计学方法把多个研究假说或研究方法相同的原始研究结果进行综合,提高结果的精度,检出低频率结局的改变,增加分析和结论的说服力。随着医学文献数量的增加和质量的提高,其中随机对照试验的研究资料越来越多。对于临床医师而言,荟萃分析的原始资料的丰富使研究更加可行,且荟萃分析的文章较之原始研究论文更好理解,信息量更多,如汇总定量资料、入选标准、样本量、基线特征、失访率及试验终点等一一列表归纳。一个高质量的荟萃分析对临床应用价值具有很大指导意义。

2. Cochrane 系统评价 Cochrane 系统评价(Cochrane systematic review, CSR)是指 Cochrane 协作网成员在 Cochrane 协作网统一工作手册指导下,在相应 Cochrane 评价组的指导和帮助下所完成的系统评价。Cochrane 协作网的主要工作,是在全球范围内收集所有的、临床医学领域各专业和亚专业的临床研究报告,并进行系统评价,它与一般的系统评价最大的区别就是更加规范、系统,并且能够连续更新,已经成为全球公认的最高的研究证据结论。

(三)证据质量的评价

循证医学的目的是用最新的最佳证据来指导临床实践,为获得最佳的临床研究证据,除了研究设计外,还需应用正确的分析和评价方法及评价标准,对医学研究文献或成果进行严格的评价。研究、评价诊断性检验的临床诊断价值,最基本的方法是确定金标准、选择研究对象、进行盲法比较,具体方法如下。

1. 确定金标准 诊断性检验的金标准是指当前临床医师公认的诊断疾病最可靠的方法,也称为标准诊断。应用金标准可以正确区分"有病"或"无病",通常的金标准包括组织活检、手术发现、细菌培养、尸检、特殊影像检查和长期随访的结果。

2. 选择研究对象 诊断性检验的研究对象包括两组，一组是用金标准确诊"患病"的病例组，另一组是用金标准证实为"无病"的对照组。病例组应包括各型病例：如典型和非典型病例，早、中与晚期病例，轻、中、重型病例，有和无并发症的病例等，从而使诊断性检验的结果更具有临床实用价值。对照组可选用金标准证实没有目标疾病的其他病例，特别是与该病容易混淆的病例，以期明确其鉴别诊断价值。正常人一般不宜纳入对照组。

3. 盲法比较诊断性检验与金标准的结果 盲法是指判断试验结果的人，不能预先知道该病例用金标准划分为"患病"还是"无病"，以免发生主观疑诊偏倚。新的诊断性检验，对疾病的诊断结果应当与金标准诊断的结果进行同步对比，通过四格表进一步计算评估。

4. 样本量的估算 可按照估计总体率的样本含量估算方法，分别计算"有病组"样本含量和"无病组"的样本含量。

（四）卫生技术评估

卫生技术评估（health technology assessment，HTA）是指系统地评价支持临床决策的卫生技术，为决策者提供合理选择卫生技术的科学信息及决策依据。诊断技术评估通常包括以下内容：①技术性能和方法性能评价；②诊断性能评价；③临床效应评价；④经济效益评价。HTA 的目标是找出"性价比"最高的临床决策，并不一定是最佳的临床决策。

小结

循证医学以临床专业知识和经验、临床研究证据、患者需求三者为核心，通过临床研究证据（即原始研究证据和二次研究证据）的收集、分析、评价，为临床医师提供最佳的临床决策。循证医学的实践包括发现和提出问题、检索研究证据、评价证据、应用证据、后效评价等共五个步骤。系统评价是一种全新的文献综合评价方法，其过程是全面收集全球发表和未发表的有关研究结果，对所有研究按照已定标准逐项进行评价、综合分析，得出真实可靠的结论。循证医学应用于检验医学就形成了循证检验医学。

能力检测

1. 简述循证医学的概念。
2. 循证医学实践的步骤有哪些？
3. 循证检验医学的实践方法包括哪些？

（张　涛）

第十四章　床旁检验及其质量控制

第一节　床旁检验概述

随着医学检验的发展,检验自动化程度越来越高,但是仪器的大型化不可避免地造成了不方便、速度慢等检测劣势,于是一类以"在靠近患者的地方,在极短的时间内,获得准确测量结果"为设计理念的小型快速检验测定仪器开始应用于临床,即为床旁检验(point-of-care testing,POCT)。这些床旁检验仪器既简化了医学检验复杂的测定程序,又极大地缩短了检测报告的时间,使实验结果变成即时即地获得。为临床和检验医学提供了新的检测方法及发展思路,目前已广泛应用于急诊、ICU病房、手术室等临床科室里。

一、床旁检验的概念

床旁检验又称为即时检验,是指在实验室之外(患者床边、病房、手术室等医疗现场)对患者的血、尿和其他样本进行的检验,并且能够快速、准确报告检测结果的微型移动检测系统。POCT可由实验室人员或非实验室人员(如医师、护士、患者家属、患者等)完成。POCT不需要永久的专属空间,试剂和仪器方便携带或运送,这些特点也是POCT判断的中心标准。

二、床旁检验的特点与发展前景

(一) POCT 的特点

POCT的主要特点是仪器和试剂体积小、携带方便、操作简单、能快速获得检验结果。POCT最大的特点是省去了标本复杂的预处理程序,极大缩短了标本的周转时间。一般的急诊检验检测项目的测定时间至少30 min,而POCT一般在5 min以内即可完成测试。医生可以根据POCT的检测结果,及时对患者作出初步诊断和救治方案,对降低发病率和死亡率,减少住院时间具有积极意义,能够产生可观的社会效益和经济效益。这种方式方便与患者交流,体现了快速满意的人性化服务。同时对于一些需长期监控的慢性病,如糖尿病患者,患者和家属可以方便地按照医生的要求自行进行血糖和尿糖的监控。临床实验室与POCT的区别见表14-1。

表 14-1　临床实验室与 POCT 的区别

比较项目	临床实验室	POCT
检验人员	专业检验人员	非专业检验人员
周转周期	时间长	时间短
标本处理	一般需要	一般不需要
检验时间	慢	快
检验仪器	复杂	简单
仪器校正	频繁、复杂	偶尔、简单
相对费用	低	高
结果质量	好	差
质量控制	强	弱
主要职责	准确定值	疾病筛查与监测

（二）POCT 的发展前景

POCT 作为检验医学革命性的变革受到临床医学越来越多的关注和重视，它对传统实验室检验的变革主要表现在以下几方面。

1. 提高初步诊断效率　传统的临床实验室检验从医师开单到留取标本、送检、检测直至最后出具报告，大部分项目至少需要 1 h，个别项目甚至需要一天或者数天，对临床的诊断治疗带来极大不便。POCT 的特点满足了临床医师需要作出快速初步诊断的要求，能够明显的提高诊断治疗的效率。

2. 医学模式的改变　伴随医院功能由单纯的治疗转向集预防、保健、治疗和康复的四大功能于一体的综合性全方位优质服务模式，医院工作也从院内医疗扩大的院外社区。POCT 作为一种简易快速的实验诊断技术，是院外管理患者最重要的方法之一。

3. 降低整体诊断成本　虽然 POCT 的单个检验成本较高，但是 POCT 的发展降低了医疗资源（患者住院时间、医护人员采样时间、检验人员检测时间）的占有率，明显提高了整体的诊断效率，降低了整体的医疗成本。

POCT 带来的一系列变革，使其发展前景十分广阔，应用范围也会越来越广泛，仪器也会朝着更加便携、更具针对性的方向发展，未来的 POCT 一定会在个人医疗护理方面发挥十分重要的作用。

三、床旁检验的质量控制

POCT 目前在临床中的应用越来越广泛，但是通过比较我们知道，POCT 的操作中存在很多影响结果准确性的因素，这些误差如果不消除，则会直接影响检验结果，从而误导临床医师的诊断，给患者带来不必要的麻烦，因此我们首先要认识到 POCT 所存在的问题，并进行完善的质量控制，保证检验结果的质量。

（一）POCT 存在的问题

POCT 的优点很多，但仍存在以下问题。

1. 检测成本高　POCT 的检测项目以单个形式为主，这样就造成比实验室检验项目成本高，从而影响其推广力度。

2. 操作者水平不一　POCT 的操作人员以非检验专业人员为主，他们没有系统的理论学习和实践操作经历，对于影响检验项目准确性的因素认识不清，在操作过程中会出现一些人为原因造成的误差，影响结果的准确性。

3. 临床管理和质量控制体系不完善　POCT 是近些年才发展起来的，尤其是在我国存在 POCT 法律法规不健全、行政管理和规章制度不完善、结果报告形式不统一等突出问题。

（二）成立 POCT 管理机构

POCT 的有效执行建立于相应有效的组织结构。一般依据检验项目、检验程序、检验质量、检验记录建立每个POCT的独特组织结构。医院内的POCT应该争取通过有关权威机构的认可,并指派一名有资格且能对分析前、中、后质量负责的人承担相关责任(如患者准备、完成检验及实验报告),同时也需要权威人士再指派有相应资格的人员承担其他责任。

1. POCT主任 医院内开展的POCT要求其首先指派一人作为POCT部门主任,并在病理学或实验医学方面有过正规培训,对POCT的全部操作和日常管理负责。

2. 床边检验协调员 如果检验操作由未经专业实验室培训的人员完成,POCT部门主任可以任命一个POCT协调员,此人应具有中级以上或相当的专业技术职称,并有全面的综合实验室工作经验,能够协助POCT部门主任、各主管及检验人员的工作,其具体要求及职责如下:选择能够满足临床需要的检验方法,确保患者结果的一致性即POCT检验结果的标准化,确定检验方法及检验程序,建立实验室工作制度;确定每项检验程序及系统的准确性和精密度,建立检验质量控制程序;定期举办培训,保障检验人员有较高的专业水平;建立每项检验分析的可接受水平,确保检验结果不失控;熟悉仪器的性能,确保仪器出现故障时能够及时解决;定期进行人员培训,确保每个检验人员都按照实验规程操作,培养全体检验人员的工作能力,确保他们能及时准确地发出报告。

3. 检验人员 负责日常检验工作的完成。POCT管理组织结构图见图14-1。

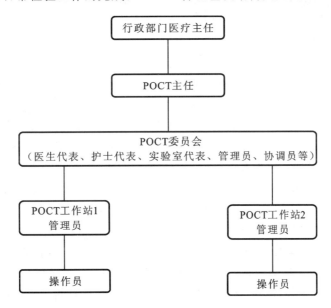

图 14-1 POCT 管理组织结构图

(三)人员培训

对非实验室的专业人员培训程度的好坏直接影响POCT检测工作是否能正常开展。主要培训对象是医院内所有操作POCT的医师、护士等非实验室专业人员。内容主要包括检测项目的临床意义、测定技术、标本采集、影响因素、仪器设置、质量控制、简单故障的排除和维修保养等。培训结束后应该统一进行能力考核,通过者颁发相应的资格证书。

(四)实验方法仪器的选择

选购仪器之前,首先要通过各种渠道收集相关信息,并从仪器的性能、价格、人员培训、售后维修等各方面进行综合考虑。决定所需仪器型号后,要查证厂家的相关证明文件,与厂家签订购置合同,组织人员培训,且需在临床实验室人员的帮助下,参照CLSI相关文件的规定验证生产厂商提供的仪器性能指标(精密度、准确度、可报告范围等)。

(五)室内质控与室间质评

建立POCT检测质量保证体系,包括完善的室内质控和室间质评体系。

(1)每半年至少做一次POCT检测结果与本机构临床实验室生化方法检测结果的比对评估,保证其检测结果的准确性。

（2）每台 POCT 均应当有详细的质控记录,包括测试日期、时间、仪器的校准、试纸条批号及有效期、仪器编号和质控结果。管理人员则需定期检查质控记录。

（3）每天检测标本前应先进行质控品检测。尤其是更换新批号试纸条、血糖仪更换电池、仪器维修后,应当重新进行质控品检测。质控品通常包括高、低两种浓度水平。

（4）失控分析与处理。如果质控结果超出范围,则不能进行标本测定。首先找出失控原因并及时纠正,重新进行质控测定,直至获得正确结果。

（5）采用 POCT 检测的医疗机构均应定期参加 POCT 检测的室间质量评估。所有质控数据资料应当保存至少 2 年。

（六）POCT 操作程序

1. 患者准备　检验前应通知患者避免可能影响其检验的因素,如饮食、运动、药物、时间等,并向患者说明特殊标本的采集及准备要求。

2. 样本的收集　正确收集样本,注意标本类型及收集时间并安排最佳检验时间。POCT 提倡每个患者有唯一的身份编码,以确保标本从收集、检验到报告期间标本的完整性和唯一标识。

3. 定标、质量控制及检验程序　担任 POCT 的人员必须按照仪器说明进行定标、质量控制及标本检验,定标次数与仪器型号及检验项目有关。定标物及质控物都要正确存储,严密注意有效期。

每项检验都要建立程序手册并严格遵守操作规程,要求操作规程包括如下方面:操作原理、定标及确认定标标准、质量控制程序、标本收集及处理流程、操作程序、结果报告范围、医学危急值、线性范围、参考文献、试剂及相关物品的准备、失控时的纠正步骤、参考范围、标本的储存及保管条件、检验系统出现故障所采取的补救措施等。

4. 仪器的维护和保养　每个操作者必须严格按照仪器说明保养仪器,完成每日检测后都要及时进行仪器的日保养,还要定期进行周、月、年的保养并记录,以保证仪器运行状态良好。

5. 检验结果的报告及保存　检验人员对检验结果要严格保密,经检查合格的结果(质控合格、按标准程序操作、结果与患者的病情病史相符)要快速、准确地报告给临床申请医师。报告内容包括不合格标本或特殊标本情况(如溶血、脂血、黄疸);当发现检测结果超过医学危急值时要立即复查,以确保检验无误,并及时与申请医师取得联系,以便及时采取抢救措施。

POCT 检验结果要求长期保存,检验人员可以将结果输入到实验室信息系统或医院信息系统,这样可以形成患者检验结果曲线以便于查询。如果不能利用计算机,必须做好记录。检验记录包括以下内容:患者信息(姓名、病例号、年龄、性别、诊断等),标本信息(如收集时间、是否合格、标本类型、编号),检验项目及结果、检验者姓名、临床申请人、服药时间、治疗时间、参考值及其他相关信息等。

6. 异常结果的分析及处理　对于异常结果,检验人员要能根据具体情况做出合理解释,应该充分考虑分析过程前、中、后影响质量控制的因素。应该需要注意的是,当 POCT 检验结果与临床实验室检测结果冲突时,应该以临床实验室的检测结果为主,并进行复查。

（七）生物安全

临床检验标本具有传染性等不确定因素,所以要给 POCT 工作人员提供安全的工作环境及安全操作培训。相关生物安全预防措施包括以下方面:由管理者提供工作服、口罩、手套、眼保护等;操作者应保管好刀片、采血针等锋利物品,避免刺破皮肤;操作后擦拭操作台并正确洗手;如果有试剂及标本意外溅出时应及时消毒;工作区间禁止吸烟或进食;废物丢弃应按照污染物种类不同而选用不同颜色的垃圾袋分装,废液按环保机构的规定进行处理;用电安全及防火设备齐全。科室中应该备有工作人员的花名册及联系方式,以备紧急情况使用。如果工作人员意外发生皮肤破损并接触到污染品,应对其采取有效的保密检查、诊断并记录在案。

（八）POCT 管理相关文件与指南

POCT 发展迅速,目前相关文件与指南有美国临床实验室标准化委员会(Nation Committee for Clinical Laboratory Standards,NCCLS)在 1995 年 3 月发表的 AST2-P 文件,即床边体外诊断检验建议指南。此文件详细介绍了关于评价和实施床旁体外诊断检验的内容。另外国际标准化组织于 2006 年发布了《床边检验(POCT)质量和技巧能力的要求》。我国国家质量监督检验检疫总局和国家标准化管理委员会于 2013 年 10 月联合发布了 POCT 国家标准(GB/T 29790—2013)《即时检测质量和能力的要求》,规范了我国 POCT 的管理。

第二节　我国快速血糖仪的床旁检验质量管理

一、医疗机构血糖仪管理基本要求

(一)建立健全规章制度

医疗机构血糖仪管理规程应包括以下内容:①标本采集规程,包括正确采集标本的详细步骤及防止交叉感染的措施;②血糖仪检测规程;③质控规程,制订完整的血糖及质控品检测结果的记录及报告方法;④检测结果报告出具规程,对于过高或过低的血糖检测结果,应当提出相应措施建议;⑤废弃物处理规程,明确对使用过的采血器、试纸条、消毒棉球等废弃物的处理方法;⑥储存、维护和保养规程。

(二)评估选择

选用合适血糖仪及相应的试纸及采血装置,登记机构内使用的所有血糖仪。

(三)培训考核

定期培训、考核使用者,考核结果记录存档,只有经培训并考核合格的人员方能在临床从事血糖仪的操作。培训内容包括:血糖仪检测的应用价值及其局限性;血糖仪检测原理;适用范围及特性;仪器、试纸条及质控品的储存条件;标本采集;血糖仪检测的操作步骤;质量控制和质量保证及对血糖仪检测结果的解读、血糖仪检测结果的误差来源、安全预防措施等。

(四)建立质控体系

(1)每半年至少做一次血糖仪检测结果与本机构临床实验室生化方法检测结果的比对评估,保证其检测结果的准确性。

(2)每台血糖仪均应当有详细的质控记录,包括测试日期、时间、仪器的校准、试纸条批号及有效期、仪器编号和质控结果。管理人员则需定期检查质控记录。

(3)每天检测标本前应先进行质控品检测。尤其是更换新批号试纸条、血糖仪更换电池、仪器维修后,应当重新进行质控品检测。质控品通常包括高、低两种浓度水平。

(4)失控分析与处理,如果质控结果超出范围,则不能进行标本测定。首先找出失控原因并及时纠正,重新进行质控测定,直至获得正确结果。

(5)采用血糖仪检测的医疗机构均应定期参加血糖仪检测的室间质量评估。所有质控数据资料应当保存至少 2 年。

二、血糖仪的选择

血糖仪的种类繁多,在选择合适的品牌型号时需遵循以下原则。

(1)所选血糖仪必须符合国家相关标准,并经国家食品药品监督管理总局登记注册准入临床应用。

(2)同一医疗单位原则上应当选用同一种型号的血糖仪,避免检测结果偏差。

(3)准确性要求血糖仪检测与实验室参考方法检测的结果间误差应当满足以下条件:①当血糖浓度<4.2 mmol/L 时,至少 95% 的检测结果误差在 ±0.83 mmol/L 的范围内;②当血糖浓度>4.2 mmol/L 时,至少 95% 的检测结果误差在 ±20% 范围内;③100% 的数据在临床可接受区。

(4)精确度要求不同日期测量结果的标准差应当不超过 0.42 mmol/L(质控液葡萄糖浓度<5.5 mmol/L)和变异系数应当不超过 7.5%(质控液葡萄糖浓度>5.5 mmol/L)。

(5)操作方便,图标易于辨认,数值清晰易读。血糖仪数值应为血浆校准。单位应锁定为国际单位

"mmol/L"。

（6）血糖仪检测的线性范围至少为 1.1～27.7 mmol/L，低于或高于检测范围时需明确说明。

（7）适用的血细胞比容范围至少为 30%～60%，或根据血细胞比容自动调整。

（8）末梢毛细血管血适用于在所有血糖仪上检测。但采用静脉、动脉和新生儿血样检测血糖时，应当选用适合于相应血样的血糖仪。

（9）血糖仪配有一次性采血器进行采血，试纸条应当采用机外取血的方式，避免交叉感染。

（10）不同的血糖仪受常见干扰物的影响有所不同。常见的干扰因素为温度、湿度、海拔高度，以及乙酰氨基酚、维生素 C、木糖等物质。

三、血糖仪检测操作规范流程

（一）测试前准备工作

血糖仪测定血糖前应完成以下工作：①检查质控品及试纸条储存是否妥当；②检查试纸条的有效期和条码是否相符；③检查质控品的有效期；④整理血糖仪。

（二）血糖检测

血糖的检测步骤如图 14-2 所示。

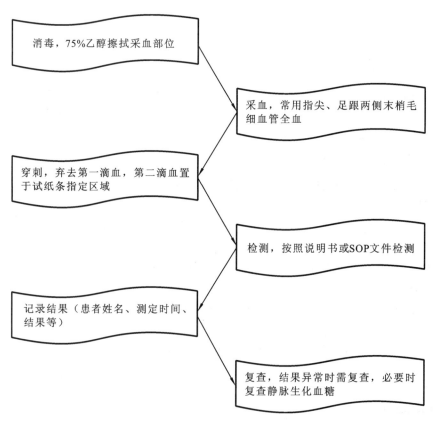

图 14-2　血糖的检测步骤

四、影响血糖仪检测结果的主要因素

血糖仪检测的是末梢毛细血管全血的葡萄糖含量，而临床实验室检测的则是静脉血清或血浆葡萄糖含量，由于标本的不同，血糖仪检测结果的影响因素主要有以下几个方面。①采用血浆校准的血糖仪检测空腹血糖数值与实验室数结果接近时，餐后或服糖后毛细血管葡萄糖略高于静脉血糖；若用全血校准的血糖仪检测空腹血糖数值较实验室数值低 12% 左右，则餐后或服糖后毛细血管葡萄糖与静脉血浆糖较接近。②血细胞比容对血糖仪检测结果影响较大，相同血浆葡萄糖水平时，随着血细胞比容的增加，全血葡萄糖检测值会逐步降低。可用血细胞比容校正的血糖仪减小该误差。另外不同血糖仪原理不同，所受

干扰的物质也不同。

小 结

　　床旁检验又称为即时检验,是指在实验室之外(患者床边、病房、手术室等医疗现场)对患者的血、尿和其他样本进行的检验,并且能够快速、准确报告检测结果的微型移动检测系统。其主要特点:仪器和试剂体积小、携带方便、操作简单、能快速获得检验结果,但是在使用 POCT 检测时必须根据相关指南文件建立质量控制体系。目前应用最多就是快速血糖仪的使用。

能力检测

　　1. 简述 POCT 的概念。

　　2. POCT 的质量保证有哪些措施?

　　3. 简述快速血糖仪检测操作规范流程。

(张　涛)

第十五章　临床实验室认可

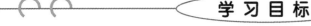

学习目标

掌握:临床实验室认可定义和意义。

熟悉:临床实验室认可体系包括的要素。

了解:临床实验室认可发展,认证与认可的区别。

2003年国际标准化组织颁布了ISO 15189—2003(E)《临床实验室质量和能力的专用要求》。正如标准的名称,它是对临床实验室质量的要求,同时,也是对能力的要求,质量和能力的要求是紧密联系在一起的。ISO 15189蕴涵了有关临床实验室的国际先进质量管理理念,其颁布为我国临床实验室工作者提供了一个非常好的学习机会。实践ISO 15189,临床实验室可使其质量管理标准化、国际化,有利于提高检验质量。

第一节　实验室认可

1947年,澳大利亚成立了世界上第一个国家实验室认可机构,即澳大利亚国家检测机构协会(NATA)。继后英国、美国、新西兰、中国及东南亚各国家相继成立了国家实验室认可机构。1999年,ISO和IEC(国际电工委员会)共同发表了ISO/IEC 17025《检测和校准实验室能力的通用要求》作为"实验室认可准则",自此各行业的实验室开始了实验室的认可工作。2003年2月,ISO发布的ISO 15189《医学实验室质量和能力的专用要求》成为临床实验室认可的专用准则。中国合格评定国家认可委员会(CNAS)于2004年5月发布公告,ISO/IEC 17025和ISO 15189均可作为临床实验室认可的准则,2007年正式发表了CNAS-CL02《医学实验室质量和能力认可准则》,即针对临床实验室质量和能力认可的专用要求,申请认可的单位可根据客户的要求和自身的需要决定自身采用的准则。

一、实验室的认可的定义

(一)实验室认可

实验室认可是指权威机构对检测或校准及其人员是否有能力进行规定类型的检测和(或)校准所给予的一种正式承认。

目前,大部分国家的实验室认可机构主要依据ISO/IEC 17025《检测和校准实验室能力的通用要求》对实验室开展认可活动。依据ISO/IEC 15189《医学实验室质量和能力的专用要求》对于临床实验室开展认可活动。美国病理学家协会(College of American Pathologist,CAP)的实验室认可计划作为一种权威的认可模式也被许多临床实验室所使用。

经认可的实验室,其认可领域范围内的检测能力不但为政府所承认,其检测结果也被社会和贸易双方所使用。同时,由于实验室认可的国际性,认可实验室的检测结果还可以通过国家认可机构与国际组织达成的互认协议,以得到更广泛的国际承认。

（二）认可和认证

认可与认证在负责机构、活动对象、结果和效力等方面均不同。

1. 认可 认可指权威机构对某一组织或个人有能力完成特定任务做出正式承认的程序。

2. 认证 认证指第三方对产品、服务、过程或质量管理体系符合规定的要求给予书面保证的程序。

3. 认证与认可的区别

（1）负责机构不同：认证是由第三方机构来进行的，这样的机构一般称为"认证机构"，它可以是一个经注册的商业机构。而认可由"权威机构"进行，所谓"权威机构"是指具有法律上的权利和权力的机构，既可以是政府机构，也可以是得到政府授权的机构或组织。认可机构具有唯一性，以保证认可结果的一致性和认可制度实施的国家权威性。

（2）活动对象不同：认证的对象是供方产品、过程或服务；认可的对象是实施认证、检验和检查的机构或人员。

（3）活动结果不同：认证是证明符合性，如是否符合了质量管理体系（ISO 9001）的要求或环境管理体系（ISO 14000）的要求等。认可是证明具备能力，是对人（审核、授权签字人等）或机构（实验室等）能力的评审。

（4）活动结果的效力不同：认证是给出一个"书面保证"，通过第三方认证机构颁发的认证证书，使外界确信经认证的产品、过程或服务符合规定的要求。而认可则是给予"正式承认"，说明经批准可从事某项活动。

二、实验室认可的意义

实验室认可是检验医学实验室领域建立完善质量管理体系的当前最适途径。随着中国社会保障体系和医疗体系的改革，医学实验室面临着越来越大的市场竞争。人们对实验室检验服务质量的要求越来越高，对医院、诊所的选择性也越来越大和灵活。同时，随着医疗纠纷的增加，国家对保护患者权益的法律和法规也日趋严格。这些要求均是对医学实验室的技术能力、检验结果的正确性和有效性的要求。完善的实验室认可体系，可以规范实验室的质量管理活动，提高实验室的质量管理水平和技术能力，对于医学实验室具有重要的意义。归纳起来，实验室认可的意义主要包括以下五个方面。

1. 贸易发展的需要 由于实验室的服务质量在世界贸易和各国经济中作用日益突出，国际贸易的竞争日益激烈，并借用检测形成某种技术性贸易壁垒，阻挡外来商品进入本国/本地区市场。因此，对实验室检测服务的客观保证提出了更高的要求。

2. 政府管理部门和客户的需要 政府管理部门需要客观、准确的数据来支持其管理行为；各类实验室需要按统一的标准进行管理，以提供给客户一致的质量保证。

3. 社会公正和公共事业活动的需要 随着法制化的进程，客户的维权意识越来越强，检测结果是诉讼时质量责任划分的重要依据；临床实验室的检验结果已成为法律判决或司法鉴定的依据。因此，无论出于自身保护还是参与社会公正活动的需要，实验室都应该确保检验结果的准确、有效。

4. 产品认证发展的需要 实验室的检测结果为产品认证提供客户支持，而认证的实验室为准确的检测提供了保证。

5. 自我改进和市场竞争的需要 通过建立质量管理体系，实验室不仅可以向社会、客户证明其技术能力，还可以实现自我改进和自我完善，不断提高技术能力，以适应市场竞争的需要。

因此，通过认可，可以提高实验室的质量管理水平，使实验室检测数据具有更强的客观可信度，使检验工作规范化，改善内部管理，提高工作效率，提高政府机关几个相关方的信任度，提高竞争力和市场占有率，减少检验中的错误，降低由工作失误所带来的检验成本；可以为政府提供信息，降低管理决策中的失误，提高公共资源利用，减少重复性检测，从而为实验室服务对象节省成本；可以通过专题培训提高员工的素质；可以为社会公证和国家安全等公共事业管理提供技术保证。

第二节　合格评定和实验室认可的发展

一、合格评定的发展基础

1. 合格评定的定义　合格评定是指用于确定(直接或间接)满足技术法规或标准要求的活动,包括:抽样、检测和检查,符合性评价,证实和保证,注册。试验认可和质量体系认证统称为合格评定。

2. 合格评定与认证和认可

(1)产品认证和实验室认可:在产品认证的同时,需要有相应能力的实验室对产品进行检测和质量评定,由此,实验室认可的工作得到了高度重视。

(2)实验室认可和质量体系认证:质量管理体系国际互认比产品认证更为重要,ISO 于 1987 年应用质量管理体系 ISO 9000 系列标准,在世界范围内启动了质量管理体系的认证工作,使由原来的单一产品合格认证逐步扩展到实验室认可和质量体系认证。

(3)合格评定与认证和认可:国际标准化组织认证委员会从 1985 年起改名为国际标准化组织合格评定委员会,促进了认证和认可工作的标准化和统一管理。此后将所有的关于质量的评价活动,包括自我声明、检验、检查、认证、认可等统称为合格评定活动。

二、实验室认可的发展

(一)实验室认可的产生和国际发展

1. 实验室认可的产生　20 世纪中叶,英联邦成员澳大利亚由于缺乏统一的检测标准和技术,无法在第二次世界大战中为英国提供军火,促使其于 1947 年成立了世界上第一个国家实验室认可体系,即澳大利亚国家检测机构协会(NATA)。1966 年,英国工贸部利用国家物理实验室的国家基准和雄厚的技术力量,建立了英国校准服务局(BCS),即世界上第二个实验室认可机构,现名为英联邦认可机构(UKAS)。在澳大利亚和英国的影响下,欧洲各国拉开了实验室认可的序幕。20 世纪 70 年代,美国、新西兰等国家开始了实验室认可活动,20 世纪 80 年代扩展到东南亚,20 世纪 90 年代不少发展中国家,包括中国也加入了实验室认可的行列。

2. 认可合作机构

(1)区域性的实验室认可合作机构:随着各国实验室认可制度和机构的建立,国家之间实验室认可机构的协调问题引起了广泛的关注。为了促进检测和校准结果在获得认可的实验室间的互认性,并协调各国认可机构的运作,国际和区域实验室认可合作机构应运而生。20 世纪 70 年代初,在欧洲首先出现了区域性的实验室认可合作组织。目前国际上已成立了亚太实验室认可合作组织(APLAC)、欧洲认可合作组织(EA)、美洲认可合作组织(IAAC)和南部非洲认可发展合作组织(SADCA),即与实验室认可有关的四大区域组织。

(2)国际实验室认可合作组织:国际实验室认可合作组织(ILAC)致力于推进国际范围内实验室认可活动的合作与互认,中国实验室国家认可委员会(CNAL)、中国香港认可委员会(HKAS)和中国台北认可委员会(CNLA)均为 ILAC 的正式成员。

(二)中国实验室认可活动的产生和发展

1. 实验室认可在中国的产生　随着经济体系的转变,流通领域日益活跃,中国先后建立了一系列国家级和省、部级质量检测中心,形成一支国家质检队伍。20 世纪 80 年代初,由原国家标准局和原国家进出口商品检验局(SACI)共同派员参加了在法国巴黎召开的国际实验室认可合作会议,并根据 ILAC 的宗旨和目的研讨和逐步组建了实验室认可体系,以满足全国质检机构的考核工作和质量许可制度下检测实验室能力的检查评定工作。

2. 实验室认可在中国的发展　从 1986 年开始计量认证工作,到 1993 年底成立原中国实验室认可委员会(CNACL),中国实验室认可活动真正开始并与国际接轨。2002年,原中国实验室认可委员会与中国国家进出口商品检验实验室认可委员会(CCIBLAC)合并成立了中国实验室国家认可委员会(CNAL),实现了我国统一的实验室国家认可体系。2006年,CNAL与中国认证机构国家认可委员会(CNAB)、中国认证人员与培训机构国家认可委员会(CNAT)等三个认可委员会合并,成立了中国合格评定国家认可委员会(CNAS),统一负责对认证机构、实验室和检查机构等认可工作。

第三节 实验室认可体系

实验室认可体系至少包括五个要素:权威的认可机构、规范的认可文件、明确的认可标准、完善的认可程序、合格的评审员。

一、权威的认可机构

认可机构是建立实验室认可体系,并对实验室进行认可的政府或民间组织。它是依据相关的法律,按照科学、公正和与国际通用准则相一致的原则进行实验室认可工作的。其目的是加强实验室管理,提高技术能力,使实验室以公正的行为、科学的方法、准确的结果,为社会提供有效的服务,促进并参与实验室认可的国际合作和相互承认。认可机构具唯一性,以保证认可结果的一致性和认可制度实施的国家权威性。例如,CNAS是经国家认证认可监督管理委员会批准设立并授权的统一负责管理中国实验室认可工作的唯一权威机构。CNAS下分设管理委员会(日常事务由执行委员会负责)、专门委员会(由评定委员会、申诉委员会、技术委员会组成)和秘书处等。

二、规范的认可文件

认可文件是由认可机构依据国际通行的有关认可文件及其运作规范制定和颁发的,这些文件既规范了认可权威机构的实验室认可工作,也使实验室明确了实验室认可的准备和申请过程。CNAS的认可规范文件基于中国有关法律法规和国际规范而建立,由认可方针政策和规则、认可准则及认可指南三部分组成。任何申请实验室都可以通过正规有效的途径从CNAS获取这些认可文件。

三、明确的认可标准

质量是根本,标准是依据,检测是手段。临床各个专业领域、不同部门、机构都遵循这一共同的规律。国际标准由国际权威专家起草,并经严格程序制定,是先进技术的要求和理念,它是各级临床实验室的建设、管理标准;是认可机构或管理部门对实验室进行认可、考核验收的标准;也是开展国际交流与对话的基础平台。当今的全球一体化使采用、贯彻国际标准更有其必要性。ISO 15189是国际医学界普遍承认并遵照执行的,关于临床实验室质量和能力方面要求的国际标准。中国现行实验室的认可标准主要是ISO/IEC 17025《检测和校准实验室能力的通用要求》及ISO 15189《医学实验室质量和能力的专用要求》。

四、完善的认可程序

认可程序大致包括三个部分:初次认可、监督评审及复评审。

(一)初次认可

初次认可一般分为五个阶段,即意向申请、正式申请、评审准备、现场评审、评定认可。

1. 意向申请 实验室可以用任何方式向认可机构提出认可申请,如来访、电话、传真及其他电子通信方式,认可机构将向申请实验室提供最新版本的认可标准、检查细则和其他有关文件。

2. 正式申请 申请实验室按要求提供申请资料,并缴纳申请费用。认可委员会审查申请资料的完整性和正确性,如发现与认可条件不符合,将通知申请实验室,以便其采取相应的措施。若对申请予以正式受理,认可机构通常将在3个月内安排现场评审。

3. 评审准备 认可机构指定评审组,并征得申请实验室同意。评审组审查实验室提交的相关资料和文件,当发现有不符合,评审组长应以书面方式通知申请方采取纠正措施。在申请实验室采取有效纠正措施解决发现的问题后,评审组长方可进行现场评审。文件审查通过后,评审组长与实验室商定现场评审的具体时间安排和评审计划,报认可机构批准后实施。

4. 现场评审 现场评审是通过现场检查,以验证申请实验室是否符合认可准则的过程。在进行现场评审时,评审组具体对申请实验室的文件、实验室实际操作、管理活动等进行评审。现场评审结束时将给出评审结论,即符合、基本符合或不符合三种结论,以及提出整改要求。评审组应对纠正措施的有效性进行验证,最后将确认意见连同现场评审资料报认可机构。申请实验室针对整改要求,拟订并提交纠正措施,并在规定的期限内完成整改。

5. 评定认可 经评定合格的实验室,认可机构签发认可证书并予以公布。

(二)监督评审

认可机构在认可有效期内,对已认可实验室进行定期或不定期的抽查评审,以验证其是否持续地符合认可条件,所有已获认可的实验室均需接受该监督评审。监督评审还可以保证在认可规则和认可准则修订后,及时将有关要求纳入认可实验室的质量管理体系中。

(三)复评审

复评审是指认可机构在认可有效期结束前,对已获认可实验室实施的全面评审,以确定是否持续符合认可条件,并将认可延续到下一个有效期。复评审的其他要求和程序与初次认可一致,是针对全部认可范围和全部要素的评审。

五、合格的评审员

评审员是经认可机构注册,能够独立作为评审组的成员,对申请实验室或已获认可实验室实施评审的人员,合格的评审员是实验室认可活动的质量保证之一。CNAS 对评审员的管理进行了规范统一,文件 CNAL/AR06—2002《评审员与技术专家管理规则》对评审员的培训、考核、注册、晋升等均作出了详细的规定。此外,CNAS 还对评审员实施了"专业发展"的持续教育培训计划。CNAS 要求每一位评审员每年至少参加一次此类的培训,这是保持评审员资格的必要条件之一。

第四节　实验室认可活动及相关标准

一、国际标准化组织的实验室认可标准

(一)ISO/IEC 17025《检测和校准实验室能力的通用要求》

ISO/IEC 17025 用于实验室建立质量、管理和技术体系并控制其运作。实验室的客户、法定管理机构和认可机构也可使用本标准对实验室的能力进行确认或承认。

1. ISO/IEC 17025 的发展 ILAC 于 1978 年起草了"检测实验室基本技术要求"的文件,并将此推荐给国际标准化组织。同年,ISO 批准了该文件,这是第一份用于实验室认可的国际标准,即 ISO 导则 25—1978《实验室技术能力评审指南》。第二版于 1982 年发布,即 ISO/IEC 导则 25—1982《检测实验室基本技术要求》。该版引入了"质量体系"的新概念,但仅涉及检测,未涉及校准。通过的实验室只具有技术资格,未明确为实验室认可。ISO 合格评定委员会吸取 ISO 9000 标准中有关管理要求的内容,于 1990 年发布了 ISO/IEC 导则 25—1990《校准和检测实验室能力的通用要求》,它涵盖了 ISO 9000 管理方面的内容。经过一系列修订,1999 年 12 月发布了新的标准,即 ISO/IEC 17025—1999《检测和校准实验室能力的通用要求》。该标准由原来的导则改变为正式的国际标准,形成了管理与技术两大部分要求,并完全与 ISO 9000—1994 标准兼容。

2. ISO/IEC 17025 的内容　ISO/IEC 17025—2005 分 7 个部分,即前言、范围、引用标准、术语和定义、管理要求、附录和参考文献。其实质部分是管理要求和技术要求。管理要求共 15 节,主要包括组织、管理体系的建立,持续改进和审核评审等。技术要求共 10 节,主要包括人员、设施与设备、方法与结果等。

(二)ISO 15189《医学实验室质量和能力的专用要求》

1. ISO 15189 的发展　ISO/IEC 17025 的标准是"通用要求",从管理和技术两方面对所有的实验室(工业、农业、医学等)提出了要求,ISO 15189 则从医学专业角度,更细化了医学实验室的管理要求,专用性更强。ISO 15189 的形成也和其他国际标准一样,按照标准起草的程序经过了对草案协议达成一致、国际标准草案和国际标准最终草案的过程。在多次征求意见、修改后逐步形成了 2003 年由 ISO 发布的正式标准 ISO 15189《医学实验室质量和能力的专用要求》。

2. ISO 15189 内容　ISO 15189 的很多要求与 ISO/IEC 17025 一致,只是更多地使用了医学术语。ISO 15189 也包括管理要求与技术要求两大部分,将 ISO/IEC 17025 中的"检测/校准方法及方法确认""检测溯源性""抽样""样品处置"等要素不再以要素形式列出,而是融入了"检验前程序""检验程序"和"检验后程序"三个过程,这样更利于临床实验室的理解和操作。ISO 15189 根据临床实验室的特点淡化了 ISO/IEC 17025 中"测量不确定度"和"测量溯源性"的要求,在附录中增加了对实验室信息系统(LIS)的要求和实验医学中伦理学的有关内容。

1)管理要求　对实验室组织和管理、质量管理体系、服务活动、持续质量改进等 15 个方面的要求。

(1)组织和管理:实验室的组织与管理要能确保检测的公正性、准确性及高效性。要求有合理的组织机构,完善的管理体系,充足的人力资源,明确的人员职、责、权。

(2)质量管理体系:质量管理体系由组织结构、过程、程序和资源四要素组成。建立质量管理体系实际是将管理体系文件化,实验室的政策、过程、计划程序和作业指导书均应形成文件,并被理解,贯彻执行和有效控制。

(3)文件控制:实验室应对每一工作程序文字化,形成文件,将复件存档。并制订程序加以控制,以及规定使用范围、保存期限、地点和人员。

(4)合同评审:实验室如果以合同方式提供服务,应建立及运行合同评审程序,包括所用方法,实验室能力和资源(包括人力、物力和信息资源),检验程序满足合同和临床需要。实验室要严格评审过程及保存评审记录。

(5)委托实验室的检验:实验室应建立委托实验室或会诊者的选择、评估、监督程序,以保证委托实验室或会诊者的能力满足用户的要求。

(6)外部服务和供应:实验室应建立外部服务,设备和消耗品的选择和购买程序,以保证其持续符合质量要求。

(7)咨询服务:实验室应有一定的专业人员提供咨询服务,包括检验项目的选择、结果解释、疑难病案讨论和会诊。

(8)投诉的解决:实验室有程序解决来自临床医生、患者和其他方的投诉或反馈意见,从而维护客户对实验室的满意度和信任度。

(9)不符合项的识别和控制:实验室应建立程序以识别不符合项,包括投诉、质量控制指标的异常、设备和耗材的质量异常、内部审核和外部评审发现的问题等,并依据程序分析原因,及时纠正、追踪和预防。

(10)纠正措施:即对问题产生的过程进行调查,确定其产生的根本原因,采取措施加以改正,并能提出相应的预防措施。

(11)预防措施:预防措施是为消除潜在问题,事先主动识别而采取的措施。因此,它不同于纠正措施,不是对已发生的问题或投诉的反应。

(12)持续改进:实验室管理层应按质量管理体系的规定,定期监测、评鉴实验室的服务质量,及时发现存在的问题,制订纠正和(或)预防措施,确保质量管理体系得到持续有效的改进和完善。

(13)质量和技术记录:记录是实验室所得的结果或所完成活动的证据,是实验室活动可追溯的证据,也为纠正和预防措施效果验证提供证据。实验室应对记录的格式要求、保存、管理等建立程序,以保证记录的完整性、可靠性和安全性。

(14)内部审核:实验室建立的内部审核程序包括内部审核的负责人、审核小组成员、范围、方法、频次等。内部审核是对管理体系的审核,负责人多是质量主管,实验室每年应进行1~2次内部审核。

(15)管理审核:实验室管理层对实验室质量管理体系即包括检验及咨询在内的全部的医学服务的审评,及时发现存在的问题,制订纠正和预防措施,确保质量管理体系得到有效的改进和完善。管理评审的负责人是实验室最高的管理者,管理评审周期为一年一次,如有重大的变化应随时进行管理评审。

2)技术要求 对人员设备、设施、检验前程序、检验程序、检验后程序和结果报告等各方面作出了规定。

(1)人员:实验室管理者应制订适宜的组织规划、人事政策,合理配置人力资源,加强人员培训,明确人员的资格和责任,以保证其满足实验室的工作需求。

(2)设施和环境条件:实验室设施和环境条件是进行检验工作的基本条件,是影响检验质量的重要因素之一。实验室的工作环境和设施要能满足工作质量和人员安全的要求。

(3)实验室设备:实验室应建立设备的唯一性标识和档案,制订正确使用、维护和校准程序,以保证仪器设备处于良好的工作状态,并对各种设施和工作环境进行有效的管理和监控。

(4)检验程序及其质量保证:检验程序包括"检验前程序""检验程序"和"检验后程序"三部分。实验室应对全部检验活动建立文件化的操作程序,并制定适宜的室内质量控制和室间质量评价程序,以监控和改进检验质量。此外,建立测量不确定度程序,结果量值溯源程序和检测系统校准程序也是完善质量保证的组成部分。

(5)结果报告:实验室应建立检验报告发放、修改及保存的程序,确保检验报告信息完整、数据准确、结果表述清晰易懂。

(三)其他

1. ISO 15195《医学参考测量实验室的要求》 ISO15195是对医学参考实验室提出的专用要求,是为保证医学检验溯源性而提出的质量管理要求,它可促进参考测量实验室间的对比,以及国际参考测量实验室网络的形成。

2. ISO/IEC 17011《合格评定——认可机构的通用要求》 ISO/IEC 17011是对评审合格评定——认可机构的通用要求,只有符合该标准的认可机构其运作才是有效的,才能得到国际承认。本标准也可作为一个要求性文件,用于签署认可机构相互承认协议而实施的同行评审过程。合格评定机构是指提供下列合格评定服务的组织:检测、检查、管理体系认证、人员认证和产品认证及标准。

3. ISO 15190《医学实验室安全要求》 该标准规定了临床实验室的安全要求,即包括电气、建筑结构、医疗器械和用具、废物处理等方面的生物安全要求(主要是对P1、P2级实验室的防护水平的要求)。

二、美国的实验室认可

(一)一般情况

在美国,由官方授权的国家实验室认可机构成立于1976年,负责实施国家实验室资源认可计划。最初只对校准实验室认可。美国的实验室认可体系的发展快速而广泛,既有联邦政府管理或授权的认可机构,又有各州地方性的认可机构,还有民间私营或学术团体的认可组织。有200个左右的认可组织,大多专业领域比较专一。目前美国尚未形成一个全国统一的,可从事多专业领域的实验室认可组织。

与临床实验室有关的认可组织主要有美国病理学家协会、健康组织认可联合会、临床实验室认可和教育协会、美国血库协会及美国组织相容性与免疫遗传学协会等。它们均属民间的非营利性组织,均制订了各自组织的认可标准,具有一定的独立性。

(二)美国病理学家协会的实验室认可计划

美国病理学家协会建立了三个认可计划,其目的是通过同行专家的检查评审,提高临床实验室的服务质量。

1. CAP认可的发展 CAP的实验室认可计划始建于1961年,在1995年根据1988年美国临床实验室修正案正式被美国卫生与人类服务部辖下的医疗保险及医疗补助中心认可,1988年建立了法医尿液检测认可计划和生殖实验室认可计划,三个认可计划由实验室认可委员会组织和管理,CLA是由CAP主席指定的符合要求的病理学家组成。

2. CAP认可的检查内容 CAP认可的检查过程有三个基本文件,即实验室认可标准,检查细则和检查员的总结报告。CAP的实验室认可计划检查实验室检验前、检验中和检验后涉及质量管理的各方面,包括质量控制、试验方法和性能特征、人员能力要求、安全、文件管理、计算机服务和信息系统管理等。

3. 实验室认可标准 标准是认可决策的基础,CAP的三个认可计划分别有相应的标准,涉及4个方面。标准1与人员资质、责任和主任的作用有关;标准2是有关实验室的物理设施安全,包括空间、仪器设备、家具、联络工具、实验室空气流通、公共用具和安全设施等;标准3围绕着质量,包括质量控制、能力验证、仪器维护、质量管理和性能改进等;标准4是检查的要求,包括外部组织的现场检查和内部的自我检查。

4. 实验室认可检查细则

1)认可检查细则内容 认可检查细则是认可标准的细化,以问题的形式表示,有300多个问题,它覆盖了认可标准的方方面面,是实践标准的指南。CAP的实验室认可计划提供了以下检查细则。

(1)能力验证:要求实验室各项检验都要参加由CAP组织的能力验证计划,或有其他替代方案,并有具体的改进和实施方案。

(2)质量管理:有系统、有计划、有目的的评价包括实验室检验前、中、后的质量和实验室设备的适用性,并能发现问题,及时改进。

(3)质量控制:实验室有完整的质量控制方案,其中包括室内质量控制和室间质量评价。

(4)标本和报告:对患者准备、标本标识、标本采集、标本处理、标本储存、报告格式、报告管理等有具体规定。

(5)对试验用水和玻璃器皿洗涤的要求。

(6)方法性能验证:实验室所用方法/仪器在应用于患者样品检验前,均应对其性能进行验证,包括精密度、准确度、特异性、分析测量范围、临床可报告范围等性能的验证或评估。

(7)人员要求:对实验室主任、医学顾问、实验室负责人和各级实验室检验人员的要求和职责。

(8)实验室计算机和信息系统的功能和安全的各项要求。

(9)实验室安全:对实验室的安全不仅强调生物安全,还对消防安全、化学和放射物品的使用和处理安全、职业防护、应急处理等作出了具体要求。

(10)实验室环境设施:对实验室环境设施、温度、湿度、照明等都有要求。除此之外,对不同的专业还有针对性的要求和检查细则,包括解剖病理、化学和毒物学、细胞遗传学、细胞病理学、流式细胞术、血液学和凝血、组织相容、免疫学和梅毒血清学、有限的实验室服务、微生物学、分子病理学、POCT、输血学、尿液分析和临床镜检、法医尿液药物试验、生殖实验室等的检查细则。不同的专业,有些认可检查细则的内容可能相同。可通过CAP网站下载最新的LAP标准、检查细则等电子文档。

2)认可检查细则的用途 每条认可细则有一个唯一的编号。由三种不同的回答供选择:"Yes"指实验室完全符合该要求;"No"指实验室不能满足该要求;"N/A"指该问题此时不涉及。缺陷分两个层面:层面Ⅰ的缺陷对患者和员工安全无严重影响,实验室只需将整改方案以书面形式报告给CAP,不需提交支持性文档;但层面Ⅱ的缺陷则可能对服务质量、患者和员工安全有严重影响,实验室不仅必须提交整改计划,且需提供整改行动和效果的支持性文档。

根据认可检查细则,申请实验室明确应该如何准备才能满足标准要求,检查员也明确应该如何对实验室进行检查,以便于理解和操作。

三、中国合格评定国家认可委员会

(一)机构组成

中国合格评定国家认可委员会(CNAS)包括全体委员会、执行委员会、认证机构技术委员会、实验室技术委员会、评定委员会、申诉委员会、技术委员会和秘书处。

（二）实验室认可文件

CNAS 按照国际标准 ISO/IEC 17011 建立和保持认可工作质量管理体系，并根据国际通用的有关认可文件及其运作规范制定了大量的文件，以规范认可工作。文件主要由认可规则和政策、认可准则和认可指南三部分组成。用于医学实验室的认可准则为 CNAS/CL02：2008《医学实验室质量和能力认可准则》，等同于 ISO 15189—2003。

（三）实验室认可原则

CNAS 制定的《实验室认可管理办法》明确规定了中国实验室认可原则，即自愿申请、非歧视原则、专家评审和国家认可原则。

（四）实验室认可过程

CNAS 认可活动按 ISO/IEC 17011 标准运行，其过程大致分为三个阶段：准备及申请阶段、现场评审阶段和批准认可阶段。

1. 准备及申请阶段

（1）准备：学习认可准则，根据认可准则建立实验室的质量管理体系，并按体系要求运行半年以上，进行至少一次内部审核和管理评审。

（2）申请前准备：实验室可采用电话、信函、电子邮件方式向 CNAS 表明申请意向。在收到实验室的认可意向后，CNAS 为实验室提供申请书及相关资料。根据实验室要求，CNAS 可派员去实验室初访。

（3）正式申请：实验室在理解 CNAS 的章程及认可要求并确认其已符合申请要求后，向认可机构提出正式申请，包括承诺自愿履行相关义务、提交申请书及必要的相关资料，也可通过 CNAS 网站在线申请。

（4）资料审查：CNAS 对实验室提交的申请资料进行规范、完善的审查，其目的是了解和评价实验室提供材料所描述的技术能力范围、配置、质量管理体系是否能满足要求。

2. 现场评审阶段

1）评审前准备　CNAS 依据实验室的性质、工作量、工作范围，选配一位评审组长，并将实验室的申请书及相关资料转交其审查，评审组长制订评审计划，并将现场评审日程表提交给被评审实验室。CNAS 指定评审组成员，如申请方基于公正性理由对评审组的任何成员表示拒绝时，CNAS 认可评审处经核实后可以给予调整。评审组长在现场评审前，召开全体评审组成员参加的预备会，以检查评审的准备情况，重申评审纪律，签署"现场评审人员公正性声明"。

2）现场评审　包括首次会议、现场检查、召开座谈会和末次会议。

（1）首次会议：由组长召开由评审员和实验室有关人员参加的首次会议，主要内容是由实验室负责人介绍实验室概况、主要工作人员及实验室评审准备工作情况，评审方强调公正客观原则和向实验室做出保密的承诺。

（2）现场检查：包括对"软件"和"硬件"两方面的评审。"软件"评审主要对质量管理体系的建立、质量手册和有关的质量文件与现实情况的符合性进行评审。"硬件"评审是对认可项目所涉及的所有参数进行逐项确认，可通过现场试验、利用能力验证结果、盲样测试、实验室间对比结果、现场演示、现场提问、查阅记录或报告、核查仪器设备配置等方式进行。

（3）召开座谈会：评审组可能在评审过程中召开实验室有关人员的座谈会，以了解实验室人员对认可准则、质量手册、程序文件等的了解程度。

（4）末次会议：评审结束时，评审组完成评审报告，并召开末次会议。末次会议上向实验室报告评审情况，对评审中发现的主要问题加以说明，确认不符合项，宣布现场评审结论，提出整改要求及具体的整改验收日期（通常在三个月之内）。

3. 批准认可阶段　CNAS 组织专家评审组，依据现场评审组提交的实验室现场评审的所有资料，包括申请资料、各种附件信息、实验室整改报告、能力验证结果及评审员的各项准备计划，对现场评审活动进行程序性和规范性审查。CNAS 向实验室提出整改要求，整改满意后，CNAS 正式批准认可。

四、CNAS认证机构、实验室、检查机构认可现状

截至2011年9月30日,CNAS认可各类认证机构、实验室及检查机构有三大门类共计十四个领域的5130家机构,其中,累计认可各类认证机构126家,认证机构领域总计393个,涉及业务范围类型8554个;累计认可实验室4676家,其中检测实验室3949家、校准实验室590家、医学实验室80家、生物安全实验室31家、标准物质生产者5家、能力验证提供者21家;累计认可检查机构328家。截至2011年9月30日,累计暂停各类机构的认可资格471家,其中认证机构32家、实验室421家、检查机构18家;累计撤销各类机构的认可资格289家,其中认证机构22家、实验室256家、检查机构11家;累计注销各类机构的认可资格347家,其中认证机构17家、实验室322家、检查机构8家。

小结

目前实验室认可在迅速发展,各个国家均建立了本国的实验室认可制度和机构。在国际范围内,区域性认可机构和国际实验室认可合作组织的成立,进一步推进了认可活动在各国间的合作与互认性。

实验室认可是临床实验室领域建立完善质量管理体系的当前最适途径。它的重要意义是通过认可以提高实验室的质量管理水平,使实验室检测数据具有更强的客观可信度,使检验工作规范化。获得认可的临床实验室出具的检测报告将被国际、国内更广泛地认同和接受,较好地服务于社会。

实验室认可体系至少包括五个要素:权威的认可机构、规范的认可文件、明确的认可标准、完善的认可程序、合格的评审员。ISO 15189《医学实验室质量和能力的专用要求》的实质部分是管理要素和技术要求。美国CAP的认可活动包括三个支持性文件,其目的是通过同行专家的检查评审,提高临床实验室服务质量。

能力检测

1. 阐述临床实验室认可重要意义。
2. 简要阐述临床实验室认可标准认可文件。
3. 国际标准化组织的临床实验室认可标准包括哪些内容?

(杨惠聪)

第十六章 临床实验室信息系统

第一节 临床实验室信息系统基本概念

实验室信息系统(laboratory information system,LIS)是整个医院信息系统中的一部分,是对临床检验数据的数字信息化管理,融合了现代管理学、临床医学、信息学、电光学、机械学及通信技术学等众多学科,在医院数字化建设进程中起着举足轻重的作用。

一、数据

数据(data)的普遍定义为科学实验、检验、统计等所获得的和用于科学研究、技术设计、查证、决策等的数值。按照国际标准化组织(international organization for standardization,ISO)的定义,数据就是对事实、概念或指令的一种可供加工的特殊的表达形式,这种特殊的表达形式可以用人工的方式或者用自动化的装置进行通信、翻译转换或者进行加工处理。数据是从客观世界中收集的原始素材,它可以是数字,也可以是声音、图像、文字、动画、影像等任何一种可供加工处理的表达形式。如临床实验室定量测定时用数值表示的检验结果;定性测定时非量值数据(阴性、阳性);也可以是文字描述的骨髓象检测报告、细菌培养结果等。

二、信息

信息(information)的通用定义为以适合于通信、存储或处理的形式来表示的知识或消息,是根据人们的目的按一定的要求进行加工处理所获得的有用的数据。临床实验室工作中的信息是对人们有用的数据或数据的解释,它反映事物的客观状态和规律,可能影响人们的行为与决策。如临床医师为了获得有关患者疾病的诊断信息,可以通过收集测量体温、血压、实验室检验报告、CT、MRI、B超、心电图、脑电图等多种手段来获得与患者疾病症状相关的数据,然后,通过运用他们的经验或知识,对这些数据进行加工处理,最后得出与患者诊断结果相关的有用数据——信息。

数据与信息的关系:数据是信息的一种表现形式,数据通过能书写的信息编码表示信息。信息有多种表现形式,它通过手势、眼神、声音或图形等方式表达,但是数据是信息的最佳表现形式。由于数据能够书写,因而它能够被记录、存储和处理,从中挖掘出更深层的信息。但是,数据不等于信息,数据只是信息表达方式中的一种。正确的数据可以表达信息,而虚假、错误的数据所表达的谬误,不是信息。

临床实验室工作中信息特征概括起来有以下几点。

1. 事实性 信息必须反映客观事实。

2. 可压缩性 对信息可进行提炼加工、综合和概括,但仍保留原来的真实性,便于存储、传递。

3. 时效性 信息的内容不断更新。

4. 传播性 信息可以被传播。

5. 共享性 即全世界信息资源可共享。

6. 转换性 有信息就有一切,但要准确体现转换。

7. 寄载性 信息必须具有一定的载体,信息和载体两者不可分割。载体有两种,一种是无形的,如光波、声波等;另一种是有形的,如纸张、磁盘、光盘。

三、信息技术

信息技术(information technology,IT),是主要用于管理和处理信息所采用的各种技术的总称。它主要是应用计算机科学和通信技术来设计、开发、安装和实施信息系统及应用软件。它也常被称为信息和通信技术(information and communications technology,ICT)。主要包括传感技术、计算机技术、微电子技术和通信技术。而医学信息技术则是用于管理和处理医学信息所采用的各种技术的总称,是人们用来获取信息、传输信息、存储信息、分析和处理信息、显示信息的相关技术,其研究内容涉及科学、技术、工程以及管理等学科。包括的技术有感测与识别技术、信息传递技术、信息处理与再生技术、信息施用技术等。

四、医学信息学

医学信息学(medical informatics)是研究生物医学信息、数据和知识的存储、检索并有效利用,以便在卫生管理、临床控制和知识分析过程中作出决策和解决问题的科学,是计算机科学、信息科学与医学的一门新兴交叉学科。医学信息学的研究内容包括医学信息、医学信息技术、医学信息系统等。医学信息学随着计算机技术的兴起而发展,在半个多世纪的发展中渗透到医疗领域的方方面面,如电子病历、生物信号分析、医学图像处理、临床实验室数据处理、临床支持系统、医学决策系统、医院信息管理系统、卫生信息资源等。医学信息学的主要研究进展包括电子病历、医院信息系统、决策支持系统、影像信息技术、远程医疗与互联网及数据标准等。医学信息学为提高医疗效果、效率、效力并降低医疗支出、合理配置医疗资源做出了杰出的贡献。

五、医院信息系统

医院信息系统(hospital information system,HIS)是指利用计算机软硬件技术、网络通信技术等现代化手段,对医院及其所属各部门的人流、物流、财流进行综合管理,对在医疗活动各阶段中产生的数据进行采集、存储、处理、提取、传输、汇总、加工生成各种信息,从而为医院的整体运行提供全面的、自动化的管理及各种服务的信息采集。

医院信息系统基本实现了对医院各个部门的信息进行收集、传输、加工、保存和维护。可以对大量的医院业务层的工作信息进行有效的处理,完成日常基本的医疗信息、经济信息和物资信息的统计和分析,并能够提供迅速变化的信息,为医院管理层提供及时的医院信息。因此,医院信息系统不仅是一个计算机软件,而且是一个医院管理的系统工程,医院信息系统融入了大量先进的医院管理思想。医院信息系统的运用,是医院科学管理的重要标志。

六、临床实验室信息系统

临床实验室信息系统是指对患者检验申请、标本识别、结果报告、质量控制和样本分析等各个方面相关的数据进行管理的信息系统。它是以临床实验室科学管理理论和方法为基础,借助计算机技术、网络技术、现代通信技术、数字化和智能化技术等现代化手段,对实验室标本处理、实验数据(采集、传输、存储、处理、发布)、人力资源、仪器和试剂的购置与使用等各种实验室信息进行综合管理,从而从整体上提高实验室综合效能的复杂的人机系统。因此,LIS是现代管理学、临床医学、检验医学、信息学、机械电子学及通信技术等多学科交叉的综合学科,是医学信息学的分支学科。临床实验室信息系统作为优化检验科室管理模式的一种方法,不仅提高工作效率和工作质量,也是检验科室由经验管理向科学管理、规范化管理发展的需要。

第二节 临床实验室信息系统的功能特点

临床实验室信息系统是医院信息系统的重要组成部分之一,LIS系统的发展也是伴随着现代通信技术、网络技术、计算机技术、数字化和智能化等技术的不断提高而发展的。目前国内已经有很多医院检验科使用了LIS系统,不但彻底改变了工作流程和检验报告方式,而且极大提高了工作效率,提高了管理质量,是现代临床实验室的重要标志之一,也是现代临床实验室所必备的信息系统。它将临床实验室所有的仪器设备通过计算机网络连接起来,进行统一的管理和操作,是实现实验室全面自动化的关键。

现代LIS系统具有以下的功能特点:①操作简便,功能齐全;②数据查询功能强大;③灵活而全面的统计分析;④高度智能化,提高工作效率;⑤急诊报告及时处理;⑥条形码系统应用;⑦安全可靠,防错严密;⑧历史资料比较,利于结果审核;⑨规范质控方法;⑩权限管理严密;⑪通用性强;⑫仪器数据接收和控制功能强大。现对以上功能特点分述如下。

一、强调以标本为中心的流程再造

如果说现代医院体现的是以患者为中心的服务模式,那么临床实验室就应该是以患者标本为中心的、以检验结果的准确性和及时性为目标的管理服务模式。近半个世纪以来,尤其是近二十年来,全自动检验仪器的广泛使用,为实验室以患者标本为中心的服务模式的流程改造提供了基本条件和物质基础,而实验室服务模式的转变又有赖于LIS的应用与完善。现代化的LIS已不再是简单地替代实验室技术人员纷繁复杂的手工劳动、完成标本检验为目的而建立的,而是在不断完善检验前、检验中和检验后流程的基础上,进一步改造和优化检验流程。临床实验室传统的检验流程中,有许多制约标本管理流程的瓶颈部位即流程节点,影响着检验质量和检验效率。

所谓流程节点是指:①绩效低下的流程,其流程运行的效率较低,并可能直接影响其他流程的正常运行;②位置重要的流程,即可能控制、影响整个检验效率的关键步骤。

临床实验室检验标本的处理流程见图16-1。

检验标本流程管理,特别是在实验室外部的流程管理一直是实验室标本管理中的一个难点问题,经常由于管理不到位造成标本丢失现象严重,采用传统的手工方法逐一登记交接方式在日常工作中往往是不现实的。随着条形码技术在检验信息系统中的应用,在流转环节通过对标本条形码扫描来加强对标本的流程管理成为了可能。下面举例说明实验室在检验流程再造过程中是如何解决检验前、中、后流程节点问题的。

1. 标本检验前流程 标本检验前的流程包括:医嘱申请、患者信息、患者的唯一标识、标本管的正确选取、标本管的唯一性标识、标本的传递等环节。

2006年2月27日由卫生部颁布的《医疗机构临床实验室管理办法》(卫医发〔2006〕73号)中第十五条特别规定:医疗机构临床实验室应当有分析前质量保证措施,制订患者准备、标本采集、标本储存、标本运送、标本接收等标准操作规程,并由医疗机构组织实施。CNAS-CL02—2007(等同于ISO 15189—2007)《医学实验室质量和能力认可准则》中,也强调了检验前标本的质量控制,同时要求对标本能全程跟踪,检验结果回报时间(TAT)明确可查。

一般标本检验前的流程改造的过程中,应充分分析了解影响标本质量和时效性的根本原因,针对存在的问题,提出解决方案。一般来说,要解决常见的节点问题应做到:①LIS与医院HIS进行无缝隙连接,为医师工作站编写检验申请模块,使临床医师可以利用HIS开展网络检验项目的申请。②建立条码标志系统,使在HIS上形成的检验申请,通过网络和条形码可以传递到LIS系统,避免了实验室重复输入患者信息的操作,节省了上机间。③为了解决标本运输滞后的问题,有条件的大型综合性医院,可以设置标本气道运输系统,或成立标本运送中心,建立标本定期运送的物流体系,由专人负责标本的运输。根据方便快速检测的原则,建立门诊标本采集中心。这些措施的制订是为了减少标本在病房或门诊的停留时间,确保采集后的标本能及时送检。

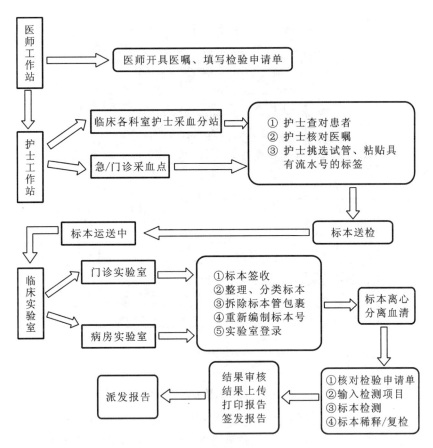

图 16-1　临床实验室检验标本的处理流程

2. 实验室内标本前处理流程　实验室内标本前处理流程包括：标本的签收；标本的分类整理、编号；核对标本及医嘱申请；患者信息登录；标本离心及血清分离等环节。

标本进入实验室，从标本签收到上机检测这一过程可以称之为实验室内标本前处理，此流程的再造属于实验室内部可控范畴，临床检验室可以将现代管理理念和方法融入 LIS 系统中。如建立统一的标本前处理室，用 LIS 系统来接收、核查和跟踪标本；进一步优化标本核对/签收程序，标本签收时既可以用条形码扫描器对每份标本逐个扫描确认，又可以对同病区同批标本进行批量扫描确认，在采血中心装置一个闹钟，实验室可根据自己的要求设置定期响铃提示，当听到铃声提示后，采血人员通过点击系统中的发送按钮发送标本，将发送前的标本与发送后的标本分开放置，同时标本转运工作站会自动生成一个带有条码的汇总单，汇总单上可显示各个采血窗口的标本种类及个数，标本转运人员凭汇总单到采血窗口收取并核对标本。当采血窗口的标本个数及种类核对无误后，转运人员将标本和汇总单送往实验室，实验室接收到标本后，首先扫描一下汇总单上的条码，系统会根据条码调出此汇总单的标本清单并一一显示出来，实验室接收人员取出标本并逐个接收，当扫描的标本与清单中的标本吻合时，系统会自动取消该标本的显示，当工作人员完成接收，屏幕上显示的标本清单全部消失，则保证了标本接收的一一对应，如图 16-2 所示。

病房护士只要在送检前打印出一张带有条形码标志的批量标本任务清单，并随该批标本一起送往实验室，当此批标本进入实验室后，标本核收人员仅仅需要扫描一下任务清单上的条码，并清点标本数量，确认无误，即可完成接收此批标本，避免了每份标本的逐一扫描的操作程序，节省了标本接收时间，如图 16-3 所示。

3. 标本检验流程　标本检验流程包括：各类分析仪器的检测能力、各类分析检测的应变能力、各类分析检测的备份能力及人员的培训等环节。

标本检验是实验室最主要的工作任务之一，正如 CNAS/CL02—2007 (等同于 ISO 15189—2007)《医学实验室质量和能力认可准则》所要求的那样，实验室应具备满足所从事检验要求的必要物力、人力和信息资源，且实验室人员具有应对开展检验遇到问题所必需的技能与经验。因此，实验室在对标本检验的

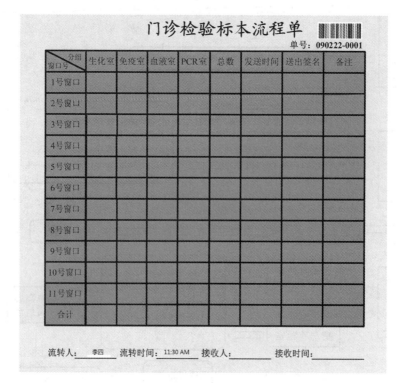

图 16-2 门诊检验标本流程单

图 16-3 标本任务清单

流程进行再造时,应从实验室现有的硬件和软件资源分析入手,从实验室场地设施、仪器设备、试剂消耗品供应、技术人员、质量控制等各个环节上入手,充分了解和利用实验室现有的各种资源,完善 LIS 系统,建立室内登记系统、批量登记系统、条码阅读系统,开发所有仪器的双向通信功能、配置与工作量相当的各专业分析仪器,并配备有完善的仪器、试剂备份系统,实验室建立健全全面质量管理体系,确保分析检验的准确、可靠,完善 LIS 系统的数据审核功能,培养一批有实践经验及临床应用知识的专业技术人才,重视检验结果的解释及分析判断,加强与临床的沟通与联系。

4. 标本检验后处理流程 标本检验后处理流程包括:检验结果审核、报告打印、签名确认、报告分发、派发等环节。

标本分析后处理流程再造包括:建立检验结果定期向医院信息网络上传送制度、建立各工作站检验结果自主打印系统及急诊工作站的共享打印系统,向临床提供最快、最直接的服务。为了提高结果回报的效率,可以使用电子签名,实现检验全流程的无纸化。

通过 LIS 的开发与应用,优化了患者标本的检验流程,提高了检验报告的时效性,如图 16-4 所示。

新一代 LIS 系统的主要功能特点之一是注重检验流程的再造,使传统的检验流程中存在的问题迎刃而解,使医师、护士、检验人员的工作模式发生了根本性的改变;医师在 HIS 上申请检验,生成电子检验医嘱,护理人员通过执行电子检验医嘱,使用贴有条码的标本管采集标本,采集标本后护士在 HIS 系统上确认,系统自动记录标本采集时间并通知运送人员转运标本到实验室;运送人员在与护士和检验人员交接标本时通过扫描条码实现快速的交接并可避免人为差错,确认后网络自动记录交接的时间,还可打印相关的标本送检清单,便于随时查对标本的去向和处理进程,从而优化了检验标本的物流过程。

二、条形码技术的应用

条形码(barcode)又称条码。中华人民共和国国家标准 GB/T 12905—2000 对条码的定义为:条码是由一组规则排列的条、空及其对应字符组成的标记,用以表示一定的信息。通俗地说,条形码是由一组宽

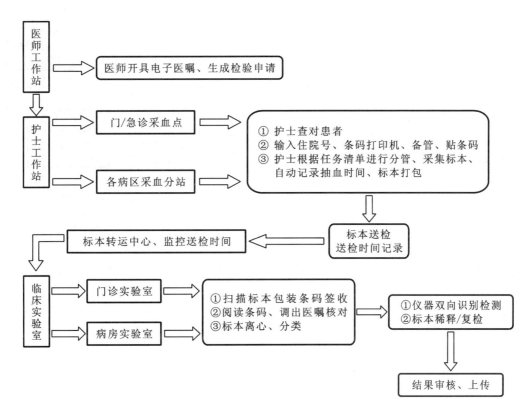

图 16-4 优化后的临床实验室管理流程

度不同、反射率不同的条和空,按照一定的编码规则排列的、用以表达一组数字或字母符号信息的图形标识符,见图 16-5。

一维条码是只在一维方向上表示信息的条码。通常它只是对物品的标志,而不能对物品进行描述。常见的一维条码有 25 码、交叉 25 码、39 码、128 码、库德巴码等。美国 CLSI AUTO2-A 明确规定从 2003 年 12 月 31 日起,LIS 系统中仅推荐使用 128 码。

图 16-5 典型的一维条码示意图

目前常见的实验室自动化仪器,基本上都支持几种不同的条码。比如美国 BECKMAN SYNCHRON CX 系列生化分析仪、ACCESS 化学发光免疫分析仪和雅培公司的 AEROSET 2000 全自动生化分析仪均支持 39 码、25 码、交叉 25 码和 128 码,ROCHE/HITACHI 的 MODULAR 模块式生化免疫一体化分析系统支持 39 码、ITF 码(交叉 25 码)和 NW7 码。一个实验室要建立条码化检验标本系统,必须采用本实验室内所有仪器设备都支持的同一种条码。

条码系统(bar code system)是由条码符号设计、制作及扫描识读组成的系统(GB/T 12905—2000)。

实现流程再造的先决条件是条形码技术的应用,LIS 利用条形码来代替实验室内涉及手工操作的许多繁杂的标本处理步骤,如患者资料的录入、标本排序编号、检验仪器识别等;LIS 在利用条形码技术实现检验流程无纸化方面也起到了重要作用。在流程管理中最能体现 LIS 功效的是条形码技术的应用和检验流程的无纸化。条形码在临床实验室的应用可见图 16-6。

条形码赋予检测标本标志的唯一性,应用于整个标本的分析过程中,从标本的采集、储存、运输,到患者信息的传递、标本的接收、核对与处理、分析检测、查询结果、报告打印、标本保存等实验室的常规操作,极大地方便了医师和患者获取相关信息。

三、LIS 系统与仪器的双向通信

数据通信既包括计算机与计算机之间,也包括计算机与外部设备之间的信息交换。实验室信息系统的数据通信除了系统工作站与服务器及各工作站之间的数据共享外,主要涉及计算机与外部设备也就是各种检验仪器设备之间的信息交换。单向通信时主要是工作站采集接收仪器发送出来的检测数据,双向通信时实验室信息系统除接收数据外还要向实验仪器设备发送测试指令。

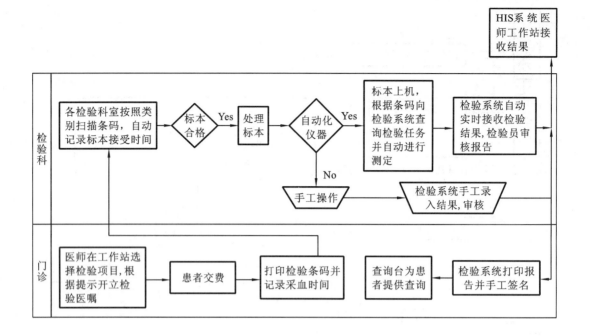

图 16-6　条形码在临床实验室的应用

　　检验仪器与计算机之间的双向通信是指检验仪器不仅可以自动发送检验结果到 LIS 系统,而且,还可以接收和处理由计算机发出的各种检测指令,自动完成系统给予的这种指令,从而实现信息从计算机到仪器和从仪器到计算机的双向传输。相对于仪器只向 LIS 工作站发送检验数据,而不接受 LIS 工作站发出的任何指令的单向通信技术而言,双向通信技术的应用促进了临床实验室信息应用技术的飞跃发展,LIS 不仅可以接收检验仪器传过来的检验数据,甚至还可以控制检验仪器进行工作。实际上,也只有应用了检验标本的条码系统,LIS 与检验仪器之间才有可能真正实现双向通信,从而使标本进入仪器后在不需要人工录入检测项目的情况下实现真正意义上的全自动化检测。而双向通信技术的应用彻底改变了实验室传统的工作流程,从根本上解决了标本调错、项目输错等人为差错。

　　LIS 与实验室自动化仪器的连接主要是通过电缆实现 LIS 工作站的 RS-232 串口与仪器的 RS232 串口之间的直接连接,而且这种连接由于距离很近而不需要调制解调器(modem)的参与。RS-232 是美国电子工业协会(electronic industry association,EIA)制定的一个接口标准,其全名为 RS-232C,其中 RS 是推荐标准的意思,C 代表标准的版本号。该标准是用于连接数据终端设备 DTE 和数据通信设备 DCE 的接口规范。它被广泛应用于检验自动化设备同 PC 之间的通讯。RS-232C 有很多种型号,一般常见的有 9 脚和 25 脚两种。该标准支持的速率为 0~20000 bps,限制电缆长度约为 15.24 m,电缆长度如果大于 15.24 m时,也可以使用,但为了保证信号的质量,必须仔细测试。RS-232 因价格便宜,应用方便,所以在现代自动化实验室中,约有 90% 的仪器采用该通信方式进行数据交换。

　　LIS 与仪器的直接电缆连接,实现数据接收的方式一般有两种:一种为硬件方式,另一种为软件方式。

　　硬件方式:在 LIS 网络与自动化分析仪器之间连接一台数据采集器,起数据缓存的作用,可以较好地解决数据在收发过程中丢失的问题。尽管一台数据采集器可以连接多台仪器,但成本还是相对比较高的,而且由于国内实验室空间分布的局限性,一个科室内部所有实验室仪器一般很难布置在一个相对集中空间范围内,所以数据采集器配置起来就显得不够灵活。鉴于存在这些不足,这种硬件方式的数据采集器在目前的 LIS 中已经较少应用了。

　　软件方式:使用汇编语言、C 语言等编写数据接收程序,并将其安装在与自动化仪器相连的 LIS 工作站,系统一旦启动就使其驻留于 LIS 网络系统中与实验室自动化分析仪器相邻连接的计算机的内存中,就可以随时接收自动化仪器通过串口连接线发送过来的数据,LIS 工作站在不停止前台工作而且不需要任何人工干预的情况下,以后台通信方式实时自动接收数据。这种方式具有不需要硬件成本,配置灵活等优点,已经成为各种 LIS 实现数据接收的最主要方式。

四、LIS 与 HIS 的无缝连接

LIS 与 HIS 全面的无缝连接，才能真正实现信息资源共享，提高工作效率和实验室的自动化程度。如果 LIS 和 HIS 不能实现无缝连接，就会在各自的系统内形成信息孤岛。所谓"信息孤岛"是指一个信息系统的数据是自采自用的，不能自动化地与其他系统交换数据。造成 LIS 与 HIS 无法连接的原因主要是在软件开发时，开发者各自为政，没有遵循国际标准，目前，又没有一个国家标准，数据编码和数据格式混乱无序，使不同开发者开发的 LIS 和 HIS 之间的数据无法交换。因此在 LIS 与 HIS 互联时，需要根据 HIS 或 LIS 的数据编码和格式开发专门的接口软件，进行数据交换，增加了数据交换难度，也加大了软件开发和维护成本。HIS 与 LIS 相互之间的数据交换模式可见图 16-7。

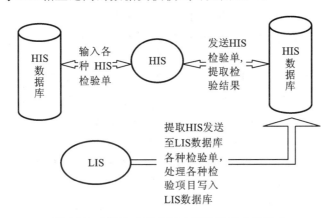

图 16-7 HIS 与 LIS 相互之间的数据交换模式

国际上卫生行业推行的标准有 HL7、ICD、LOINC、SNOMED、DICOM 等涉及数据编码标准化和系统接口标准化的系统协议。其中，HL7（health level seven）是卫生领域不同系统之间电子数据传输的协议，HL7 是由美国国家标准学会（ANSI）批准颁布实施的医疗卫生机构及医用仪器、设备的数据信息传输标准，自 1990 年其 2.1 版正式颁布以来，在医疗卫生机构，特别是医院的影响力日益广泛，目前在美国采用此标准的机构已经涉及政府相关部门、医疗服务机构、保险公司、医疗仪器设备制造商和医院信息系统集成商，据不完全统计，截止到 2001 年 8 月，全美国有 2200 余名会员，约有 80% 的医疗机构和 90% 的医用仪器、设备制造商采用此标准。随着计算机网络技术的应用和发展，HL7 的影响力已经波及到了澳大利亚、加拿大、中国、芬兰、德国、日本、荷兰、新西兰、英国、印度、南非、韩国等国家和地区。中国也于 2000年初建立了 HL7 中国协作中心。HL7 的宗旨是开发和研制医院数据信息传输协议及标准，规范临床医学和管理信息格式，降低医院信息系统互联的成本，提高医院信息系统之间数据信息共享的程度。随着 HL7 应用的日益广泛，采用 HL7 作为标准的 HIS 和医用仪器、设备可以完全做到无障碍互联和医学数据信息的无障碍交换，为和医疗服务机构内部各部门之间的数据交换和区域医疗服务机构之间的资源共享奠定了基础。LIS 与 HIS 的无缝连接建立了临床实验室与其他科室联系沟通的有效渠道；可以通过 LIS 与 HIS 的融合，了解患者信息、对急危重症患者的检测结果进行及时通报、不合格标本系统上回退、发布新技术新业务信息等；也可及时收集临床需求、倾听临床呼声。所以从长远来说，实现 LIS 与 HIS 的无缝连接是实现医院信息化永无止境的追求。

五、自动化和智能化

自从 20 世纪 50 年代美国 Technicon 公司生产出第一代连续流动式自动分析仪以来，医学检验领域首先在临床化学部门出现了"自动化（automation）"一词。国际纯化学与应用化学联合会（IUPAC）对"自动化"的解释为：由机械化的仪器取代人的手工操作过程。这种仪器设备由信息反馈进行自我监测和自我调节。

20 世纪 80 年代以后，随着计算机技术在自动化分析仪上的应用，使得医学实验室领域的自动化分析技术迅速地走入了鼎盛时期，"自动化"一词变得更为贴切和准确，实际上，这一时期的"自动化分析"仍然局限于将人工处理好的标本放入分析仪器，手工输入测试项目，然后由仪器自动完成"加样品、加试剂、混

匀、孵育、比色、计算结果、发现问题自动复查、清洗反应杯,然后继续下一个项目的测定"这样一个反复循环的过程。严格来讲,还算不上是真正的全自动化分析过程。

全实验室自动化(total laboratory automation,TLA)又称全程自动化(front to end automation),是指将临床实验室中有关的甚至互不相关的自动化仪器用轨道连接起来,并且与控制软件和数据管理软件及 LIS 有机地结合起来,形成一个类似工业生产流水线的自动化系统,覆盖从标本接收到报告发出及标本储存的整个检验过程,待检测的标本在轨道上经离心等处理后被传送到指定的仪器上进行检测,从而实现大规模的全检验过程的自动化分析,跟踪在计算机系统进行的任何工作。检验科的自动化、系统化极大地促进越来越多的全自动检验仪器进入信息管理网络,形成现代化的临床医学检验的新局面,大大提高了整个临床实验室的效率,缩短了检测时间,减少了实验室人员被感染的风险,减轻了人员的劳动强度,提高了实验的精密度,减小了实验误差也有利于临床检验标准化的实现。

全实验室自动化主要由样品前处理系统、样品传输系统、样品分析系统、实验数据管理系统和 LIS 及样品储存系统等部分组成。

在实施实验室自动化的过程中,要实现标本前处理系统、各种分析测试系统和标本后处理系统的连接和协调运转,除了系统管理软件以外,一套功能强大而且与 HIS 高度集成的实验室信息系统必不可少。因为整个流程中要处理的关键因素是贴有可自动识别的条码标签的标本,而条码标签所含的信息必须由 LIS (或 HIS)生成、由 LIS 识别和处理,所以,LIS 在实验室自动化的过程中具有不可替代的作用,离开了采用条码自动识别技术的 LIS,实验室自动化就无从谈起。实验室自动化的根本目的,是要解放人手,提高工作效率,避免人为差错,使实验室工作人员有精力和时间去关注需要更高知识水平的工作,如结果的审核确认、解释,新项目的开发,以进一步提高为临床服务的质量和水平。可以这么说,一套结合了条码化标本自动识别系统的、功能完善的而且与医院信息系统高度集成的实验室信息系统,是协调、组织、监控、管理实验室自动化的不可替代的主要角色。

人工智能(artificial intelligence),英文缩写为 AI。它是研究、开发用于模拟、延伸和扩展人的智能的理论、方法、技术及应用系统的一门新的技术科学。从 1956 年正式提出人工智能学科算起,半个世纪以来,人工智能取得了长足的发展,成为一门广泛的交叉和前沿科学。但和许多新兴的学科一样,人工智能至今尚无统一的定义,要给人工智能下一个准确的定义比较困难。简而言之,人工智能是智能机器所执行的通常与人类智能有关的智能行为,如判断、推理、证明、识别、感知、理解、思考、学习和问题求解等思维活动。所谓的智能机器就是能够在各类环境中自主地或交互地执行各种拟人任务的机器。

人工智能是计算机科学的一个分支,它了解智能的实责,并生产出一种新的能以人类智能相似的方式作出反应的智能机器,该领域的研究包括机器人、语言识别、图像识别、自然语言处理和专家系统等。

目前 LIS 逐步采用了智能辅助功能来处理大信息量的检验工作,即 LIS 不仅是自动接收检验数据,打印检验报告,系统保存检验信息的工具,而且可根据实验室的需要实现智能辅助功能,例如:根据检验结果进行自动分析并自动提示检验人员下一步的操作,全面监控检验流程中的各个步骤并系统记录所出现的问题等,从而使 LIS 能够真正地成为检验人员的"脑"和"眼"。又如:实验室的细菌药物敏感试验结果可以直接通过 LIS 和 HIS 发送到药房以监控药房在根据临床医师开出的处方是否有违背抗生素使用原则的情况。随着 IT 技术的不断发展,人工智能在 LIS 中的应用也越来越广泛。

小结

LIS 是伴随着计算机技术的出现,并随着现代计算机技术、通信技术、网络技术的发展而不断发展完善的。LIS 作为实验室管理的现代工具越来越突显其巨大的无可替代的作用。由于 LIS 系统发出清晰的、规范的检验报告,更体现出医院的形象和对患者的责任心;而为患者提供准确的以往累积检验结果,更可缩短患者的复诊时间和提高医师的诊断准确性。检验结果发放方式的改变,更人性化地体现医院对患者隐私权的尊重。另一方面,它也给医护人员带来的收益:增加成效、减少电话通信;智能化的数据采集方式,免去了许多麻烦的手工记录和存档工作。因此,掌握 LIS 的一些基本概念,了解目前 LIS 的功能特点,结合在进入临床实验室,接触到 LIS 后的感性认识,可以更深入地了解这门涉及现代管理学、临床医学、检验医学、信息学、机械电子学及通信技术等多学科交叉科学的无限前景和诱人魅力。

能力检测

一、名词解释
数据　信息　信息技术　临床实验室信息

二、简答题
简述现代临床实验室信息系统的功能特点。

（高海闽）

附　　录

 附录 A　中华人民共和国传染病防治法

第一章　总　　则

第一条　为了预防、控制和消除传染病的发生与流行，保障人体健康和公共卫生，制定本法。

第二条　国家对传染病防治实行预防为主的方针，防治结合、分类管理、依靠科学、依靠群众。

第三条　本法规定的传染病分为甲类、乙类和丙类。

甲类传染病：鼠疫、霍乱。

乙类传染病：传染性非典型肺炎、艾滋病、病毒性肝炎、脊髓灰质炎、人感染高致病性禽流感、麻疹、流行性出血热、狂犬病、流行性乙型脑炎、登革热、炭疽、细菌性和阿米巴性痢疾、肺结核、伤寒和副伤寒、流行性脑脊髓膜炎、百日咳、白喉、新生儿破伤风、猩红热、布鲁氏菌病、淋病、梅毒、钩端螺旋体病、血吸虫病、疟疾。

丙类传染病：流行性感冒、流行性腮腺炎、风疹、急性出血性结膜炎、麻风病、流行性和地方性斑疹伤寒、黑热病、包虫病、丝虫病，除霍乱、细菌性和阿米巴性痢疾、伤寒和副伤寒以外的感染性腹泻病。

国务院卫生行政部门根据传染病暴发、流行情况和危害程度，可以决定增加、减少或者调整乙类、丙类传染病病种并予以公布。

第四条　对乙类传染病中传染性非典型肺炎、炭疽中的肺炭疽和人感染高致病性禽流感，采取本法所称甲类传染病的预防、控制措施。其他乙类传染病和突发原因不明的传染病需要采取本法所称甲类传染病的预防、控制措施的，由国务院卫生行政部门及时报经国务院批准后予以公布、实施。

需要解除依照前款规定采取的甲类传染病预防、控制措施的，由国务院卫生行政部门报经国务院批准后予以公布。

省、自治区、直辖市人民政府对本行政区域内常见、多发的其他地方性传染病，可以根据情况决定按照乙类或者丙类传染病管理并予以公布，报国务院卫生行政部门备案。

第五条　各级人民政府领导传染病防治工作。

县级以上人民政府制定传染病防治规划并组织实施，建立健全传染病防治的疾病预防控制、医疗救治和监督管理体系。

第六条　国务院卫生行政部门主管全国传染病防治及其监督管理工作。县级以上地方人民政府卫生行政部门负责本行政区域内的传染病防治及其监督管理工作。

县级以上人民政府其他部门在各自的职责范围内负责传染病防治工作。

军队的传染病防治工作，依照本法和国家有关规定办理，由中国人民解放军卫生主管部门实施监督管理。

第七条　各级疾病预防控制机构承担传染病监测、预测、流行病学调查、疫情报告及其他预防、控制工作。

医疗机构承担与医疗救治有关的传染病防治工作和责任区域内的传染病预防工作。城市社区和农村基层医疗机构在疾病预防控制机构的指导下，承担城市社区、农村基层相应的传染病防治工作。

第八条　国家发展现代医学和中医药等传统医学，支持和鼓励开展传染病防治的科学研究，提高传染病防治的科学技术水平。

国家支持和鼓励开展传染病防治的国际合作。

第九条　国家支持和鼓励单位和个人参与传染病防治工作。各级人民政府应当完善有关制度，方便单位和个人参与防治传染病的宣传教育、疫情报告、志愿服务和捐赠活动。

居民委员会、村民委员会应当组织居民、村民参与社区、农村的传染病预防与控制活动。

第十条　国家开展预防传染病的健康教育。新闻媒体应当无偿开展传染病防治和公共卫生教育的公益宣传。

各级各类学校应当对学生进行健康知识和传染病预防知识的教育。

医学院校应当加强预防医学教育和科学研究，对在校学生及其他与传染病防治相关人员进行预防医学教育和培训，为传染病防治工作提供技术支持。

疾病预防控制机构、医疗机构应当定期对其工作人员进行传染病防治知识、技能的培训。

第十一条　对在传染病防治工作中做出显著成绩和贡献的单位和个人，给予表彰和奖励。

对因参与传染病防治工作致病、致残、死亡的人员，按照有关规定给予补助、抚恤。

第十二条　在中华人民共和国领域内的一切单位和个人，必须接受疾病预防控制机构、医疗机构有关传染病的调查、检验、采集样本、隔离治疗等预防、控制措施，如实提供有关情况。疾病预防控制机构、医疗机构不得泄露涉及个人隐私的有关信息、资料。

卫生行政部门及其他有关部门、疾病预防控制机构和医疗机构因违法实施行政管理或者预防、控制措施，侵犯单位和个人合法权益的，有关单位和个人可以依法申请行政复议或者提起诉讼。

第二章　传染病预防

第十三条　各级人民政府组织开展群众性卫生活动，进行预防传染病的健康教育，倡导文明健康的生活方式，提高公众对传染病的防治意识和应对能力，加强环境卫生建设，消除鼠害和蚊、蝇等病媒生物的危害。

各级人民政府农业、水利、林业行政部门按照职责分工负责指导和组织消除农田、湖区、河流、牧场、林区的鼠害与血吸虫危害，以及其他传播传染病的动物和病媒生物的危害。

铁路、交通、民用航空行政部门负责组织消除交通工具及相关场所的鼠害和蚊、蝇等病媒生物的危害。

第十四条　地方各级人民政府应当有计划地建设和改造公共卫生设施，改善饮用水卫生条件，对污水、污物、粪便进行无害化处置。

第十五条　国家实行有计划的预防接种制度。国务院卫生行政部门和省、自治区、直辖市人民政府卫生行政部门，根据传染病预防、控制的需要，制定传染病预防接种规划并组织实施。用于预防接种的疫苗必须符合国家质量标准。

国家对儿童实行预防接种证制度。国家免疫规划项目的预防接种实行免费。医疗机构、疾病预防控制机构与儿童的监护人应当相互配合，保证儿童及时接受预防接种。具体办法由国务院制定。

第十六条　国家和社会应当关心、帮助传染病患者、病原携带者和疑似传染病患者，使其得到及时救治。任何单位和个人不得歧视传染病患者、病原携带者和疑似传染病患者。

传染病病人、病原携带者和疑似传染病患者，在治愈前或者在排除传染病嫌疑前，不得从事法律、行政法规和国务院卫生行政部门规定禁止从事的易使该传染病扩散的工作。

第十七条　国家建立传染病监测制度。

国务院卫生行政部门制定国家传染病监测规划和方案。省、自治区、直辖市人民政府卫生行政部门根据国家传染病监测规划和方案，制定本行政区域的传染病监测计划和工作方案。

各级疾病预防控制机构对传染病的发生、流行及影响其发生、流行的因素，进行监测；对国外发生、国内尚未发生的传染病或者国内新发生的传染病，进行监测。

第十八条　各级疾病预防控制机构在传染病预防控制中履行下列职责：

（一）实施传染病预防控制规划、计划和方案。

（二）收集、分析和报告传染病监测信息，预测传染病的发生、流行趋势。

（三）开展对传染病疫情和突发公共卫生事件的流行病学调查、现场处理及其效果评价。

（四）开展传染病实验室检测、诊断、病原学鉴定。

（五）实施免疫规划，负责预防性生物制品的使用管理。

（六）开展健康教育、咨询，普及传染病防治知识。

（七）指导、培训下级疾病预防控制机构及其工作人员开展传染病监测工作。

（八）开展传染病防治应用性研究和卫生评价，提供技术咨询。

国家、省级疾病预防控制机构负责对传染病发生、流行及分布进行监测，对重大传染病流行趋势进行预测，提出预防控制对策，参与并指导对暴发的疫情进行调查处理，开展传染病病原学鉴定，建立检测质量控制体系，开展应用性研究和卫生评价。

设区的市和县级疾病预防控制机构负责传染病预防控制规划、方案的落实，组织实施免疫、消毒、控制病媒生物的危害，普及传染病防治知识，负责本地区疫情和突发公共卫生事件监测、报告，开展流行病学调查和常见病原微生物检测。

第十九条　国家建立传染病预警制度。

国务院卫生行政部门和省、自治区、直辖市人民政府根据传染病发生、流行趋势的预测，及时发出传染病预警，根据情况予以公布。

第二十条　县级以上地方人民政府应当制定传染病预防、控制预案，报上一级人民政府备案。

传染病预防、控制预案应当包括以下主要内容：

（一）传染病预防控制指挥部的组成和相关部门的职责。

（二）传染病的监测、信息收集、分析、报告、通报制度。

（三）疾病预防控制机构、医疗机构在发生传染病疫情时的任务与职责。

（四）传染病暴发、流行情况的分级及相应的应急工作方案。

（五）传染病预防、疫点疫区现场控制，应急设施、设备、救治药品和医疗器械及其他物资和技术的储备与调用。

地方人民政府和疾病预防控制机构接到国务院卫生行政部门或者省、自治区、直辖市人民政府发出的传染病预警后，应当按照传染病预防、控制预案，采取相应的预防、控制措施。

第二十一条　医疗机构必须严格执行国务院卫生行政部门规定的管理制度、操作规范，防止传染病的医源性感染和医院感染。

医疗机构应当确定专门的部门或者人员，承担传染病疫情报告、本单位的传染病预防、控制及责任区域内的传染病预防工作；承担医疗活动中与医院感染有关的危险因素监测、安全防护、消毒、隔离和医疗废物处置工作。

疾病预防控制机构应当指定专门人员负责对医疗机构内传染病预防工作进行指导、考核，开展流行病学调查。

第二十二条　疾病预防控制机构、医疗机构的实验室和从事病原微生物实验的单位，应当符合国家规定的条件和技术标准，建立严格的监督管理制度，对传染病病原体样本按照规定的措施实行严格监督管理，严防传染病病原体的实验室感染和病原微生物的扩散。

第二十三条　采供血机构、生物制品生产单位必须严格执行国家有关规定，保证血液、血液制品的质量。禁止非法采集血液或者组织他人出卖血液。

疾病预防控制机构、医疗机构使用血液和血液制品，必须遵守国家有关规定，防止因输入血液、使用血液制品引起经血液传播疾病的发生。

第二十四条　各级人民政府应当加强艾滋病的防治工作，采取预防、控制措施，防止艾滋病的传播。具体办法由国务院制定。

第二十五条　县级以上人民政府农业、林业行政部门及其他有关部门，依据各自的职责负责与人畜共患传染病有关的动物传染病的防治管理工作。

与人畜共患传染病有关的野生动物、家畜家禽,经检疫合格后,方可出售、运输。

第二十六条 国家建立传染病菌种、毒种库。

对传染病菌种、毒种和传染病检测样本的采集、保藏、携带、运输和使用实行分类管理,建立健全严格的管理制度。

对可能导致甲类传染病传播的及国务院卫生行政部门规定的菌种、毒种和传染病检测样本,确需采集、保藏、携带、运输和使用的,须经省级以上人民政府卫生行政部门批准。具体办法由国务院制定。

第二十七条 对被传染病病原体污染的污水、污物、场所和物品,有关单位和个人必须在疾病预防控制机构的指导下或者按照其提出的卫生要求,进行严格消毒处理;拒绝消毒处理的,由当地卫生行政部门或者疾病预防控制机构进行强制消毒处理。

第二十八条 在国家确认的自然疫源地计划兴建水利、交通、旅游、能源等大型建设项目的,应当事先由省级以上疾病预防控制机构对施工环境进行卫生调查。建设单位应当根据疾病预防控制机构的意见,采取必要的传染病预防、控制措施。施工期间,建设单位应当设专人负责工地上的卫生防疫工作。工程竣工后,疾病预防控制机构应当对可能发生的传染病进行监测。

第二十九条 用于传染病防治的消毒产品、饮用水供水单位供应的饮用水和涉及饮用水卫生安全的产品,应当符合国家卫生标准和卫生规范。

饮用水供水单位从事生产或者供应活动,应当依法取得卫生许可证。

生产用于传染病防治的消毒产品的单位和生产用于传染病防治的消毒产品,应当经省级以上人民政府卫生行政部门审批。具体办法由国务院制定。

第三章 疫情报告、通报和公布

第三十条 疾病预防控制机构、医疗机构和采供血机构及其执行职务的人员发现本法规定的传染病疫情或者发现其他传染病暴发、流行及突发原因不明的传染病时,应当遵循疫情报告属地管理原则,按照国务院规定的或者国务院卫生行政部门规定的内容、程序、方式和时限报告。

军队医疗机构向社会公众提供医疗服务,发现前款规定的传染病疫情时,应当按照国务院卫生行政部门的规定报告。

第三十一条 任何单位和个人发现传染病患者或者疑似传染病患者时,应当及时向附近的疾病预防控制机构或者医疗机构报告。

第三十二条 港口、机场、铁路疾病预防控制机构及国境卫生检疫机关发现甲类传染病患者、病原携带者、疑似传染病患者时,应当按照国家有关规定立即向国境口岸所在地的疾病预防控制机构或者所在地县级以上地方人民政府卫生行政部门报告并互相通报。

第三十三条 疾病预防控制机构应当主动收集、分析、调查、核实传染病疫情信息。接到甲类、乙类传染病疫情报告或者发现传染病暴发、流行时,应当立即报告当地卫生行政部门,由当地卫生行政部门立即报告当地人民政府,同时报告上级卫生行政部门和国务院卫生行政部门。

疾病预防控制机构应当设立或者指定专门的部门、人员负责传染病疫情信息管理工作,及时对疫情报告进行核实、分析。

第三十四条 县级以上地方人民政府卫生行政部门应当及时向本行政区域内的疾病预防控制机构和医疗机构通报传染病疫情及监测、预警的相关信息。接到通报的疾病预防控制机构和医疗机构应当及时告知本单位的有关人员。

第三十五条 国务院卫生行政部门应当及时向国务院其他有关部门和各省、自治区、直辖市人民政府卫生行政部门通报全国传染病疫情及监测、预警的相关信息。

毗邻的及相关的地方人民政府卫生行政部门,应当及时互相通报本行政区域的传染病疫情及监测、预警的相关信息。

县级以上人民政府有关部门发现传染病疫情时,应当及时向同级人民政府卫生行政部门通报。

中国人民解放军卫生主管部门发现传染病疫情时,应当向国务院卫生行政部门通报。

第三十六条 动物防疫机构和疾病预防控制机构,应当及时互相通报动物间和人间发生的人畜共患传染病疫情及相关信息。

第三十七条 依照本法的规定负有传染病疫情报告职责的人民政府有关部门、疾病预防控制机构、医疗机构、采供血机构及其工作人员,不得隐瞒、谎报、缓报传染病疫情。

第三十八条 国家建立传染病疫情信息公布制度。

国务院卫生行政部门定期公布全国传染病疫情信息。省、自治区、直辖市人民政府卫生行政部门定期公布本行政区域的传染病疫情信息。

传染病暴发、流行时,国务院卫生行政部门负责向社会公布传染病疫情信息,并可以授权省、自治区、直辖市人民政府卫生行政部门向社会公布本行政区域的传染病疫情信息。

公布传染病疫情信息应当及时、准确。

第四章 疫 情 控 制

第三十九条 医疗机构发现甲类传染病时,应当及时采取下列措施:

(一)对病人、病原携带者,予以隔离治疗,隔离期限根据医学检查结果确定。

(二)对疑似病人,确诊前在指定场所单独隔离治疗。

(三)对医疗机构内的患者、病原携带者、疑似患者的密切接触者,在指定场所进行医学观察和采取其他必要的预防措施。

拒绝隔离治疗或者隔离期未满擅自脱离隔离治疗的,可以由公安机关协助医疗机构采取强制隔离治疗措施。

医疗机构发现乙类或者丙类传染病病人,应当根据病情采取必要的治疗和控制传播措施。

医疗机构对本单位内被传染病病原体污染的场所、物品及医疗废物,必须依照法律、法规的规定实施消毒和无害化处置。

第四十条 疾病预防控制机构发现传染病疫情或者接到传染病疫情报告时,应当及时采取下列措施:

(一)对传染病疫情进行流行病学调查,根据调查情况提出划定疫点、疫区的建议,对被污染的场所进行卫生处理,对密切接触者,在指定场所进行医学观察和采取其他必要的预防措施,并向卫生行政部门提出疫情控制方案。

(二)传染病暴发、流行时,对疫点、疫区进行卫生处理,向卫生行政部门提出疫情控制方案,并按照卫生行政部门的要求采取措施。

(三)指导下级疾病预防控制机构实施传染病预防、控制措施,组织、指导有关单位对传染病疫情的处理。

第四十一条 对已经发生甲类传染病病例的场所或者该场所内的特定区域的人员,所在地的县级以上地方人民政府可以实施隔离措施,并同时向上一级人民政府报告;接到报告的上级人民政府应当即时作出是否批准的决定。上级人民政府作出不予批准决定的,实施隔离措施的人民政府应当立即解除隔离措施。

在隔离期间,实施隔离措施的人民政府应当对被隔离人员提供生活保障;被隔离人员有工作单位的,所在单位不得停止支付其隔离期间的工作报酬。

隔离措施的解除,由原决定机关决定并宣布。

第四十二条 传染病暴发、流行时,县级以上地方人民政府应当立即组织力量,按照预防、控制预案进行防治,切断传染病的传播途径,必要时,报经上一级人民政府决定,可以采取下列紧急措施并予以公告:

(一)限制或者停止集市、影剧院演出或者其他人群聚集的活动。

(二)停工、停业、停课。

(三)封闭或者封存被传染病病原体污染的公共饮用水源、食品及相关物品。

(四)控制或者扑杀染疫野生动物、家畜家禽。

（五）封闭可能造成传染病扩散的场所。

上级人民政府接到下级人民政府关于采取前款所列紧急措施的报告时，应当即时作出决定。

紧急措施的解除，由原决定机关决定并宣布。

第四十三条 甲类、乙类传染病暴发、流行时，县级以上地方人民政府报经上一级人民政府决定，可以宣布本行政区域部分或者全部为疫区；国务院可以决定并宣布跨省、自治区、直辖市的疫区。县级以上地方人民政府可以在疫区内采取本法第四十二条规定的紧急措施，并可以对出入疫区的人员、物资和交通工具实施卫生检疫。

省、自治区、直辖市人民政府可以决定对本行政区域内的甲类传染病疫区实施封锁；但是，封锁大、中城市的疫区或者封锁跨省、自治区、直辖市的疫区，以及封锁疫区导致中断干线交通或者封锁国境的，由国务院决定。

疫区封锁的解除，由原决定机关决定并宣布。

第四十四条 发生甲类传染病时，为了防止该传染病通过交通工具及其乘运的人员、物资传播，可以实施交通卫生检疫。具体办法由国务院制定。

第四十五条 传染病暴发、流行时，根据传染病疫情控制的需要，国务院有权在全国范围或者跨省、自治区、直辖市范围内，县级以上地方人民政府有权在本行政区域内紧急调集人员或者调用储备物资，临时征用房屋、交通工具及相关设施、设备。

紧急调集人员的，应当按照规定给予合理报酬。临时征用房屋、交通工具及相关设施、设备的，应当依法给予补偿；能返还的，应当及时返还。

第四十六条 患甲类传染病、炭疽死亡的，应当将尸体立即进行卫生处理，就近火化。患其他传染病死亡的，必要时，应当将尸体进行卫生处理后火化或者按照规定深埋。

为了查找传染病病因，医疗机构在必要时可以按照国务院卫生行政部门的规定，对传染病患者尸体或者疑似传染病患者尸体进行解剖查验，并应当告知死者家属。

第四十七条 疫区中被传染病病原体污染或者可能被传染病病原体污染的物品，经消毒可以使用的，应当在当地疾病预防控制机构的指导下，进行消毒处理后，方可使用、出售和运输。

第四十八条 发生传染病疫情时，疾病预防控制机构和省级以上人民政府卫生行政部门指派的其他与传染病有关的专业技术机构，可以进入传染病疫点、疫区进行调查、采集样本、技术分析和检验。

第四十九条 传染病暴发、流行时，药品和医疗器械生产、供应单位应当及时生产、供应防治传染病的药品和医疗器械。铁路、交通、民用航空经营单位必须优先运送处理传染病疫情的人员及防治传染病的药品和医疗器械。县级以上人民政府有关部门应当做好组织协调工作。

第五章 医疗救治

第五十条 县级以上人民政府应当加强和完善传染病医疗救治服务网络的建设，指定具备传染病救治条件和能力的医疗机构承担传染病救治任务，或者根据传染病救治需要设置传染病医院。

第五十一条 医疗机构的基本标准、建筑设计和服务流程，应当符合预防传染病医院感染的要求。

医疗机构应当按照规定对使用的医疗器械进行消毒；对按照规定一次使用的医疗器具，应当在使用后予以销毁。

医疗机构应当按照国务院卫生行政部门规定的传染病诊断标准和治疗要求，采取相应措施，提高传染病医疗救治能力。

第五十二条 医疗机构应当对传染病患者或者疑似传染病患者提供医疗救护、现场救援和接诊治疗，书写病历记录及其他有关资料，并妥善保管。

医疗机构应当实行传染病预检、分诊制度；对传染病患者、疑似传染病患者，应当引导至相对隔离的分诊点进行初诊。医疗机构不具备相应救治能力的，应当将患者及其病历记录复印件一并转至具备相应救治能力的医疗机构。具体办法由国务院卫生行政部门规定。

第六章 监督管理

第五十三条 县级以上人民政府卫生行政部门对传染病防治工作履行下列监督检查职责：

（一）对下级人民政府卫生行政部门履行本法规定的传染病防治职责进行监督检查。

（二）对疾病预防控制机构、医疗机构的传染病防治工作进行监督检查。

（三）对采供血机构的采供血活动进行监督检查。

（四）对用于传染病防治的消毒产品及其生产单位进行监督检查，并对饮用水供水单位从事生产或者供应活动及涉及饮用水卫生安全的产品进行监督检查。

（五）对传染病菌种、毒种和传染病检测样本的采集、保藏、携带、运输、使用进行监督检查。

（六）对公共场所和有关单位的卫生条件和传染病预防、控制措施进行监督检查。

省级以上人民政府卫生行政部门负责组织对传染病防治重大事项的处理。

第五十四条 县级以上人民政府卫生行政部门在履行监督检查职责时，有权进入被检查单位和传染病疫情发生现场调查取证，查阅或者复制有关的资料和采集样本。被检查单位应当予以配合，不得拒绝、阻挠。

第五十五条 县级以上地方人民政府卫生行政部门在履行监督检查职责时，发现被传染病病原体污染的公共饮用水源、食品及相关物品，如不及时采取控制措施可能导致传染病传播、流行的，可以采取封闭公共饮用水源、封存食品及相关物品或者暂停销售的临时控制措施，并予以检验或者进行消毒。经检验，属于被污染的食品，应当予以销毁；对未被污染的食品或者经消毒后可以使用的物品，应当解除控制措施。

第五十六条 卫生行政部门工作人员依法执行职务时，应当不少于两人，并出示执法证件，填写卫生执法文书。

卫生执法文书经核对无误后，应当由卫生执法人员和当事人签名。当事人拒绝签名的，卫生执法人员应当注明情况。

第五十七条 卫生行政部门应当依法建立健全内部监督制度，对其工作人员依据法定职权和程序履行职责的情况进行监督。

上级卫生行政部门发现下级卫生行政部门不及时处理职责范围内的事项或者不履行职责的，应当责令纠正或者直接予以处理。

第五十八条 卫生行政部门及其工作人员履行职责，应当自觉接受社会和公民的监督。单位和个人有权向上级人民政府及其卫生行政部门举报违反本法的行为。接到举报的有关人民政府或者其卫生行政部门，应当及时调查处理。

第七章 保障措施

第五十九条 国家将传染病防治工作纳入国民经济和社会发展计划，县级以上地方人民政府将传染病防治工作纳入本行政区域的国民经济和社会发展计划。

第六十条 县级以上地方人民政府按照本级政府职责负责本行政区域内传染病预防、控制、监督工作的日常经费。

国务院卫生行政部门会同国务院有关部门，根据传染病流行趋势，确定全国传染病预防、控制、救治、监测、预测、预警、监督检查等项目。中央财政对困难地区实施重大传染病防治项目给予补助。

省、自治区、直辖市人民政府根据本行政区域内传染病流行趋势，在国务院卫生行政部门确定的项目范围内，确定传染病预防、控制、监督等项目，并保障项目的实施经费。

第六十一条 国家加强基层传染病防治体系建设，扶持贫困地区和少数民族地区的传染病防治工作。

地方各级人民政府应当保障城市社区、农村基层传染病预防工作的经费。

第六十二条 国家对患有特定传染病的困难人群实行医疗救助，减免医疗费用。具体办法由国务院卫生行政部门会同国务院财政部门等部门制定。

第六十三条 县级以上人民政府负责储备防治传染病的药品、医疗器械和其他物资，以备调用。

第六十四条 对从事传染病预防、医疗、科研、教学、现场处理疫情的人员，以及在生产、工作中接触传染病病原体的其他人员，有关单位应当按照国家规定，采取有效的卫生防护措施和医疗保健措施，并给予适当的津贴。

第八章 法 律 责 任

第六十五条 地方各级人民政府未依照本法的规定履行报告职责,或者隐瞒、谎报、缓报传染病疫情,或者在传染病暴发、流行时,未及时组织救治、采取控制措施的,由上级人民政府责令改正,通报批评;造成传染病传播、流行或者其他严重后果的,对负有责任的主管人员,依法给予行政处分;构成犯罪的,依法追究刑事责任。

第六十六条 县级以上人民政府卫生行政部门违反本法规定,有下列情形之一的,由本级人民政府、上级人民政府卫生行政部门责令改正,通报批评;造成传染病传播、流行或者其他严重后果的,对负有责任的主管人员和其他直接责任人员,依法给予行政处分;构成犯罪的,依法追究刑事责任:

(一)未依法履行传染病疫情通报、报告或者公布职责,或者隐瞒、谎报、缓报传染病疫情的。

(二)发生或者可能发生传染病传播时未及时采取预防、控制措施的。

(三)未依法履行监督检查职责,或者发现违法行为不及时查处的。

(四)未及时调查、处理单位和个人对下级卫生行政部门不履行传染病防治职责的举报的。

(五)违反本法的其他失职、渎职行为。

第六十七条 县级以上人民政府有关部门未依照本法的规定履行传染病防治和保障职责的,由本级人民政府或者上级人民政府有关部门责令改正,通报批评;造成传染病传播、流行或者其他严重后果的,对负有责任的主管人员和其他直接责任人员,依法给予行政处分;构成犯罪的,依法追究刑事责任。

第六十八条 疾病预防控制机构违反本法规定,有下列情形之一的,由县级以上人民政府卫生行政部门责令限期改正,通报批评,给予警告;对负有责任的主管人员和其他直接责任人员,依法给予降级、撤职、开除的处分,并可以依法吊销有关责任人员的执业证书;构成犯罪的,依法追究刑事责任:

(一)未依法履行传染病监测职责的。

(二)未依法履行传染病疫情报告、通报职责,或者隐瞒、谎报、缓报传染病疫情的。

(三)未主动收集传染病疫情信息,或者对传染病疫情信息和疫情报告未及时进行分析、调查、核实的。

(四)发现传染病疫情时,未依据职责及时采取本法规定的措施的。

(五)故意泄露传染病患者、病原携带者、疑似传染病患者、密切接触者涉及个人隐私的有关信息、资料的。

第六十九条 医疗机构违反本法规定,有下列情形之一的,由县级以上人民政府卫生行政部门责令改正,通报批评,给予警告;造成传染病传播、流行或者其他严重后果的,对负有责任的主管人员和其他直接责任人员,依法给予降级、撤职、开除的处分,并可以依法吊销有关责任人员的执业证书;构成犯罪的,依法追究刑事责任:

(一)未按照规定承担本单位的传染病预防、控制工作、医院感染控制任务和责任区域内的传染病预防工作的。

(二)未按照规定报告传染病疫情,或者隐瞒、谎报、缓报传染病疫情的。

(三)发现传染病疫情时,未按照规定对传染病患者、疑似传染病患者提供医疗救护、现场救援、接诊、转诊的,或者拒绝接受转诊的。

(四)未按照规定对本单位内被传染病病原体污染的场所、物品及医疗废物实施消毒或者无害化处置的。

(五)未按照规定对医疗器械进行消毒,或者对按照规定一次使用的医疗器具未予销毁,再次使用的。

(六)在医疗救治过程中未按照规定保管医学记录资料的。

(七)故意泄露传染病患者、病原携带者、疑似传染病患者、密切接触者涉及个人隐私的有关信息、资料的。

第七十条 采供血机构未按照规定报告传染病疫情,或者隐瞒、谎报、缓报传染病疫情,或者未执行国家有关规定,导致因输入血液引起经血液传播疾病发生的,由县级以上人民政府卫生行政部门责令改正,通报批评,给予警告;造成传染病传播、流行或者其他严重后果的,对负有责任的主管人员和其他直接责任人员,依法给予降级、撤职、开除的处分,并可以依法吊销采供血机构的执业许可证;构成犯罪的,依法追究刑事责任。

非法采集血液或者组织他人出卖血液的,由县级以上人民政府卫生行政部门予以取缔,没收违法所得,可以并处十万元以下的罚款;构成犯罪的,依法追究刑事责任。

第七十一条 国境卫生检疫机关、动物防疫机构未依法履行传染病疫情通报职责的,由有关部门在各自职责范围内责令改正,通报批评;造成传染病传播、流行或者其他严重后果的,对负有责任的主管人员和其他直接责任人员,依法给予降级、撤职、开除的处分;构成犯罪的,依法追究刑事责任。

第七十二条 铁路、交通、民用航空经营单位未依照本法的规定优先运送处理传染病疫情的人员及防治传染病的药品和医疗器械的,由有关部门责令限期改正,给予警告;造成严重后果的,对负有责任的主管人员和其他直接责任人员,依法给予降级、撤职、开除的处分。

第七十三条 违反本法规定,有下列情形之一,导致或者可能导致传染病传播、流行的,由县级以上人民政府卫生行政部门责令限期改正,没收违法所得,可以并处五万元以下的罚款;已取得许可证的,原发证部门可以依法暂扣或者吊销许可证;构成犯罪的,依法追究刑事责任:

(一)饮用水供水单位供应的饮用水不符合国家卫生标准和卫生规范的。

(二)涉及饮用水卫生安全的产品不符合国家卫生标准和卫生规范的。

(三)用于传染病防治的消毒产品不符合国家卫生标准和卫生规范的。

(四)出售、运输疫区中被传染病病原体污染或者可能被传染病病原体污染的物品,未进行消毒处理的。

(五)生物制品生产单位生产的血液制品不符合国家质量标准的。

第七十四条 违反本法规定,有下列情形之一的,由县级以上地方人民政府卫生行政部门责令改正,通报批评,给予警告,已取得许可证的,可以依法暂扣或者吊销许可证;造成传染病传播、流行及其他严重后果的,对负有责任的主管人员和其他直接责任人员,依法给予降级、撤职、开除的处分,并可以依法吊销有关责任人员的执业证书;构成犯罪的,依法追究刑事责任:

(一)疾病预防控制机构、医疗机构和从事病原微生物实验的单位,不符合国家规定的条件和技术标准,对传染病病原体样本未按照规定进行严格管理,造成实验室感染和病原微生物扩散的。

(二)违反国家有关规定,采集、保藏、携带、运输和使用传染病菌种、毒种和传染病检测样本的。

(三)疾病预防控制机构、医疗机构未执行国家有关规定,导致因输入血液、使用血液制品引起经血液传播疾病发生的。

第七十五条 未经检疫出售、运输与人畜共患传染病有关的野生动物、家畜家禽的,由县级以上地方人民政府畜牧兽医行政部门责令停止违法行为,并依法给予行政处罚。

第七十六条 在国家确认的自然疫源地兴建水利、交通、旅游、能源等大型建设项目,未经卫生调查进行施工的,或者未按照疾病预防控制机构的意见采取必要的传染病预防、控制措施的,由县级以上人民政府卫生行政部门责令限期改正,给予警告,处五千元以上三万元以下的罚款;逾期不改正的,处三万元以上十万元以下的罚款,并可以提请有关人民政府依据职责权限,责令停建、关闭。

第七十七条 单位和个人违反本法规定,导致传染病传播、流行,给他人人身、财产造成损害的,应当依法承担民事责任。

第九章 附 则

第七十八条 本法中下列用语的含义:

(一)传染病患者、疑似传染病患者:指根据国务院卫生行政部门发布的《中华人民共和国传染病防治法规定管理的传染病诊断标准》,符合传染病患者和疑似传染病患者诊断标准的人。

(二)病原携带者:指感染病原体无临床症状但能排出病原体的人。

(三)流行病学调查:指对人群中疾病或者健康状况的分布及其决定因素进行调查研究,提出疾病预防控制措施及保健对策。

(四)疫点:指病原体从传染源向周围播散的范围较小或者单个疫源地。

（五）疫区：指传染病在人群中暴发、流行，其病原体向周围播散时所能波及的地区。

（六）人畜共患传染病：指人与脊椎动物共同罹患的传染病，如鼠疫、狂犬病、血吸虫病等。

（七）自然疫源地：指某些可引起人类传染病的病原体在自然界的野生动物中长期存在和循环的地区。

（八）病媒生物：指能够将病原体从人或者其他动物传播给人的生物，如蚊、蝇、蚤类等。

（九）医源性感染：指在医学服务中，因病原体传播引起的感染。

（十）医院感染：指住院患者在医院内获得的感染，包括在住院期间发生的感染和在医院内获得出院后发生的感染，但不包括入院前已开始或者入院时已处于潜伏期的感染。医院工作人员在医院内获得的感染也属医院感染。

（十一）实验室感染：指从事实验室工作时，因接触病原体所致的感染。

（十二）菌种、毒种：指可能引起本法规定的传染病发生的细菌菌种、病毒毒种。

（十三）消毒：指用化学、物理、生物的方法杀灭或者消除环境中的病原微生物。

（十四）疾病预防控制机构：指从事疾病预防控制活动的疾病预防控制中心及与上述机构业务活动相同的单位。

（十五）医疗机构：指按照《医疗机构管理条例》取得医疗机构执业许可证，从事疾病诊断、治疗活动的机构。

第七十九条　传染病防治中有关食品、药品、血液、水、医疗废物和病原微生物的管理以及动物防疫和国境卫生检疫，本法未规定的，分别适用其他有关法律、行政法规的规定。

第八十条　本法自 2004 年 12 月 1 日起施行。

附录 B　微生物和生物医学实验室生物安全通用准则

中华人民共和国卫生行业标准《WS233—2002)》

1. 范围　本标准规定了微生物和生物医学实验室生物安全防护的基本原则、实验室的分级、各级实验室的基本要求。本标准为最低要求。

本标准适用于疾病预防控制机构、医疗保健、科研机构。

2. 规范性引用文件　下列文件中的条款通过本标准的引用而成为本标准的条款。凡是注日期的引用文件，其随后所有的修改单（不包括勘误的内容）或修订版均不适用于本标准，然而，鼓励根据本标准达成协议的各方研究是否可使用这些文件的最新版本。凡是不注日期的引用文件，其最新版本适用于本标准。

GB　14925—2001　《实验动物环境及设施》

GB/T　16803—1997　《采暖、通风、空调、净化设备术语》

GB　50073—2001　《洁净厂房设计规范》

JGJ　71—1990　《洁净室施工及验收规范》

3. 定义　本标准采用下列定义。

3.1　实验室生物安全防护(biosafety protection for laboratories)　实验室工作人员所处理的实验对象含有致病的微生物及其毒素时，通过在实验室设计建造、使用个体防护设置、严格遵从标准化的工作及操作程序和规程等方面采取综合措施，确保实验室工作人员不受实验对象侵染，确保周围环境有受其污染。

3.2　微生物危害评估(hazard assessment for microbes)　对实验微生物和毒素可能给人或环境带来的危害所进行的评估。

3.3　气溶胶(aerosol)　悬浮于气体介质中粒径一般为 0.001～1000 μm 的固体、液体微小粒子形成的胶溶状态分散体系。

3.4 生物安全柜(biosafety cabinet) 处理危险性微生物时所用的箱形空气净化安全装置。

3.5 Ⅰ级生物安全柜(class Ⅰ biosafety cabinet) 至少装置一个高效空气过滤器对排气进行净化,工作时柜正面玻璃推拉窗打开一半,上部为观察窗,下部为操作窗口,外部空气由操作窗口吸进,而不可能由操作窗口逸出。工作状态时保证工作人员不受侵害,但不保证实验对象不受污染。

3.6 Ⅱ级生物安全柜(class Ⅱ biosafety cabinet) 至少装置一个高效空气过滤器对排气进行净化,工作空间为经高效过滤器净化的无涡流的单向流空气。工作时正面玻璃推拉窗打开一半,上部为观察窗,下部操作窗口。外部空气由操作窗口吸进,而不可能由操作窗口逸出。工作状态下遵守操作规程时既保证工作人员不受侵害,也保证实验对象不受污染。

3.7 Ⅲ级生物安全柜(class Ⅲ biosafety cabinet) 至少装置一个高效空气过滤器对排气进行净化,工作空间为经高效过滤器净化的无涡流的单向流空气,正面上部为观察窗,下部为手套箱式操作口。箱内对外界保持负压可确保人体与柜内物品完全隔绝。

3.8 物理抑制设备(physical containment device) 用物理或机械方法防止致病微生物逸出的设备。

3.9 高效空气过滤器(high efficiency particulate air filter,HEPA) 在额定风量下,对粒径大于等于 $0.3\ \mu m$ 的粒子捕集效率在99.97%以上及气流阻力在245 Pa以下的空气过滤器。

3.10 相对压强(relative pressure) 绝对压强减去大气压强之值。

4. 实验室生物安全防护的基本原则

4.1 总则

4.1.1 实验室生物安全防护的内容包括安全设备、个体防护装置和措施,实验室的特殊设计和建设要求,严格的管理制度和标准化的操作程序及规程。

4.1.2 应将每一特定实验室从立项、建设到使用维护的全过程中有关生物安全防护综合措施的内容编入实验室的生物安全手册中。必须设有专职的生物安全负责人。

4.1.3 生物安全防护实验室根据不同的微生物和防护要求分为四个生物安全防护级别。

4.2 安全设备和个体防护 安全设备和个体防护是确保实验室工作人员与致病微生物及其毒素直接接触的一级屏障。

4.2.1 生物安全柜是最重要的安全设备,形成最主要的防护屏障。实验室应按要求分别配备Ⅰ、Ⅱ、Ⅲ级生物安全柜。所有可能使致病微生物及其毒素溅出或产生气溶胶的操作,除实际上不可实施外,都必须在生物安全柜内进行。不得用超净工作台代替生物安全柜。

4.2.2 必要时实验室应配备其他安全设备,如设置配有排风净化装置的排气罩等,或采用其他不使致病微生物逸出确保安全的设备。

4.2.3 实验室所配备的离心机应在生物安全柜或本标准4.2.2中所指的其他安全设备中使用,否则必须使用安全密封的专用离心杯。

4.2.4 必须给实验室工作人员配备必要的个体防护用品。

4.3 实验室设计与建造的特殊要求 包括:实验室的选址、平面布置、围护结构、通风空调、安全装置及特殊设备等设计与建造的特殊要求。

4.4 安全操作规程

4.4.1 本标准针对不同等级的生物安全防护实验室所规定的安全操作规程,包括标准的安全操作规程和特殊的安全操作规程,必须在实验室的生物安全手册中明列并加以执行。

4.4.2 针对不同的微生物及其毒素应补充规定相应的特殊安全操作规程,也应在各实验室的生物安全手册中明列并加以执行。

4.5 致病微生物及其毒素在实验室之间的传递 致病微生物及其毒素在实验室之间的传递必须严格按照国家现行有关管理办法执行。

4.6 管理制度

4.6.1 实验室基本管理

4.6.1.1 实验室内的布置和准入

(a) 在主实验室应合理设置清洁区、半污染区和污染区。

(b) 非实验有关人员和物品不得进入实验室。

(c) 在实验室内不得进食和饮水,或者进行其他与实验无关的活动。

(d) 实验室工作人员、外来合作者、进修和学习人员在进入实验室及其岗位之前必须经过实验室主任的批准。

4.6.1.2　实验室工作人员的资格和培训

(a) 实验室的工作人员必须是受过专业教育的技术人员。在独立进行工作前还需在中高级实验技术人员指导下进行上岗培训,达到合格标准,方可开始工作。

(b) 实验室的工作人员必须被告知实验室工作的潜在危险并接受实验室安全教育,自愿从事实验室工作。

(c) 实验室的工作人员必须遵守实验室的所有制度、规定和操作规程。

(d) 三级和四级生物安全防护实验室的工作人员在开始工作前必须留本底血清进行有关检测,以后定期复检。如有疫苗必须进行免疫注射。

4.6.2　实验室特殊管理　为避免和处理源于不安全操作引起的意外事故,必须严格执行以下原则。

4.6.2.1　针对可能的危险因素,设计保证安全的工作程序。

4.6.2.2　事前进行有效的培训和模拟训练。

4.6.2.3　对于意外事故要能够提供包括紧急救助或专业性保健治疗的措施,足以应付紧急情况。

4.6.2.4　实验室事故处理:工作人员在操作过程中发生意外,如针刺和切伤、皮肤污染、感染性标本溅及体表和口鼻眼内、衣物污染、污染试验台面等均视为安全事故。应视事故类型等不同情况,立即进行紧急处理。具体措施必须形成书面文件并严格遵守执行。在紧急处理的同时必须向有关专家和领导汇报,并详细记录事故经过和损伤的具体部位和程度等,由专家评估是否需要进行预防性治疗。

4.6.2.5　应填写正式的事故登记表,并按规定报告给国家相应级别的卫生主管部门。

4.7　微生物危害评估　当建设使用传染性或有潜在传染性材料的实验室前,必须进行微生物危害评估。应依据传染性微生物致病能力的程度、传播途径、稳定性、感染剂量、操作时的浓度和规模、实验对象的来源、是否有动物实验数据、是否有有效的预防和治疗方法等诸因素进行微生物危害评估。

4.7.1　通过微生物危害评估确定对象微生物应在哪一级的生物安全防护实验室中进行操作。

4.7.2　根据危害评估结果,制定相应的操作规程、实验室管理制度和紧急事故处理办法,必须形成书面文件并严格遵守执行。

5.　实验室的分类、分级及适用范围

5.1　分类

5.1.1　一般生物安全防护实验室(不使用实验脊椎动物和昆虫)。

5.1.2　实验脊椎动物生物安全防护实验室。

5.2　分级　每类生物安全防护实验室根据所处理的微生物及其毒素的危害程度各分为四级。各级实验室的生物安全防护要求:一级最低,四级最高。

5.3　适用范围

5.3.1　一般生物安全防护实验室。

5.3.1.1　一级生物安全防护实验室:实验室结构和设施、安全操作规程、安全设备适用于对健康成年人已知无致病作用的微生物,如用于教学的普通微生物实验室等。

5.3.1.2　二级生物安全防护实验室:实验室结构和设施、安全操作规程、安全设备适用于对人或环境具有中等潜在危害的微生物。

5.3.1.3　三级生物安全防护实验室:实验室结构和设施、安全操作规程、安全设备适用于主要通过呼吸途径使人传染上严重的甚至是致死疾病的致病微生物及其毒素,通常已有预防传染的疫苗。艾滋病病毒的研究(血清学实验除外)应在三级生物安全防护实验室中进行。

5.3.1.4　四级生物安全防护实验室:实验室结构和设施、安全操作规程、安全设备适用于对人体具有高度的危险性,通过气溶胶途径传播或传播途径不明,目前尚无有效的疫苗或治疗方法的致病微生物及其毒素。与上述情况类似的不明微生物,也必须在四级生物安全防护实验室中进行。待有充分数据后再决定此种微生物或毒素应在四级还是在较低级别的实验室中处理。

5.3.2 实验脊椎动物生物安全防护实验室,其适用微生物范围与同级的一般生物安全防护实验室相同。

6. 一般生物安全防护实验室的基本要求

6.1 一级生物安全防护实验室

6.1.1 安全设备和个体防护

6.1.1.1 一般无须使用生物安全柜等专用安全设备。

6.1.1.2 工作人员在实验时应穿工作服,戴防护眼镜。

6.1.1.3 工作人员手上有皮肤破损或皮疹时应戴手套。

6.1.2 实验室设计和建造的特殊要求

6.1.2.1 每个实验室应设洗手池,宜设置在靠近出口处。

6.1.2.2 实验室围护结构内表面应易于清洁。地面应防滑、无缝隙,不得铺设地毯。

6.1.2.3 实验台表面应不透水,耐腐蚀、耐热。

6.1.2.4 实验室中的家具应牢固。为易于清洁,各种家具和设备之间应保持生物废弃物容器的台(架)。

6.1.2.5 实验室如有可开启的窗户,应设置纱窗。

6.2 二级生物安全防护实验室

6.2.1 安全设备和个体防护

6.2.1.1 可能产生致病微生物气溶胶或出现溅出的操作均应在生物安全柜(Ⅱ级生物安全柜为宜)或其他物理抑制设备中进行,并使用个体防护设备。

6.2.1.2 处理高浓度或大容量感染性材料均必须在生物安全柜(Ⅱ级生物安全柜为宜)或其他物理抑制设备中进行,并使用个体防护设备。

上述材料的离心操作如果使用密封的离心机转子或安全离心杯,且它们只在生物安全柜中开闭和装载感染性材料,则可在实验室中进行。

6.2.1.3 当微生物的操作不可能在生物安全柜内进行而必须采取外部操作时,为防止感染性材料溅出或雾化危害,必须使用面部保护装置(护目镜、面罩、个体呼吸保护用品或其他防溅出保护设备)。

6.2.1.4 在实验室中应穿着工作服或罩衫等防护服。离开实验室时,防护服必须脱下并留在实验室内。不得穿着外出,更不能携带回家。用过的工作服应先在实验室中消毒,然后统一洗涤或丢弃。

6.2.1.5 当手可能接触感染材料、污染的表面或设备时应戴手套。如可能发生感染性材料的溢出或溅出,宜戴两副手套。不得戴着手套离开实验室。工作完全结束后方可除去手套。一次性手套不得清洗和再次使用。

6.2.2 实验室设计和建造的特殊要求

6.2.2.1 生物安全防护二级实验室必须满足本标准6.1.2中各款的要求。

6.2.2.2 应设置实施各种消毒方法的设施,如高压灭菌锅、化学消毒装置等对废弃物进行处理。

6.2.2.3 应设置洗眼装置。

6.2.2.4 实验室门宜带锁、可自动关闭。

6.2.2.5 实验室出口应有发光指示标志。

6.2.2.6 实验室宜有不少于每小时3~4次的通风换气次数。

6.3 三级生物安全防护实验室

6.3.1 安全设备和个体防护

6.3.1.1 实验室中必须安装Ⅱ级或Ⅱ级以上生物安全柜。

6.3.1.2 所有涉及感染性材料的操作应在生物安全柜中进行。当这类操作不得不在生物安全柜外进行时,必须采用个体防护与使用物理抑制设备的综合防护措施。

6.3.1.3 在进行感染性组织培养、有可能产生感染性气溶胶的操作时,必须使用个体防护设备。

6.3.1.4　当不能安全有效地将气溶胶限定在一定范围内时,应使用呼吸保护装置。

6.3.1.5　工作人员在进入实验室工作区前,应在专用的更衣室(或缓冲间)穿着背开式工作服或其他防护服。工作完毕必须脱下工作服,不得穿工作服离开实验室。可再次使用的工作服必须先消毒后清洗。

6.3.1.6　工作时必须戴手套(两副为宜)。一次性手套必须先消毒后丢弃。

6.3.1.7　在实验室中必须配备有效的消毒剂、眼部清洗剂或生理盐水,且易于取用。可配备应急药品。

6.3.2　实验室设计和建造的特殊要求

6.3.2.1　选址:三级生物安全防护实验室可与其他用途房屋设在一栋建筑物中,但必须自成一区。该区通过隔离门与公共走廊或公共部位相隔。

6.3.2.2　平面布局:

(a) 三级生物安全防护实验室的核心区包括实验间及与之相连的缓冲间。

(b) 缓冲间形成进入实验间的通道。必须设两道连锁门,当其中一道门打开时,另一道门自动处于关闭状态。如使用电动连锁装置,断电时两道门均必须处于可打开状态。在缓冲间可进行二次更衣。

附录 C　病原微生物实验室生物安全管理条例

第一章　总　　则

第一条　为了加强病原微生物实验室(以下称实验室)生物安全管理,保护实验室工作人员和公众的健康,制定本条例。

第二条　对中华人民共和国境内的实验室及其从事实验活动的生物安全管理,适用本条例。本条例所称病原微生物,是指能够使人或者动物致病的微生物。

本条例所称实验活动,是指实验室从事与病原微生物菌(毒)种、样本有关的研究、教学、检测、诊断等活动。

第三条　国务院卫生主管部门主管与人体健康有关的实验室及其实验活动的生物安全监督工作。

国务院兽医主管部门主管与动物有关的实验室及其实验活动的生物安全监督工作。

国务院其他有关部门在各自职责范围内负责实验室及其实验活动的生物安全管理工作。

县级以上地方人民政府及其有关部门在各自职责范围内负责实验室及其实验活动的生物安全管理工作。

第四条　国家对病原微生物实行分类管理,对实验室实行分级管理。

第五条　国家实行统一的实验室生物安全标准。实验室应当符合国家标准和要求。

第六条　实验室的设立单位及其主管部门负责实验室日常活动的管理,承担建立健全安全管理制度,检查、维护实验设施、设备,控制实验室感染的职责。

第二章　病原微生物的分类和管理

第七条　国家根据病原微生物的传染性、感染后对个体或者群体的危害程度,将病原微生物分为四类:

第一类病原微生物,是指能够引起人类或者动物非常严重疾病的微生物,以及我国尚未发现或者已经宣布消灭的微生物。

第二类病原微生物,是指能够引起人类或者动物严重疾病,比较容易直接或者间接在人与人、动物与人、动物与动物间传播的微生物。

第三类病原微生物,是指能够引起人类或者动物疾病,但一般情况下对人、动物或者环境不构成严重危害,传播风险有限,实验室感染后很少引起严重疾病,并且具备有效治疗和预防措施的微生物。

第四类病原微生物,是指在通常情况下不会引起人类或者动物疾病的微生物。

第一类、第二类病原微生物统称为高致病性病原微生物。

第八条 人间传染的病原微生物名录由国务院卫生主管部门商国务院有关部门后制定、调整并予以公布;动物间传染的病原微生物名录由国务院兽医主管部门商国务院有关部门后制定、调整并予以公布。

第九条 采集病原微生物样本应当具备下列条件:

(一)具有与采集病原微生物样本所需要的生物安全防护水平相适应的设备。

(二)具有掌握相关专业知识和操作技能的工作人员。

(三)具有有效地防止病原微生物扩散和感染的措施。

(四)具有保证病原微生物样本质量的技术方法和手段。

采集高致病性病原微生物样本的工作人员在采集过程中应当防止病原微生物扩散和感染,并对样本的来源、采集过程和方法等做详细记录。

第十条 运输高致病性病原微生物菌(毒)种或者样本,应当通过陆路运输;没有陆路通道,必须经水路运输的,可以通过水路运输;紧急情况下或者需要将高致病性病原微生物菌(毒)种或者样本运往国外的,可以通过民用航空运输。

第十一条 运输高致病性病原微生物菌(毒)种或者样本,应当具备下列条件:

(一)运输目的、高致病性病原微生物的用途和接收单位符合国务院卫生主管部门或者兽医主管部门的规定。

(二)高致病性病原微生物菌(毒)种或者样本的容器应当密封,容器或者包装材料还应当符合防水、防破损、防外泄、耐高(低)温、耐高压的要求。

(三)容器或者包装材料上应当印有国务院卫生主管部门或者兽医主管部门规定的生物危险标识、警告用语和提示用语。

运输高致病性病原微生物菌(毒)种或者样本,应当经省级以上人民政府卫生主管部门或者兽医主管部门批准。在省、自治区、直辖市行政区域内运输的,由省、自治区、直辖市人民政府卫生主管部门或者兽医主管部门批准;需要跨省、自治区、直辖市运输或者运往国外的,由出发地的省、自治区、直辖市人民政府卫生主管部门或者兽医主管部门进行初审后,分别报国务院卫生主管部门或者兽医主管部门批准。

出入境检验检疫机构在检验检疫过程中需要运输病原微生物样本的,由国务院出入境检验检疫部门批准,并同时向国务院卫生主管部门或者兽医主管部门通报。

通过民用航空运输高致病性病原微生物菌(毒)种或者样本的,除依照本条第二款、第三款规定取得批准外,还应当经国务院民用航空主管部门批准。

有关主管部门应当对申请人提交的关于运输高致性病原微生物菌(毒)种或者样本的申请材料进行审查,对符合本条第一款规定条件的,应当即时批准。

第十二条 运输高致病性病原微生物菌(毒)种或者样本,应当由不少于 2 人的专人护送,并采取相应的防护措施。

有关单位或者个人不得通过公共电(汽)车和城市铁路运输病原微生物菌(毒)种或者样本。

第十三条 需要通过铁路、公路、民用航空等公共交通工具运输高致病性病原微生物菌(毒)种或者样本的,承运单位应当凭本条例第十一条规定的批准文件予以运输。

承运单位应当与护送人共同采取措施,确保所运输的高致病性病原微生物菌(毒)种或者样本的安全,严防发生被盗、被抢、丢失、泄漏事件。

第十四条 国务院卫生主管部门或者兽医主管部门指定的菌(毒)种保藏中心或者专业实验室(以下称保藏机构),承担集中储存病原微生物菌(毒)种和样本的任务。

保藏机构应当依照国务院卫生主管部门或者兽医主管部门的规定,储存实验室送交的病原微生物菌(毒)种和样本,并向实验室提供病原微生物菌(毒)种和样本。

保藏机构应当制定严格的安全保管制度,做好病原微生物菌(毒)种和样本进出和储存的记录,建立档案制度,并指定专人负责。对高致病性病原微生物菌(毒)种和样本应当设专库或者专柜单独储存。

保藏机构储存、提供病原微生物菌(毒)种和样本,不得收取任何费用,其经费由同级财政在单位预算中予以保障。

保藏机构的管理办法由国务院卫生主管部门会同国务院兽医主管部门制定。

第十五条　保藏机构应当凭实验室依照本条例的规定取得的从事高致病性病原微生物相关实验活动的批准文件,向实验室提供高致病性病原微生物菌(毒)种和样本,并予以登记。

第十六条　实验室在相关实验活动结束后,应当依照国务院卫生主管部门或者兽医主管部门的规定,及时将病原微生物菌(毒)种和样本就地销毁或者送交保藏机构保管。

保藏机构接受实验室送交的病原微生物菌(毒)种和样本,应当予以登记,并开具接收证明。

第十七条　高致病性病原微生物菌(毒)种或者样本在运输、储存中被盗、被抢、丢失、泄漏的,承运单位、护送人、保藏机构应当采取必要的控制措施,并在 2 h 内分别向承运单位的主管部门、护送人所在单位和保藏机构的主管部门报告,同时向所在地的县级人民政府卫生主管部门或者兽医主管部门报告,发生被盗、被抢、丢失的,还应当向公安机关报告;接到报告的卫生主管部门或者兽医主管部门应当在 2 h 内向本级人民政府报告,并同时向上级人民政府卫生主管部门或者兽医主管部门和国务院卫生主管部门或者兽医主管部门报告。

县级人民政府应当在接到报告后 2 h 内向设区的市级人民政府或者上一级人民政府报告;设区的市级人民政府应当在接到报告后 2 h 内向省、自治区、直辖市人民政府报告。省、自治区、直辖市人民政府应当在接到报告后 1 h 内,向国务院卫生主管部门或者兽医主管部门报告。

任何单位和个人发现高致病性病原微生物菌(毒)种或者样本的容器或者包装材料,应当及时向附近的卫生主管部门或者兽医主管部门报告;接到报告的卫生主管部门或者兽医主管部门应当及时组织调查核实,并依法采取必要的控制措施。

第三章　实验室的设立与管理

第十八条　国家根据实验室对病原微生物的生物安全防护水平,并依照实验室生物安全国家标准的规定,将实验室分为一级、二级、三级、四级。

第十九条　新建、改建、扩建三级、四级实验室或者生产、进口移动式三级、四级实验室应当遵守下列规定:

(一)符合国家生物安全实验室体系规划并依法履行有关审批手续。

(二)经国务院科技主管部门审查同意。

(三)符合国家生物安全实验室建筑技术规范。

(四)依照《中华人民共和国环境影响评价法》的规定进行环境影响评价并经环境保护主管部门审查批准。

(五)生物安全防护级别与其拟从事的实验活动相适应。

前款规定所称国家生物安全实验室体系规划,由国务院投资主管部门会同国务院有关部门制定。制定国家生物安全实验室体系规划应当遵循总量控制、合理布局、资源共享的原则,并应当召开听证会或者论证会,听取公共卫生、环境保护、投资管理和实验室管理等方面专家的意见。

第二十条　三级、四级实验室应当通过实验室国家认可。

国务院认证认可监督管理部门确定的认可机构应当依照实验室生物安全国家标准以及本条例的有关规定,对三级、四级实验室进行认可;实验室通过认可的,颁发相应级别的生物安全实验室证书。证书有效期为 5 年。

第二十一条　一级、二级实验室不得从事高致病性病原微生物实验活动。三级、四级实验室从事高致病性病原微生物实验活动,应当具备下列条件:

(一)实验目的和拟从事的实验活动符合国务院卫生主管部门或者兽医主管部门的规定。

(二)通过实验室国家认可。

(三)具有与拟从事的实验活动相适应的工作人员。

(四)工程质量经建筑主管部门依法检测验收合格。

国务院卫生主管部门或者兽医主管部门依照各自职责对三级、四级实验室是否符合上述条件进行审查；对符合条件的，发给从事高致病性病原微生物实验活动的资格证书。

第二十二条　取得从事高致病性病原微生物实验活动资格证书的实验室，需要从事某种高致病性病原微生物或者疑似高致病性病原微生物实验活动的，应当依照国务院卫生主管部门或者兽医主管部门的规定报省级以上人民政府卫生主管部门或者兽医主管部门批准。实验活动结果及工作情况应当向原批准部门报告。

实验室申报或者接受与高致病性病原微生物有关的科研项目，应当符合科研需要和生物安全要求，具有相应的生物安全防护水平，并经国务院卫生主管部门或者兽医主管部门同意。

第二十三条　出入境检验检疫机构、医疗卫生机构、动物防疫机构在实验室开展检测、诊断工作时，发现高致病性病原微生物或者疑似高致病性病原微生物，需要进一步从事这类高致病性病原微生物相关实验活动的，应当依照本条例的规定经批准同意，并在取得相应资格证书的实验室中进行。

专门从事检测、诊断的实验室应当严格依照国务院卫生主管部门或者兽医主管部门的规定，建立健全规章制度，保证实验室生物安全。

第二十四条　省级以上人民政府卫生主管部门或者兽医主管部门应当自收到需要从事高致病性病原微生物相关实验活动的申请之日起15日内作出是否批准的决定。

对出入境检验检疫机构为了检验检疫工作的紧急需要，申请在实验室对高致病性病原微生物或者疑似高致病性病原微生物开展进一步实验活动的，省级以上人民政府卫生主管部门或者兽医主管部门应当自收到申请之时起2 h内作出是否批准的决定；2 h内未作出决定的，实验室可以从事相应的实验活动。

省级以上人民政府卫生主管部门或者兽医主管部门应当为申请人通过电报、电传、传真、电子数据交换和电子邮件等方式提出申请提供方便。

第二十五条　新建、改建或者扩建一级、二级实验室，应当向设区的市级人民政府卫生主管部门或者兽医主管部门备案。设区的市级人民政府卫生主管部门或者兽医主管部门应当每年将备案情况汇总后报省、自治区、直辖市人民政府卫生主管部门或者兽医主管部门。

第二十六条　国务院卫生主管部门和兽医主管部门应当定期汇总并互相通报实验室数量和实验室设立、分布情况，以及取得从事高致病性病原微生物实验活动资格证书的三级、四级实验室及其从事相关实验活动的情况。

第二十七条　已经建成并通过实验室国家认可的三级、四级实验室应当向所在地的县级人民政府环境保护主管部门备案。环境保护主管部门依照法律、行政法规的规定对实验室排放的废水、废气和其他废物处置情况进行监督检查。

第二十八条　对我国尚未发现或者已经宣布消灭的病原微生物，任何单位和个人未经批准不得从事相关实验活动。

为了预防、控制传染病，需要从事前款所指病原微生物相关实验活动的，应当经国务院卫生主管部门或者兽医主管部门批准，并在批准部门指定的专业实验室中进行。

第二十九条　实验室使用新技术、新方法从事高致病性病原微生物相关实验活动的，应当符合防止高致病性病原微生物扩散、保证生物安全和操作者人身安全的要求，并经国家病原微生物实验室生物安全专家委员会论证；经论证可行的，方可使用。

第三十条　需要在动物体上从事高致病性病原微生物相关实验活动的，应当在符合动物实验室生物安全国家标准的三级以上实验室进行。

第三十一条　实验室的设立单位负责实验室的生物安全管理。

实验室的设立单位应当依照本条例的规定制定科学、严格的管理制度，并定期对有关生物安全规定的落实情况进行检查，定期对实验室设施、设备、材料等进行检查、维护和更新，以确保其符合国家标准。

实验室的设立单位及其主管部门应当加强对实验室日常活动的管理。

第三十二条　实验室负责人为实验室生物安全的第一责任人。

实验室从事实验活动应当严格遵守有关国家标准和实验室技术规范、操作规程。实验室负责人应当指定专人监督检查实验室技术规范和操作规程的落实情况。

第三十三条　从事高致病性病原微生物相关实验活动的实验室的设立单位,应当建立健全安全保卫制度,采取安全保卫措施,严防高致病性病原微生物被盗、被抢、丢失、泄漏,保障实验室及其病原微生物的安全。实验室发生高致病性病原微生物被盗、被抢、丢失、泄漏的,实验室的设立单位应当依照本条例第十七条的规定进行报告。

从事高致病性病原微生物相关实验活动的实验室应当向当地公安机关备案,并接受公安机关有关实验室安全保卫工作的监督指导。

第三十四条　实验室或者实验室的设立单位应当每年定期对工作人员进行培训,保证其掌握实验室技术规范、操作规程、生物安全防护知识和实际操作技能,并进行考核。工作人员经考核合格的,方可上岗。

从事高致病性病原微生物相关实验活动的实验室,应当每半年将培训、考核其工作人员的情况和实验室运行情况向省、自治区、直辖市人民政府卫生主管部门或者兽医主管部门报告。

第三十五条　从事高致病性病原微生物相关实验活动应当有2名以上的工作人员共同进行。

进入从事高致病性病原微生物相关实验活动的实验室的工作人员或者其他有关人员,应当经实验室负责人批准。实验室应当为其提供符合防护要求的防护用品并采取其他职业防护措施。从事高致病性病原微生物相关实验活动的实验室,还应当对实验室工作人员进行健康监测,每年组织对其进行体检,并建立健康档案;必要时,应当对实验室工作人员进行预防接种。

第三十六条　在同一个实验室的同一个独立安全区域内,只能同时从事一种高致病性病原微生物的相关实验活动。

第三十七条　实验室应当建立实验档案,记录实验室使用情况和安全监督情况。实验室从事高致病性病原微生物相关实验活动的实验档案保存期,不得少于20年。

第三十八条　实验室应当依照环境保护的有关法律、行政法规和国务院有关部门的规定,对废水、废气及其他废物进行处置,并制定相应的环境保护措施,防止环境污染。

第三十九条　三级、四级实验室应当在明显位置标示国务院卫生主管部门和兽医主管部门规定的生物危险标识和生物安全实验室级别标志。

第四十条　从事高致病性病原微生物相关实验活动的实验室应当制定实验室感染应急处置预案,并向该实验室所在地的省、自治区、直辖市人民政府卫生主管部门或者兽医主管部门备案。

第四十一条　国务院卫生主管部门和兽医主管部门会同国务院有关部门组织病原学、免疫学、检验医学、流行病学、预防兽医学、环境保护和实验室管理等方面的专家,组成国家病原微生物实验室生物安全专家委员会。该委员会承担从事高致病性病原微生物相关实验活动的实验室的设立与运行的生物安全评估和技术咨询、论证工作。

省、自治区、直辖市人民政府卫生主管部门和兽医主管部门会同同级人民政府有关部门组织病原学、免疫学、检验医学、流行病学、预防兽医学、环境保护和实验室管理等方面的专家,组成本地区病原微生物实验室生物安全专家委员会。该委员会承担本地区实验室设立和运行的技术咨询工作。

第四章　实验室感染控制

第四十二条　实验室的设立单位应当指定专门的机构或者人员承担实验室感染控制工作,定期检查实验室的生物安全防护、病原微生物菌(毒)种和样本保存与使用、安全操作、实验室排放的废水和废气及其他废物处置等规章制度的实施情况。

负责实验室感染控制工作的机构或者人员应当具有与该实验室中的病原微生物有关的传染病防治知识,并定期调查、了解实验室工作人员的健康状况。

第四十三条　实验室工作人员出现与本实验室从事的高致病性病原微生物相关实验活动有关的感染临床症状或者体征时,实验室负责人应当向负责实验室感染控制工作的机构或者人员报告,同时派专人陪同及时就诊;实验室工作人员应当将近期所接触的病原微生物的种类和危险程度如实告知诊治医疗机构。接诊的医疗机构应当及时救治;不具备相应救治条件的,应当依照规定将感染的实验室工作人员转诊至具备相应传染病救治条件的医疗机构;具备相应传染病救治条件的医疗机构应当接诊治疗,不得拒绝救治。

第四十四条　实验室发生高致病性病原微生物泄漏时,实验室工作人员应当立即采取控制措施,防止高致病性病原微生物扩散,并同时向负责实验室感染控制工作的机构或者人员报告。

第四十五条　负责实验室感染控制工作的机构或者人员接到本条例第四十三条、第四十四条规定的报告后,应当立即启动实验室感染应急处置预案,并组织人员对该实验室生物安全状况等情况进行调查;确认发生实验室感染或者高致病性病原微生物泄漏的,应当依照本条例第十七条的规定进行报告,并同时采取控制措施,对有关人员进行医学观察或者隔离治疗,封闭实验室,防止扩散。

第四十六条　卫生主管部门或者兽医主管部门接到关于实验室发生工作人员感染事故或者病原微生物泄漏事件的报告,或者发现实验室从事病原微生物相关实验活动造成实验室感染事故的,应当立即组织疾病预防控制机构、动物防疫监督机构和医疗机构及其他有关机构依法采取下列预防、控制措施:

(一)封闭被病原微生物污染的实验室或者可能造成病原微生物扩散的场所。

(二)开展流行病学调查。

(三)对患者进行隔离治疗,对相关人员进行医学检查。

(四)对密切接触者进行医学观察。

(五)进行现场消毒。

(六)对染疫或者疑似染疫的动物采取隔离、扑杀等措施。

(七)其他需要采取的预防、控制措施。

第四十七条　医疗机构或者兽医医疗机构及其执行职务的医务人员发现由于实验室感染而引起的与高致病性病原微生物相关的传染病患者、疑似传染病患者或者患有疫病、疑似患有疫病的动物,诊治的医疗机构或者兽医医疗机构应当在 2 h 内报告所在地的县级人民政府卫生主管部门或者兽医主管部门;接到报告的卫生主管部门或者兽医主管部门应当在 2 h 内通报实验室所在地的县级人民政府卫生主管部门或者兽医主管部门。接到通报的卫生主管部门或者兽医主管部门应当依照本条例第四十六条的规定采取预防、控制措施。

第四十八条　发生病原微生物扩散,有可能造成传染病暴发、流行时,县级以上人民政府卫生主管部门或者兽医主管部门应当依照有关法律、行政法规的规定及实验室感染应急处置预案进行处理。

第五章　监　督　管　理

第四十九条　县级以上地方人民政府卫生主管部门、兽医主管部门依照各自分工,履行下列职责:

(一)对病原微生物菌(毒)种、样本的采集、运输、储存进行监督检查。

(二)对从事高致病性病原微生物相关实验活动的实验室是否符合本条例规定的条件进行监督检查。

(三)对实验室或者实验室的设立单位培训、考核其工作人员及上岗人员的情况进行监督检查。

(四)对实验室是否按照有关国家标准、技术规范和操作规程从事病原微生物相关实验活动进行监督检查。

县级以上地方人民政府卫生主管部门、兽医主管部门,应当主要通过检查反映实验室执行国家有关法律、行政法规以及国家标准和要求的记录、档案、报告,切实履行监督管理职责。

第五十条　县级以上人民政府卫生主管部门、兽医主管部门、环境保护主管部门在履行监督检查职责时,有权进入被检查单位和病原微生物泄漏或者扩散现场调查取证、采集样品,查阅复制有关资料。需要进入从事高致病性病原微生物相关实验活动的实验室调查取证、采集样品的,应当指定或者委托专业机构实施。被检查单位应当予以配合,不得拒绝、阻挠。

第五十一条　国务院认证认可监督管理部门依照《中华人民共和国认证认可条例》的规定对实验室认可活动进行监督检查。

第五十二条　卫生主管部门、兽医主管部门、环境保护主管部门应当依据法定的职权和程序履行职责,做到公正、公平、公开、文明、高效。

第五十三条　卫生主管部门、兽医主管部门、环境保护主管部门的执法人员执行职务时,应当有 2 名以上执法人员参加,出示执法证件,并依照规定填写执法文书。

现场检查笔录、采样记录等文书经核对无误后,应当由执法人员和被检查人、被采样人签名。被检查人、被采样人拒绝签名的,执法人员应当在自己签名后注明情况。

第五十四条　卫生主管部门、兽医主管部门、环境保护主管部门及其执法人员执行职务,应当自觉接受社会和公民的监督。公民、法人和其他组织有权向上级人民政府及其卫生主管部门、兽医主管部门、环境保护主管部门举报地方人民政府及其有关主管部门不依照规定履行职责的情况。接到举报的有关人民政府或者其卫生主管部门、兽医主管部门、环境保护主管部门,应当及时调查处理。

第五十五条　上级人民政府卫生主管部门、兽医主管部门、环境保护主管部门发现属于下级人民政府卫生主管部门、兽医主管部门、环境保护主管部门职责范围内需要处理的事项的,应当及时告知该部门处理;下级人民政府卫生主管部门、兽医主管部门、环境保护主管部门不及时处理或者不积极履行本部门职责的,上级人民政府卫生主管部门、兽医主管部门、环境保护主管部门应当责令其限期改正;逾期不改正的,上级人民政府卫生主管部门、兽医主管部门、环境保护主管部门有权直接予以处理。

第六章　法 律 责 任

第五十六条　三级、四级实验室未依照本条例的规定取得从事高致病性病原微生物实验活动的资格证书,或者已经取得相关资格证书但是未经批准从事某种高致病性病原微生物或者疑似高致病性病原微生物实验活动的,由县级以上地方人民政府卫生主管部门、兽医主管部门依照各自职责,责令停止有关活动,监督其将用于实验活动的病原微生物销毁或者送交保藏机构,并给予警告;造成传染病传播、流行或者其他严重后果的,由实验室的设立单位对主要负责人、直接负责的主管人员和其他直接责任人员,依法给予撤职、开除的处分;有资格证书的,应当吊销其资格证书;构成犯罪的,依法追究刑事责任。

第五十七条　卫生主管部门或者兽医主管部门违反本条例的规定,准予不符合本条例规定条件的实验室从事高致病性病原微生物相关实验活动的,由作出批准决定的卫生主管部门或者兽医主管部门撤销原批准决定,责令有关实验室立即停止有关活动,并监督其将用于实验活动的病原微生物销毁或者送交保藏机构,对直接负责的主管人员和其他直接责任人员依法给予行政处分;构成犯罪的,依法追究刑事责任。

因违法作出批准决定给当事人的合法权益造成损害的,作出批准决定的卫生主管部门或者兽医主管部门应当依法承担赔偿责任。

第五十八条　卫生主管部门或者兽医主管部门对符合法定条件的实验室不颁发从事高致病性病原微生物实验活动的资格证书,或者对出入境检验检疫机构为了检验检疫工作的紧急需要,申请在实验室对高致病性病原微生物或者疑似高致病性病原微生物开展进一步检测活动,不在法定期限内作出是否批准决定的,由其上级行政机关或者监察机关责令改正,给予警告;造成传染病传播、流行或者其他严重后果的,对直接负责的主管人员和其他直接责任人员依法给予撤职、开除的行政处分;构成犯罪的,依法追究刑事责任。

第五十九条　违反本条例规定,在不符合相应生物安全要求的实验室从事病原微生物相关实验活动的,由县级以上地方人民政府卫生主管部门、兽医主管部门依照各自职责,责令停止有关活动,监督其将用于实验活动的病原微生物销毁或者送交保藏机构,并给予警告;造成传染病传播、流行或者其他严重后果的,由实验室的设立单位对主要负责人、直接负责的主管人员和其他直接责任人员,依法给予撤职、开除的处分;构成犯罪的,依法追究刑事责任。

第六十条　实验室有下列行为之一的,由县级以上地方人民政府卫生主管部门、兽医主管部门依照各自职责,责令限期改正,给予警告;逾期不改正的,由实验室的设立单位对主要负责人、直接负责的主管人员和其他直接责任人员,依法给予撤职、开除的处分;有许可证件的,并由原发证部门吊销有关许可证件:

(一)未依照规定在明显位置标示国务院卫生主管部门和兽医主管部门规定的生物危险标识和生物安全实验室级别标志的。

(二)未向原批准部门报告实验活动结果及工作情况的。

(三)未依照规定采集病原微生物样本,或者对所采集样本的来源、采集过程和方法等未做详细记录的。

（四）新建、改建或者扩建一级、二级实验室未向设区的市级人民政府卫生主管部门或者兽医主管部门备案的。

（五）未依照规定定期对工作人员进行培训，或者工作人员考核不合格允许其上岗，或者批准未采取防护措施的人员进入实验室的。

（六）实验室工作人员未遵守实验室生物安全技术规范和操作规程的。

（七）未依照规定建立或者保存实验档案的。

（八）未依照规定制定实验室感染应急处置预案并备案的。

第六十一条 经依法批准从事高致病性病原微生物相关实验活动的实验室的设立单位未建立健全安全保卫制度，或者未采取安全保卫措施的，由县级以上地方人民政府卫生主管部门、兽医主管部门依照各自职责，责令限期改正；逾期不改正，导致高致病性病原微生物菌（毒）种、样本被盗、被抢或者造成其他严重后果的，由原发证部门吊销该实验室从事高致病性病原微生物相关实验活动的资格证书；造成传染病传播、流行的，该实验室设立单位的主管部门还应当对该实验室的设立单位的直接负责的主管人员和其他直接责任人员，依法给予降级、撤职、开除的处分；构成犯罪的，依法追究刑事责任。

第六十二条 未经批准运输高致病性病原微生物菌（毒）种或者样本，或者承运单位经批准运输高致病性病原微生物菌（毒）种或者样本未履行保护义务，导致高致病性病原微生物菌（毒）种或者样本被盗、被抢、丢失、泄漏的，由县级以上地方人民政府卫生主管部门、兽医主管部门依照各自职责，责令采取措施，消除隐患，给予警告；造成传染病传播、流行或者其他严重后果的，由托运单位和承运单位的主管部门对主要负责人、直接负责的主管人员和其他直接责任人员，依法给予撤职、开除的处分；构成犯罪的，依法追究刑事责任。

第六十三条 有下列行为之一的，由实验室所在地的设区的市级以上地方人民政府卫生主管部门、兽医主管部门依照各自职责，责令有关单位立即停止违法活动，监督其将病原微生物销毁或者送交保藏机构；造成传染病传播、流行或者其他严重后果的，由其所在单位或者其上级主管部门对主要负责人、直接负责的主管人员和其他直接责任人员，依法给予撤职、开除的处分；有许可证件的，并由原发证部门吊销有关许可证件；构成犯罪的，依法追究刑事责任：

（一）实验室在相关实验活动结束后，未依照规定及时将病原微生物菌（毒）种和样本就地销毁或者送交保藏机构保管的。

（二）实验室使用新技术、新方法从事高致病性病原微生物相关实验活动未经国家病原微生物实验室生物安全专家委员会论证的。

（三）未经批准擅自从事在我国尚未发现或者已经宣布消灭的病原微生物相关实验活动的。

（四）在未经指定的专业实验室从事在我国尚未发现或者已经宣布消灭的病原微生物相关实验活动的。

（五）在同一个实验室的同一个独立安全区域内同时从事两种或者两种以上高致病性病原微生物的相关实验活动的。

第六十四条 认可机构对不符合实验室生物安全国家标准及本条例规定条件的实验室予以认可，或者对符合实验室生物安全国家标准以及本条例规定条件的实验室不予认可的，由国务院认证认可监督管理部门责令限期改正，给予警告；造成传染病传播、流行或者其他严重后果的，由国务院认证认可监督管理部门撤销其认可资格，有上级主管部门的，由其上级主管部门对主要负责人、直接负责的主管人员和其他直接责任人员依法给予撤职、开除的处分；构成犯罪的，依法追究刑事责任。

第六十五条 实验室工作人员出现该实验室从事的病原微生物相关实验活动有关的感染临床症状或者体征，以及实验室发生高致病性病原微生物泄漏时，实验室负责人、实验室工作人员、负责实验室感染控制的专门机构或者人员未依照规定报告，或者未依照规定采取控制措施的，由县级以上地方人民政府卫生主管部门、兽医主管部门依照各自职责，责令限期改正，给予警告；造成传染病传播、流行或者其他严重后果的，由其设立单位对实验室主要负责人、直接负责的主管人员和其他直接责任人员，依法给予撤职、开除的处分；有许可证件的，并由原发证部门吊销有关许可证件；构成犯罪的，依法追究刑事责任。

第六十六条　拒绝接受卫生主管部门、兽医主管部门依法开展有关高致病性病原微生物扩散的调查取证、采集样品等活动或者依照本条例规定采取有关预防、控制措施的,由县级以上人民政府卫生主管部门、兽医主管部门依照各自职责,责令改正,给予警告;造成传染病传播、流行及其他严重后果的,由实验室的设立单位对实验室主要负责人、直接负责的主管人员和其他直接责任人员,依法给予降级、撤职、开除的处分;有许可证件的,并由原发证部门吊销有关许可证件;构成犯罪的,依法追究刑事责任。

第六十七条　发生病原微生物被盗、被抢、丢失、泄漏,承运单位、护送人、保藏机构和实验室的设立单位未依照本条例的规定报告的,由所在地的县级人民政府卫生主管部门或者兽医主管部门给予警告;造成传染病传播、流行或者其他严重后果的,由实验室的设立单位或者承运单位、保藏机构的上级主管部门对主要负责人、直接负责的主管人员和其他直接责任人员,依法给予撤职、开除的处分;构成犯罪的,依法追究刑事责任。

第六十八条　保藏机构未依照规定储存实验室送交的菌(毒)种和样本,或者未依照规定提供菌(毒)种和样本的,由其指定部门责令限期改正,收回违法提供的菌(毒)种和样本,并给予警告;造成传染病传播、流行或者其他严重后果的,由其所在单位或者其上级主管部门对主要负责人、直接负责的主管人员和其他直接责任人员,依法给予撤职、开除的处分;构成犯罪的,依法追究刑事责任。

第六十九条　县级以上人民政府有关主管部门,未依照本条例的规定履行实验室及其实验活动监督检查职责的,由有关人民政府在各自职责范围内责令改正,通报批评;造成传染病传播、流行或者其他严重后果的,对直接负责的主管人员,依法给予行政处分;构成犯罪的,依法追究刑事责任。

第七章　附　　则

第七十条　军队实验室由中国人民解放军卫生主管部门参照本条例负责监督管理。

第七十一条　本条例施行前设立的实验室,应当自本条例施行之日起 6 个月内,依照本条例的规定,办理有关手续。

第七十二条　本条例自公布之日起施行。

 # 附录 D　医疗机构临床实验室管理办法

第一章　总　　则

第一条　为加强对医疗机构临床实验室的管理,提高临床检验水平,保证医疗质量和医疗安全,根据《执业医师法》、《医疗机构管理条例》和《病原微生物实验室生物安全管理条例》等有关法律、法规制定本办法。

第二条　本办法所称医疗机构临床实验室是指对取自人体的各种标本进行生物学、微生物学、免疫学、化学、血液免疫学、血液学、生物物理学、细胞学等检验,并为临床提供医学检验服务的实验室。

第三条　开展临床检验工作的医疗机构适用本办法。

第四条　卫生部负责全国医疗机构临床实验室的监督管理工作。县级以上地方卫生行政部门负责辖区内医疗机构临床实验室的监督管理工作。

第五条　医疗机构应当加强临床实验室建设和管理,规范临床实验室执业行为,保证临床实验室按照安全、准确、及时、有效、经济、便民和保护患者隐私的原则开展临床检验工作。

第二章　医疗机构临床实验室管理的一般规定

第六条　卫生行政部门在核准医疗机构的医学检验科诊疗科目登记时,应当明确医学检验科下设专业。

医疗机构应当按照卫生行政部门核准登记的医学检验科下设专业诊疗科目设定临床检验项目,提供临床检验服务。新增医学检验科下设专业或超出已登记的专业范围开展临床检验项目,应当按照《医疗机构管理条例》的有关规定办理变更登记手续。

第七条　医疗机构临床实验室提供的临床检验服务应当满足临床工作的需要。

第八条　医疗机构应当保证临床检验工作客观、公正,不受任何部门、经济利益等影响。

第九条　医疗机构临床实验室应当集中设置,统一管理,资源共享。

第十条　医疗机构应当保证临床实验室具备与其临床检验工作相适应的专业技术人员、场所、设施、设备等条件。

第十一条　医疗机构临床实验室应当建立健全并严格执行各项规章制度,严格遵守相关技术规范和标准,保证临床检验质量。

第十二条　医疗机构临床实验室专业技术人员应当具有相应的专业学历,并取得相应专业技术职务任职资格。

二级以上医疗机构临床实验室负责人应当经过省级以上卫生行政部门组织的相关培训。

第十三条　医疗机构临床实验室应当有专(兼)职人员负责临床检验质量和临床实验室安全管理。

第十四条　医疗机构临床实验室应当按照卫生部规定的临床检验项目和临床检验方法开展临床检验工作。

医疗机构不得使用卫生部公布的停止临床应用的临床检验项目和临床检验方法开展临床检验工作。

临床检验项目和停止临床应用的临床检验项目由卫生部另行公布。

卫生部定期发布新的临床检验项目和临床检验方法。

第十五条　医疗机构临床实验室应当有分析前质量保证措施,制定患者准备、标本采集、标本储存、标本运送、标本接收等标准操作规程,并由医疗机构组织实施。

第十六条　医疗机构临床实验室应当建立临床检验报告发放制度,保证临床检验报告的准确、及时和信息完整,保护患者隐私。

第十七条　临床检验报告内容应当包括:

(一)实验室名称,患者姓名、性别、年龄、住院病历或者门诊病历号。

(二)检验项目、检验结果和单位、参考范围、异常结果提示。

(三)操作者姓名、审核者姓名、标本接收时间、报告时间。

(四)其他需要报告的内容。

第十八条　临床检验报告应当使用中文或者国际通用的、规范的缩写。保存期限按照有关规定执行。

第十九条　诊断性临床检验报告应当由执业医师出具。

乡、民族乡、镇的医疗机构临床实验室诊断性临床检验报告可以由执业助理医师出具。

第二十条　医疗机构临床实验室应当提供临床检验结果的解释和咨询服务。

第二十一条　非临床实验室不得向临床出具临床检验报告,不得收取相应检验费用。

第三章　医疗机构临床实验室质量管理

第二十二条　医疗机构应当加强临床实验室质量控制和管理。

医疗机构临床实验室应当制定并严格执行临床检验项目标准操作规程和检验仪器的标准操作、维护规程。

第二十三条　医疗机构临床实验室使用的仪器、试剂和耗材应当符合国家有关规定。

第二十四条　医疗机构临床实验室应当保证检测系统的完整性和有效性,对需要校准的检验仪器、检验项目和对临床检验结果有影响的辅助设备定期进行校准。

第二十五条　医疗机构临床实验室应当对开展的临床检验项目进行室内质量控制,绘制质量控制图。出现质量失控现象时,应当及时查找原因,采取纠正措施,并详细记录。

第二十六条　医疗机构临床实验室室内质量控制主要包括质控品的选择,质控品的数量,质控频度,质控方法,失控的判断规则,失控时原因分析及处理措施,质控数据管理要求等。

第二十七条　医疗机构临床实验室定量测定项目的室内质量控制标准按照《临床实验室定量测定室内质量控制指南》(GB/20032302-T-361)执行。

第二十八条　医疗机构临床实验室应当参加经卫生部认定的室间质量评价机构组织的临床检验室间质量评价。

第二十九条　医疗机构临床实验室参加室间质量评价应当按照常规临床检验方法与临床检验标本同时进行,不得另选检测系统,保证检验结果的真实性。医疗机构临床实验室对于室间质量评价不合格的项目,应当及时查找原因,采取纠正措施。

医疗机构应当对床旁临床检验项目与临床实验室相同临床检验项目常规临床检验方法进行比对。

第三十条　医疗机构临床实验室应当将尚未开展室间质量评价的临床检验项目与其他临床实验室的同类项目进行比对,或者用其他方法验证其结果的可靠性。临床检验项目比对有困难时,医疗机构临床实验室应当对方法学进行评价,包括准确性、精密度、特异性、线性范围、稳定性、抗干扰性、参考范围等,并有质量保证措施。

第三十一条　医疗机构临床实验室室间质量评价标准按照《临床实验室室间质量评价要求》(GB/20032301-T-361)执行。

第三十二条　医疗机构临床实验室应当建立质量管理记录,包括标本接收、标本储存、标本处理、仪器和试剂及耗材使用情况、校准、室内质控、室间质评、检验结果、报告发放等内容。质量管理记录保存期限至少为2年。

第四章　医疗机构临床实验室安全管理

第三十三条　医疗机构应当加强临床实验室生物安全管理。

医疗机构临床实验室生物安全管理要严格执行《病原微生物实验室生物安全管理条例》等有关规定。

第三十四条　医疗机构临床实验室应当建立并严格遵守生物安全管理制度与安全操作规程。

第三十五条　医疗机构应当对临床实验室工作人员进行上岗前安全教育,并每年进行生物安全防护知识培训。

第三十六条　医疗机构临床实验室应当按照有关规定,根据生物危害风险,保证生物安全防护水平达到相应的生物安全防护级别。

第三十七条　医疗机构临床实验室的建筑设计应当符合有关标准,并与其生物安全防护级别相适应。

第三十八条　医疗机构临床实验室应当按照生物防护级别配备必要的安全设备和个人防护用品,保证实验室工作人员能够正确使用。

第三十九条　医疗机构病原微生物样本的采集、运输、储存严格按照《病原微生物实验室生物安全管理条例》等有关规定执行。

第四十条　医疗机构临床实验室应当严格管理实验标本及实验所需的菌(毒)种,对于高致病性病原微生物,应当按照《病原微生物实验室生物安全管理条例》规定,送至相应级别的生物安全实验室进行检验。

第四十一条　医疗机构临床实验室应当按照卫生部有关规定加强医院感染预防与控制工作。

第四十二条　医疗机构临床实验室应当按照《医疗废物管理条例》和《医疗卫生机构医疗废物管理办法》相关规定妥善处理医疗废物。

第四十三条　医疗机构临床实验室应当制定生物安全事故和危险品、危险设施等意外事故的预防措施和应急预案。

第五章　监督管理

第四十四条　医疗机构应当加强对临床实验室的日常管理。

第四十五条　医疗机构有下列情形之一的,由县级以上地方卫生行政部门按照《医疗机构管理条例》相关规定予以处罚:

（一）未按照核准登记的医学检验科下设专业诊疗科目开展临床检验工作。

（二）未按照相关规定擅自新增医学检验科下设专业。

（三）超出已登记的专业范围开展临床检验工作。

第四十六条　县级以上卫生行政部门应当对辖区内医疗机构临床实验室的管理、质量与安全等情况进行监督检查，发现存在质量问题或者安全隐患时，应当责令医疗机构立即整改。

第四十七条　县级以上卫生行政部门接到对医疗机构临床实验室的举报、投诉后，应当及时核查并依法处理。

第四十八条　县级以上卫生行政部门履行监督检查职责时，有权采取下列措施：

（一）对医疗机构临床实验室进行现场检查，了解情况，调查取证。

（二）查阅或者复制临床实验室质量和安全管理的有关资料，采集、封存样品。

（三）责令违反本办法及有关规定的医疗机构临床实验室及其人员停止违法违规行为。

（四）对违反本办法及有关规定的行为进行查处。

第四十九条　卫生部可以委托卫生部临床检验中心等有关组织对医疗机构临床实验室的检验质量和安全管理进行检查与指导。省级卫生行政部门可以委托具有室间质量评价能力的省级临床检验中心或者有关其他组织对辖区内医疗机构临床实验室的检验质量和安全管理进行检查与指导。

受卫生行政部门委托的临床检验中心或者有关其他组织，在检查和指导中发现医疗机构临床实验室存在检验质量和安全管理问题时，应当及时向委托的卫生行政部门报告，并提出改进意见。

第五十条　医疗机构应当对卫生行政部门及其委托的临床检验中心或者其他组织开展的对临床实验室的检查和指导予以配合，不得拒绝和阻挠，不得提供虚假材料。

第五十一条　省级以上卫生行政部门应当及时将医疗机构临床实验室的质量、安全管理等情况进行通报或公告。

省级卫生行政部门应当将上一年度对辖区内医疗机构临床实验室的质量、安全管理通报或公告情况，于每年3月31日前报卫生部。

第五十二条　室间质量评价机构应当定期将医疗机构临床实验室室间质量评价情况，向卫生部和为该医疗机构核发医疗机构执业许可证的卫生行政部门报告。

第六章　附　　则

第五十三条　本办法中下列用语的含义：

室间质量评价：利用实验室间的比对确定实验室的检测能力。

实验室间比对：按照预先规定的条件，由两个或多个实验室对相同或类似检测物品进行检测的组织、实施和评价。

室内质量控制：实验室为了监测和评价本室工作质量，决定常规检验报告能否发出所采取的一系列检查、控制手段，旨在检测和控制本室常规工作的精密度，并检测其准确度的改变，提高本室常规工作中批间和日间标本检测的一致性。

质量控制图：对过程质量加以测定、记录，从而进行评估并监查过程是否处于控制状态的一种统计方法设计的图，图上有中心线、上控制界限和下控制界限，并有按时间顺序抽取的样本统计量值的描点序列。

第五十四条　特殊临床检验项目的管理由卫生部另行规定。

第五十五条　本办法由卫生部负责解释。

第五十六条　本办法自 2006 年 6 月 1 日起施行。

附录 E　中华人民共和国献血法

第一条　为保证医疗临床用血需要和安全，保障献血者和用血者身体健康，发扬人道主义精神，促进社会主义物质文明和精神文明建设,制定本法。

第二条　国家实行无偿献血制度。

国家提倡十八周岁至五十五周岁的健康公民自愿献血。

第三条　地方各级人民政府领导本行政区域内的献血工作,统一规划并负责组织、协调有关部门共同做好献血工作。

第四条　县级以上各级人民政府卫生行政部门监督管理献血工作。

各级红十字会依法参与、推动献血工作。

第五条　各级人民政府采取措施广泛宣传献血的意义,普及献血的科学知识,开展预防和控制经血液途径传播的疾病的教育。

新闻媒介应当开展献血的社会公益性宣传。

第六条　国家机关、军队、社会团体、企业事业组织、居民委员会、村民委员会,应当动员和组织本单位或者本居住区的适龄公民参加献血。

现役军人献血的动员和组织办法,由中国人民解放军卫生主管部门制定。

对献血者,发给国务院卫生行政部门制作的无偿献血证书,有关单位可以给予适当补贴。

第七条　国家鼓励国家工作人员、现役军人和高等学校在校学生率先献血,为树立社会新风尚作表率。

第八条　血站是采集、提供临床用血的机构,是不以营利为目的的公益性组织。设立血站向公民采集血液,必须经国务院卫生行政部门或者省、自治区、直辖市人民政府卫生行政部门批准。血站应当为献血者提供各种安全、卫生、便利的条件。血站的设立条件和管理办法由国务院卫生行政部门制定。

第九条　血站对献血者必须免费进行必要的健康检查;身体状况不符合献血条件的,血站应当向其说明情况,不得采集血液。献血者的身体健康条件由国务院卫生行政部门规定。

血站对献血者每次采集血液量一般为 200 mL,最多不得超过 400 mL,两次采集间隔期不少于 6 个月。

严格禁止血站违反前款规定对献血者超量、频繁采集血液。

第十条　血站采集血液必须严格遵守有关操作规程和制度,采血必须由具有采血资格的医务人员进行,一次性采血器材用后必须销毁,确保献血者的身体健康。

血站应当根据国务院卫生行政部门制定的标准,保证血液质量。

血站对采集的血液必须进行检测;未经检测或者检测不合格的血液,不得向医疗机构提供。

第十一条　无偿献血的血液必须用于临床,不得买卖。血站、医疗机构不得将无偿献血的血液出售给单采血浆站或者血液制品生产单位。

第十二条　临床用血的包装、储存、运输,必须符合国家规定的卫生标准和要求。

第十三条　医疗机构对临床用血必须进行核查,不得将不符合国家规定标准的血液用于临床。

第十四条　公民临床用血时只交付用于血液的采集、储存、分离、检验等费用;具体收费标准由国务院卫生行政部门会同国务院价格主管部门制定。

无偿献血者临床需要用血时,免交前款规定的费用;无偿献血者的配偶和直系亲属临床需要用血时,可以按照省、自治区、直辖市人民政府的规定免交或者减交前款规定的费用。

第十五条　为保障公民临床急救用血的需要,国家提倡并指导择期手术的患者自身储血,动员家庭、亲友、所在单位及社会互助献血。

为保证应急用血,医疗机构可以临时采集血液,但应当依照本法规定,确保采血用血安全。

第十六条　医疗机构临床用血应当制定用血计划,遵循合理、科学的原则,不得浪费和滥用血液。

医疗机构应当积极推行按血液成分针对医疗实际需要输血,具体管理办法由国务院卫生行政部门制定。

国家鼓励临床用血新技术的研究和推广。

第十七条　各级人民政府和红十字会对积极参加献血和在献血工作中做出显著成绩的单位和个人,给予奖励。

第十八条　有下列行为之一的,由县级以上地方人民政府卫生行政部门予以取缔,没收违法所得,可以并处十万元以下的罚款;构成犯罪的,依法追究刑事责任:

(一)非法采集血液的。

(二)血站、医疗机构出售无偿献血的血液的。

(三)非法组织他人出卖血液的。

第十九条　血站违反有关操作规程和制度采集血液,由县级以上地方人民政府卫生行政部门责令改正;给献血者健康造成损害的,应当依法赔偿,对直接负责的主管人员和其他直接责任人员,依法给予行政处分;构成犯罪的,依法追究刑事责任。

第二十条　临床用血的包装、储存、运输,不符合国家规定的卫生标准和要求的,由县级以上地方人民政府卫生行政部门责令改正,给予警告,可以并处一万元以下的罚款。

第二十一条　血站违反本法的规定,向医疗机构提供不符合国家规定标准的血液的,由县级以上人民政府卫生行政部门责令改正;情节严重,造成经血液途径传播的疾病传播或者有传播严重危险的,限期整顿,对直接负责的主管人员和其他直接责任人员,依法给予行政处分;构成犯罪的,依法追究刑事责任。

第二十二条　医疗机构的医务人员违反本法规定,将不符合国家规定标准的血液用于患者的,由县级以上地方人民政府卫生行政部门责令改正;给患者健康造成损害的,应当依法赔偿,对直接负责的主管人员和其他直接责任人员,依法给予行政处分;构成犯罪的,依法追究刑事责任。

第二十三条　卫生行政部门及其工作人员在献血、用血的监督管理工作中,玩忽职守,造成严重后果,构成犯罪的,依法追究刑事责任;尚不构成犯罪的,依法给予行政处分。

第二十四条　本法自 1998 年 10 月 1 日起施行。

 # 附录 F　医疗机构临床用血管理办法

第一章　总　　则

第一条　为加强医疗机构临床用血管理,推进临床科学合理用血,保护血液资源,保障临床用血安全和医疗质量,根据《中华人民共和国献血法》,制定本办法。

第二条　卫生部负责全国医疗机构临床用血的监督管理。县级以上地方人民政府卫生行政部门负责本行政区域医疗机构临床用血的监督管理。

第三条　医疗机构应当加强临床用血管理,将其作为医疗质量管理的重要内容,完善组织建设,建立健全岗位责任制,制定并落实相关规章制度和技术操作规程。

第四条　本办法适用于各级各类医疗机构的临床用血管理工作。

第二章　组织与职责

第五条　卫生部成立临床用血专家委员会,其主要职责是:

(一)协助制定国家临床用血相关制度、技术规范和标准。

(二)协助指导全国临床用血管理和质量评价工作,促进提高临床合理用血水平。

(三)协助临床用血重大安全事件的调查分析,提出处理意见。

(四)承担卫生部交办的有关临床用血管理的其他任务。

卫生部建立协调机制,做好临床用血管理工作,提高临床合理用血水平,保证输血治疗质量。

第六条　各省、自治区、直辖市人民政府卫生行政部门成立省级临床用血质量控制中心,负责辖区内医疗机构临床用血管理的指导、评价和培训等工作。

第七条　医疗机构应当加强组织管理,明确岗位职责,健全管理制度。

医疗机构法定代表人为临床用血管理第一责任人。

第八条　二级以上医院和妇幼保健院应当设立临床用血管理委员会,负责本机构临床合理用血管理工作。主任委员由院长或者分管医疗的副院长担任,成员由医务部门、输血科、麻醉科、开展输血治疗的主要临床科室、护理部门、手术室等部门负责人组成。医务、输血部门共同负责临床合理用血日常管理工作。

其他医疗机构应当设立临床用血管理工作组,并指定专(兼)职人员负责日常管理工作。

第九条　临床用血管理委员会或者临床用血管理工作组应当履行以下职责:

(一)认真贯彻临床用血管理相关法律、法规、规章、技术规范和标准,制定本机构临床用血管理的规章制度并监督实施。

(二)评估确定临床用血的重点科室、关键环节和流程。

(三)定期监测、分析和评估临床用血情况,开展临床用血质量评价工作,提高临床合理用血水平。

(四)分析临床用血不良事件,提出处理和改进措施。

(五)指导并推动开展自体输血等血液保护及输血新技术。

(六)承担医疗机构交办的有关临床用血的其他任务。

第十条　医疗机构应当根据有关规定和临床用血需求设置输血科或者血库,并根据自身功能、任务、规模,配备与输血工作相适应的专业技术人员、设施、设备。

不具备条件设置输血科或者血库的医疗机构,应当安排专(兼)职人员负责临床用血工作。

第十一条　输血科及血库的主要职责是:

(一)建立临床用血质量管理体系,推动临床合理用血。

(二)负责制定临床用血储备计划,根据血站供血的预警信息和医院的血液库存情况协调临床用血。

(三)负责血液预订、入库、储存、发放工作。

(四)负责输血相关免疫血液学检测。

(五)参与推动自体输血等血液保护及输血新技术。

(六)参与特殊输血治疗病例的会诊,为临床合理用血提供咨询。

(七)参与临床用血不良事件的调查。

(八)根据临床治疗需要,参与开展血液治疗相关技术。

(九)承担医疗机构交办的有关临床用血的其他任务。

第三章　临床用血管理

第十二条　医疗机构应当加强临床用血管理,建立并完善管理制度和工作规范,并保证落实。

第十三条　医疗机构应当使用卫生行政部门指定血站提供的血液。

医疗机构科研用血由所在地省级卫生行政部门负责核准。

医疗机构应当配合血站建立血液库存动态预警机制,保障临床用血需求和正常医疗秩序。

第十四条　医疗机构应当科学制定临床用血计划,建立临床合理用血的评价制度,提高临床合理用血水平。

第十五条　医疗机构应当对血液预订、接收、入库、储存、出库及库存预警等进行管理,保证血液储存、运送符合国家有关标准和要求。

第十六条　医疗机构接收血站发送的血液后,应当对血袋标签进行核对。符合国家有关标准和要求的血液入库,做好登记;并按不同品种、血型和采血日期(或有效期),分别有序存放于专用储藏设施内。

血袋标签核对的主要内容是:

(一)血站的名称。

(二)献血编号或者条形码、血型。

(三)血液品种。

(四)采血日期及时间或者制备日期及时间。

(五)有效期及时间。

(六)储存条件。

禁止将血袋标签不合格的血液入库。

第十七条　医疗机构应当在血液发放和输血时进行核对,并指定医务人员负责血液的收领、发放工作。

第十八条　医疗机构的储血设施应当保证运行有效,全血、红细胞的储藏温度应当控制在 2～6 ℃,血小板的储藏温度应当控制在 20～24 ℃。储血保管人员应当做好血液储藏温度的 24 h 监测记录。储血环境应当符合卫生标准和要求。

第十九条　医务人员应当认真执行临床输血技术规范,严格掌握临床输血适应证,根据患者病情和实验室检测指标,对输血指证进行综合评估,制定输血治疗方案。

第二十条　医疗机构应当建立临床用血申请管理制度。

同一患者一天申请备血量少于 800 mL 的,由具有中级以上专业技术职务任职资格的医师提出申请,上级医师核准签发后,方可备血。

同一患者一天申请备血量在 800 mL 至 1600 mL 的,由具有中级以上专业技术职务任职资格的医师提出申请,经上级医师审核,科室主任核准签发后,方可备血。

同一患者一天申请备血量达到或超过 1600 mL 的,由具有中级以上专业技术职务任职资格的医师提出申请,科室主任核准签发后,报医务部门批准,方可备血。

以上第二款、第三款和第四款规定不适用于急救用血。

第二十一条　在输血治疗前,医师应当向患者或者其近亲属说明输血目的、方式和风险,并签署临床输血治疗知情同意书。

因抢救生命垂危的患者需要紧急输血,且不能取得患者或者其近亲属意见的,经医疗机构负责人或者授权的负责人批准后,可以立即实施输血治疗。

第二十二条　医疗机构应当积极推行节约用血的新型医疗技术。

三级医院、有条件的二级医院和妇幼保健院应当开展自体输血技术,建立并完善管理制度和技术规范,提高合理用血水平,保证医疗质量和安全。

医疗机构应当动员符合条件的患者接受自体输血技术,提高输血治疗效果和安全性。

第二十三条　医疗机构应当积极推行成分输血,保证医疗质量和安全。

第二十四条　医疗机构应当加强无偿献血知识的宣传教育工作,规范开展互助献血工作。

血站负责互助献血血液的采集、检测及用血者血液调配等工作。

第二十五条　医疗机构应当根据国家有关法律法规和规范建立临床用血不良事件监测报告制度。临床发现输血不良反应后,应当积极救治患者,及时向有关部门报告,并做好观察和记录。

第二十六条　各省、自治区、直辖市人民政府卫生行政部门应当制定临床用血保障措施和应急预案,保证自然灾害、突发事件等大量伤员和特殊病例、稀缺血型等应急用血的供应和安全。

因应急用血或者避免血液浪费,在保证血液安全的前提下,经省、自治区、直辖市人民政府卫生行政部门核准,医疗机构之间可以调剂血液。具体方案由省级卫生行政部门制定。

第二十七条　省、自治区、直辖市人民政府卫生行政部门应当加强边远地区医疗机构临床用血保障工作,科学规划和建设中心血库与储血点。

医疗机构应当制定应急用血工作预案。为保证应急用血,医疗机构可以临时采集血液,但必须同时符合以下条件:

(一)危及患者生命,急需输血。

(二)所在地血站无法及时提供血液,且无法及时从其他医疗机构调剂血液,而其他医疗措施不能替代输血治疗。

(三)具备开展交叉配血及乙型肝炎病毒表面抗原、丙型肝炎病毒抗体、艾滋病病毒抗体和梅毒螺旋体抗体的检测能力。

(四)遵守采供血相关操作规程和技术标准。

医疗机构应当在临时采集血液后 10 日内将情况报告县级以上人民政府卫生行政部门。

第二十八条　医疗机构应当建立临床用血医学文书管理制度,确保临床用血信息客观真实、完整、可追溯。医师应当将患者输血适应证的评估、输血过程和输血后疗效评价情况记入病历;临床输血治疗知情同意书、输血记录单等随病历保存。

第二十九条 医疗机构应当建立培训制度,加强对医务人员临床用血和无偿献血知识的培训,将临床用血相关知识培训纳入继续教育内容。新上岗医务人员应当接受岗前临床用血相关知识培训及考核。

第三十条 医疗机构应当建立科室和医师临床用血评价及公示制度。将临床用血情况纳入科室和医务人员工作考核指标体系。

禁止将用血量和经济收入作为输血科或者血库工作的考核指标。

第四章 监督管理

第三十一条 县级以上地方人民政府卫生行政部门应当加强对本行政区域内医疗机构临床用血情况的督导检查。

第三十二条 县级以上地方人民政府卫生行政部门应当建立医疗机构临床用血评价制度,定期对医疗机构临床用血工作进行评价。

第三十三条 县级以上地方人民政府卫生行政部门应当建立临床合理用血情况排名、公布制度。对本行政区域内医疗机构临床用血量和不合理使用等情况进行排名,将排名情况向本行政区域内的医疗机构公布,并报上级卫生行政部门。

第三十四条 县级以上地方人民政府卫生行政部门应当将医疗机构临床用血情况纳入医疗机构考核指标体系;将临床用血情况作为医疗机构评审、评价重要指标。

第五章 法律责任

第三十五条 医疗机构有下列情形之一的,由县级以上人民政府卫生行政部门责令限期改正;逾期不改的,进行通报批评,并予以警告;情节严重或者造成严重后果的,可处3万元以下的罚款,对负有责任的主管人员和其他直接责任人员依法给予处分:

(一)未设立临床用血管理委员会或者工作组的。

(二)未拟定临床用血计划或者一年内未对计划实施情况进行评估和考核的。

(三)未建立血液发放和输血核对制度的。

(四)未建立临床用血申请管理制度的。

(五)未建立医务人员临床用血和无偿献血知识培训制度的。

(六)未建立科室和医师临床用血评价及公示制度的。

(七)将经济收入作为对输血科或者血库工作的考核指标的。

(八)违反本办法的其他行为。

第三十六条 医疗机构使用未经卫生行政部门指定的血站供应的血液的,由县级以上地方人民政府卫生行政部门给予警告,并处3万元以下罚款;情节严重或者造成严重后果的,对负有责任的主管人员和其他直接责任人员依法给予处分。

第三十七条 医疗机构违反本办法关于应急用血采血规定的,由县级以上人民政府卫生行政部门责令限期改正,给予警告;情节严重或者造成严重后果的,处3万元以下罚款,对负有责任的主管人员和其他直接责任人员依法给予处分。

第三十八条 医疗机构及其医务人员违反本法规定,将不符合国家规定标准的血液用于患者的,由县级以上地方人民政府卫生行政部门责令改正;给患者健康造成损害的,应当依据国家有关法律法规进行处理,并对负有责任的主管人员和其他直接责任人员依法给予处分。

第三十九条 县级以上地方卫生行政部门未按照本办法规定履行监管职责,造成严重后果的,对直接负责的主管人员和其他直接责任人员依法给予记大过、降级、撤职、开除等行政处分。

第四十条 医疗机构及其医务人员违反临床用血管理规定,构成犯罪的,依法追究刑事责任。

第六章 附 则

第四十一条 本办法自2012年8月1日起施行。卫生部于1999年1月5日公布的《医疗机构临床用血管理办法(试行)》同时废止。

附录 G　医疗卫生机构医疗废物管理办法

第一章　总　　则

第一条　为规范医疗卫生机构对医疗废物的管理,有效预防和控制医疗废物对人体健康和环境产生危害,根据《医疗废物管理条例》,制定本办法。

第二条　各级各类医疗卫生机构应当按照《医疗废物管理条例》和本办法的规定对医疗废物进行管理。

第三条　卫生部对全国医疗卫生机构的医疗废物管理工作实施监督。县级以上地方人民政府卫生行政部门对本行政区域医疗卫生机构的医疗废物管理工作实施监督。

第二章　医疗卫生机构对医疗废物的管理职责

第四条　医疗卫生机构应当建立、健全医疗废物管理责任制,其法定代表人或者主要负责人为第一责任人,切实履行职责,确保医疗废物的安全管理。

第五条　医疗卫生机构应当依据国家有关法律、行政法规、部门规章和规范性文件的规定,制定并落实医疗废物管理的规章制度、工作流程和要求、有关人员的工作职责及发生医疗卫生机构内医疗废物流失、泄漏、扩散和意外事故的应急方案。内容包括:

(一)医疗卫生机构内医疗废物各产生地点对医疗废物分类收集方法和工作要求。

(二)医疗卫生机构内医疗废物的产生地点、暂时储存地点的工作制度及从产生地点运送至暂时储存地点的工作要求。

(三)医疗废物在医疗卫生机构内部运送及将医疗废物交由医疗废物处置单位的有关交接、登记的规定。

(四)医疗废物管理过程中的特殊操作程序及发生医疗废物流失、泄漏、扩散和意外事故的紧急处理措施。

(五)医疗废物分类收集、运送、暂时储存过程中有关工作人员的职业卫生安全防护。

第六条　医疗卫生机构应当设置负责医疗废物管理的监控部门或者专(兼)职人员,履行以下职责:

(一)负责指导、检查医疗废物分类收集、运送、暂时储存及机构内处置过程中各项工作的落实情况。

(二)负责指导、检查医疗废物分类收集、运送、暂时储存及机构内处置过程中的职业卫生安全防护工作。

(三)负责组织医疗废物流失、泄漏、扩散和意外事故发生时的紧急处理工作。

(四)负责组织有关医疗废物管理的培训工作。

(五)负责有关医疗废物登记和档案资料的管理。

(六)负责及时分析和处理医疗废物管理中的其他问题。

第七条　医疗卫生机构发生医疗废物流失、泄漏、扩散时,应当在48 h内向所在地的县级人民政府卫生行政主管部门、环境保护行政主管部门报告,调查处理工作结束后,医疗卫生机构应当将调查处理结果向所在地的县级人民政府卫生行政主管部门、环境保护行政主管部门报告。

县级人民政府卫生行政主管部门每月逐级上报至当地省级人民政府卫生行政主管部门。

省级人民政府卫生行政主管部门每半年汇总后报卫生部。

第八条　医疗卫生机构发生因医疗废物管理不当导致1人以上死亡或者3人以上健康损害,需要对致病人员提供医疗救护和现场救援的重大事故时,应当在24 h内向所在地的县级人民政府卫生行政主管部门、环境保护行政主管部门报告,并根据《医疗废物管理条例》的规定,采取相应紧急处理措施。

县级人民政府卫生行政主管部门接到报告后,应当在12 h内逐级向省级人民政府卫生行政主管部门。

省级人民政府卫生行政主管部门接到报告后,应当在12 h内向卫生部报告。

发生医疗废物导致传染病传播或者有证据证明传染病传播的事故有可能发生时,应当按照《传染病防治法》及有关规定报告,并采取相应措施。

第九条 医疗卫生机构应当根据医疗废物分类收集、运送、暂时储存及机构内处置过程中所需要的专业技术、职业卫生安全防护和紧急处理知识等,制定相关工作人员的培训计划并组织实施。

第三章 分类收集、运送与暂时储存

第十条 医疗卫生机构应当根据《医疗废物分类目录》,对医疗废物实施分类管理。

第十一条 医疗卫生机构应当按照以下要求,及时分类收集医疗废物:

(一)根据医疗废物的类别,将医疗废物分置于符合《医疗废物专用包装物、容器的标准和警示标识的规定》的包装物或者容器内。

(二)在盛装医疗废物前,应当对医疗废物包装物或者容器进行认真检查,确保无破损、渗漏和其他缺陷。

(三)感染性废物、病理性废物、损伤性废物、药物性废物及化学性废物不能混合收集。少量的药物性废物可以混入感染性废物,但应当在标签上注明。

(四)废弃的麻醉、精神、放射性、毒性等药品及其相关的废物的管理,依照有关法律、行政法规和国家有关规定、标准执行。

(五)化学性废物中批量的废化学试剂、废消毒剂应当交由专门机构处置。

(六)批量的含有汞的体温计、血压计等医疗器具报废时,应当交由专门机构处置。

(七)医疗废物中病原体的培养基、标本和菌种、毒种保存液等高危险废物,应当首先在产生地点进行压力蒸汽灭菌或者化学消毒处理,然后按感染性废物收集处理。

(八)隔离的传染病患者或者疑似传染病患者产生的具有传染性的排泄物,应当按照国家规定严格消毒,达到国家规定的排放标准后方可排入污水处理系统。

(九)隔离的传染病患者或者疑似传染病患者产生的医疗废物应当使用双层包装物,并及时密封。

(十)放入包装物或者容器内的感染性废物、病理性废物、损伤性废物不得取出。

第十二条 医疗卫生机构内医疗废物产生地点应当有医疗废物分类收集方法的示意图或者文字说明。

第十三条 盛装的医疗废物达到包装物或者容器的3/4时,应当使用有效的封口方式,使包装物或者容器的封口紧实、严密。

第十四条 包装物或者容器的外表面被感染性废物污染时,应当对被污染处进行消毒处理或者增加一层包装。

第十五条 盛装医疗废物的每个包装物、容器外表面应当有警示标识,在每个包装物、容器上应当系中文标签,中文标签的内容应当包括:医疗废物产生单位、产生日期、类别及需要的特别说明等。

第十六条 运送人员每天从医疗废物产生地点将分类包装的医疗废物按照规定的时间和路线运送至内部指定的暂时储存地点。

第十七条 运送人员在运送医疗废物前,应当检查包装物或者容器的标识、标签及封口是否符合要求,不得将不符合要求的医疗废物运送至暂时储存地点。

第十八条 运送人员在运送医疗废物时,应当防止造成包装物或容器破损和医疗废物的流失、泄漏和扩散,并防止医疗废物直接接触身体。

第十九条 运送医疗废物应当使用防渗漏、防遗撒、无锐利边角、易于装卸和清洁的专用运送工具。

每天运送工作结束后,应当对运送工具及时进行清洁和消毒。

第二十条 医疗卫生机构应当建立医疗废物暂时储存设施、设备,不得露天存放医疗废物;医疗废物暂时储存的时间不得超过2天。

第二十一条 医疗卫生机构建立的医疗废物暂时储存设施、设备应当达到以下要求:

（一）远离医疗区、食品加工区、人员活动区和生活垃圾存放场所,方便医疗废物运送人员及运送工具、车辆的出入。

（二）有严密的封闭措施,设专(兼)职人员管理,防止非工作人员接触医疗废物。

（三）有防鼠、防蚊蝇、防蟑螂的安全措施。

（四）防止渗漏和雨水冲刷。

（五）易于清洁和消毒。

（六）避免阳光直射。

（七）设有明显的医疗废物警示标识和"禁止吸烟、饮食"的警示标识。

第二十二条　暂时储存病理性废物,应当具备低温储存或者防腐条件。

第二十三条　医疗卫生机构应当将医疗废物交由取得县级以上人民政府环境保护行政主管部门许可的医疗废物集中处置单位处置,依照危险废物转移联单制度填写和保存转移联单。

第二十四条　医疗卫生机构应当对医疗废物进行登记,登记内容应当包括医疗废物的来源、种类、重量或者数量、交接时间、最终去向及经办人签名等项目。登记资料至少保存3年。

第二十五条　医疗废物转交出去后,应当对暂时储存地点、设施及时进行清洁和消毒处理。

第二十六条　禁止医疗卫生机构及其工作人员转让、买卖医疗废物。

禁止在非收集、非暂时储存地点倾倒、堆放医疗废物,禁止将医疗废物混入其他废物和生活垃圾。

第二十七条　不具备集中处置医疗废物条件的农村地区,医疗卫生机构应当按照当地卫生行政主管部门和环境保护主管部门的要求,自行就地处置其产生的医疗废物。自行处置医疗废物的,应当符合以下基本要求:

（一）使用后的一次性医疗器具和容易致人损伤的医疗废物应当消毒并做毁形处理。

（二）能够焚烧的,应当及时焚烧。

（三）不能焚烧的,应当消毒后集中填埋。

第二十八条　医疗卫生机构发生医疗废物流失、泄漏、扩散和意外事故时,应当按照以下要求及时采取紧急处理措施:

（一）确定流失、泄漏、扩散的医疗废物的类别、数量、发生时间、影响范围及严重程度。

（二）组织有关人员尽快按照应急方案,对发生医疗废物泄漏、扩散的现场进行处理。

（三）对被医疗废物污染的区域进行处理时,应当尽可能减少对患者、医务人员、其他现场人员及环境的影响。

（四）采取适当的安全处置措施,对泄漏物及受污染的区域、物品进行消毒或者其他无害化处置,必要时封锁污染区域,以防扩大污染。

（五）对感染性废物污染区域进行消毒时,消毒工作从污染最轻区域向污染最严重区域进行,对可能被污染的所有使用过的工具也应当进行消毒。

（六）工作人员应当做好卫生安全防护后进行工作。

处理工作结束后,医疗卫生机构应当对事件的起因进行调查,并采取有效的防范措施预防类似事件的发生。

第四章　人员培训和职业安全防护

第二十九条　医疗卫生机构应当对本机构工作人员进行培训,提高全体工作人员对医疗废物管理工作的认识。对从事医疗废物分类收集、运送、暂时储存、处置等工作的人员和管理人员,进行相关法律和专业技术、安全防护及紧急处理等知识的培训。

第三十条　医疗废物相关工作人员和管理人员应当达到以下要求:

（一）掌握国家相关法律、法规、规章和有关规范性文件的规定,熟悉本机构制定的医疗废物管理的规章制度、工作流程和各项工作要求。

（二）掌握医疗废物分类收集、运送、暂时储存的正确方法和操作程序。

（三）掌握医疗废物分类中的安全知识、专业技术、职业卫生安全防护等知识。

（四）掌握在医疗废物分类收集、运送、暂时储存及处置过程中预防被医疗废物刺伤、擦伤等伤害的措施及发生后的处理措施。

（五）掌握发生医疗废物流失、泄漏、扩散和意外事故情况时的紧急处理措施。

第三十一条　医疗卫生机构应当根据接触医疗废物种类及风险大小的不同，采取适宜、有效的职业卫生防护措施，为机构内从事医疗废物分类收集、运送、暂时储存和处置等工作的人员和管理人员配备必要的防护用品，定期进行健康检查，必要时，对有关人员进行免疫接种，防止其受到健康损害。

第三十二条　医疗卫生机构的工作人员在工作中发生被医疗废物刺伤、擦伤等伤害时，应当采取相应的处理措施，并及时报告机构内的相关部门。

第五章　监　督　管　理

第三十三条　县级以上地方人民政府卫生行政主管部门应当依照《医疗废物管理条例》和本办法的规定，对所辖区域的医疗卫生机构进行定期监督检查和不定期抽查。

第三十四条　对医疗卫生机构监督检查和抽查的主要内容是：

（一）医疗废物管理的规章制度及落实情况。

（二）医疗废物分类收集、运送、暂时储存及机构内处置的工作状况。

（三）有关医疗废物管理的登记资料和记录。

（四）医疗废物管理工作中，相关人员的安全防护工作。

（五）发生医疗废物流失、泄漏、扩散和意外事故的上报及调查处理情况。

（六）进行现场卫生学监测。

第三十五条　卫生行政主管部门在监督检查或者抽查中发现医疗卫生机构存在隐患时，应当责令立即消除隐患。

第三十六条　县级以上卫生行政主管部门应当对医疗卫生机构发生违反《医疗废物管理条例》和本办法规定的行为依法进行查处。

第三十七条　发生因医疗废物管理不当导致发生传染病传播事故，或者有证据证明传染病传播的事故有可能发生时，卫生行政主管部门应当按照《医疗废物管理条例》第四十条的规定及时采取相应措施。

第三十八条　医疗卫生机构对卫生行政主管部门的检查、监测、调查取证等工作，应当予以配合，不得拒绝和阻碍，不得提供虚假材料。

第六章　罚　　则

第三十九条　医疗卫生机构违反《医疗废物管理条例》及本办法规定，有下列情形之一的，由县级以上地方人民政府卫生行政主管部门责令限期改正、给予警告；逾期不改正的，处以 2000 元以上 5000 以下的罚款：

（一）未建立、健全医疗废物管理制度，或者未设置监控部门或者专（兼）职人员的。

（二）未对有关人员进行相关法律和专业技术、安全防护及紧急处理等知识的培训的。

（三）未对医疗废物进行登记或者未保存登记资料的。

（四）未对机构内从事医疗废物分类收集、运送、暂时储存、处置等工作的人员和管理人员采取职业卫生防护措施的。

（五）未对使用后的医疗废物运送工具及时进行清洁和消毒的。

（六）自行建有医疗废物处置设施的医疗卫生机构，未定期对医疗废物处置设施的卫生学效果进行检测、评价，或者未将检测、评价效果存档、报告的。

第四十条　医疗卫生机构违反《医疗废物管理条例》及本办法规定，有下列情形之一的，由县级以上地方人民政府卫生行政主管部门责令限期改正、给予警告，可以并处 5000 元以下的罚款；逾期不改正的，处 5000 元以上 3 万元以下的罚款：

（一）医疗废物暂时储存地点、设施或者设备不符合卫生要求的。

（二）未将医疗废物按类别分置于专用包装物或者容器的。

（三）使用的医疗废物运送工具不符合要求的。

第四十一条　医疗卫生机构违反《医疗废物管理条例》及本办法规定，有下列情形之一的，由县级以上地方人民政府卫生行政主管部门责令限期改正，给予警告，并处5000元以上1万元以下的罚款；逾期不改正的，处1万元以上3万元以下的罚款；造成传染病传播的，由原发证部门暂扣或者吊销医疗卫生机构执业许可证件；构成犯罪的，依法追究刑事责任：

（一）在医疗卫生机构内丢弃医疗废物和在非储存地点倾倒、堆放医疗废物或者将医疗废物混入其他废物和生活垃圾的。

（二）将医疗废物交给未取得经营许可证的单位或者个人的。

（三）未按照条例及本办法的规定对污水、传染病患者和疑似传染病患者的排泄物进行严格消毒，或者未达到国家规定的排放标准，排入污水处理系统的。

（四）对收治的传染病患者或者疑似传染病患者产生的生活垃圾，未按照医疗废物进行管理和处置的。

第四十二条　医疗卫生机构转让、买卖医疗废物的，依照《医疗废物管理条例》第五十三条处罚。

第四十三条　医疗卫生机构发生医疗废物流失、泄漏、扩散时，未采取紧急处理措施，或者未及时向卫生行政主管部门报告的，由县级以上地方人民政府卫生行政主管部门责令改正，给予警告，并处1万元以上3万元以下的罚款；造成传染病传播的，由原发证部门暂扣或者吊销医疗卫生机构执业许可证件；构成犯罪的，依法追究刑事责任。

第四十四条　医疗卫生机构无正当理由，阻碍卫生行政主管部门执法人员执行职务，拒绝执法人员进入现场，或者不配合执法部门的检查、监测、调查取证的，由县级以上地方人民政府卫生行政主管部门责令改正，给予警告；拒不改正的，由原发证部门暂扣或者吊销医疗卫生机构执业许可证件；触犯《中华人民共和国治安管理处罚条例》，构成违反治安管理行为的，由公安机关依法予以处罚；构成犯罪的，依法追究刑事责任。

第四十五条　不具备集中处置医疗废物条件的农村，医疗卫生机构未按照《医疗废物管理条例》和本办法的要求处置医疗废物的，由县级以上地方人民政府卫生行政主管部门责令限期改正，给予警告；逾期不改的，处1000元以上5000元以下的罚款；造成传染病传播的，由原发证部门暂扣或者吊销医疗卫生机构执业许可证件；构成犯罪的，依法追究刑事责任。

第四十六条　医疗卫生机构违反《医疗废物管理条例》及本办法规定，导致传染病传播，给他人造成损害的，依法承担民事赔偿责任。

第七章　附　　则

第四十七条　本办法所称医疗卫生机构指依照《医疗机构管理条例》的规定取得医疗机构执业许可证的机构及疾病预防控制机构、采供血机构。

第四十八条　本办法自公布之日起施行。

 # 附录H　全国艾滋病检测工作管理办法

第一章　总　　则

第一条　为加强对全国艾滋病检测工作的监督管理，规范艾滋病检测实验室的设置和验收，确保艾滋病检测工作质量，依据《中华人民共和国传染病防治法》《艾滋病防治条例》和国家相关法律、法规的规定，特制定本管理办法。

第二条　卫生部主管全国艾滋病检测及其监督管理工作，县级以上地方卫生行政部门主管辖区内的艾滋病检测及其监督管理工作。

第三条 中国疾病预防控制中心及各省、自治区、直辖市疾病预防控制中心承担艾滋病检测的日常管理工作。各级疾病预防控制机构、医疗机构、采供血机构、计划生育技术服务机构等承担职责范围内的艾滋病检测工作,并接受中国疾病预防控制中心及省、自治区、直辖市疾病预防控制中心的业务指导。

第四条 本管理办法适用于全国所有开展艾滋病检测工作的机构。

第二章 艾滋病检测实验室的设置

第五条 省级以上卫生行政部门根据医疗卫生机构布局和艾滋病流行情况,统筹规划确定承担艾滋病检测工作的实验室。

第六条 国家对艾滋病检测实验室实行分类管理,按照实验室的职能、开展检测工作的性质及范围共分三类实验室,分别是艾滋病参比实验室、艾滋病检测确证实验室、艾滋病检测筛查实验室。

(一)艾滋病参比实验室

艾滋病参比实验室设在中国疾病预防控制中心。其职能包括:

1. 承担全国艾滋病检测实验室网络建设的业务技术指导和评价工作。

2. 建立全国艾滋病检测质量保证及质量控制体系,组织国家级实验室能力验证和艾滋病诊断试剂临床质量评估。

3. 承担艾滋病检测疑难样品的分析和确证,对有争议的检测结果进行仲裁,出具最终检测报告。

4. 开展应用性研究,承担与艾滋病防治相关的病原学鉴定、现场综合防治、调研、监测、临床治疗等工作中的相关检测任务。

5. 建立国家艾滋病病毒毒种库、样品库、质控品库、基因库和细胞库。

6. 为艾滋病确证中心实验室开展省级实验室质量管理、省级艾滋病诊断试剂临床质量评估和自愿咨询检测等工作提供技术支持和指导。

7. 组织全国艾滋病检测相关业务培训,组织制定和修改与艾滋病检测工作有关的技术规范和指南。

(二)艾滋病检测确证实验室

艾滋病检测确证实验室包括艾滋病确证中心实验室和艾滋病确证实验室。艾滋病确证中心实验室设在省级疾病预防控制中心。艾滋病确证实验室可设在疾病预防控制机构、医疗机构、血液中心、计划生育技术服务机构等。

1. 艾滋病确证中心实验室职能

(1)负责职责范围内艾滋病检测实验室网络建设的业务技术指导和评价,组织艾滋病检测实验室人员技术培训。

(2)建立艾滋病检测实验室质量控制体系,组织省级实验室能力验证和艾滋病诊断试剂的临床质量评估。

(3)承担省级卫生行政部门指定区域内的艾滋病病毒抗体确证、抗体筛查和其他艾滋病检测工作。

(4)开展应用性研究,承担与艾滋病防治相关的病原学鉴定、现场综合防治、调研、监测、临床治疗等工作中相关的检测任务。

(5)建立职责范围内的艾滋病检测样品库和质控品库。

(6)收集、整理和分析艾滋病检测数据及相关资料,建立艾滋病检测实验室基本资料库和艾滋病检测资料数据库。定期向省级卫生行政部门和中国疾病预防控制中心报告艾滋病检测数据及相关资料,并配合其做好个案调查、登记等随访工作。

(7)负责对开展自愿咨询检测工作的艾滋病检测实验室的技术支持和指导。

2. 艾滋病确证实验室职能

(1)承担当地卫生行政部门指定的艾滋病病毒抗体确证、抗体筛查和其他艾滋病检测工作。

(2)及时向艾滋病确证中心实验室报告经确证的阳性结果,并配合其做好个案调查、登记等随访工作。

(3)承担当地卫生行政部门指定的艾滋病检测筛查实验室的业务技术指导、培训和评价任务。

(4)定期汇总艾滋病检测资料,并上报艾滋病确证中心实验室和同级卫生行政部门。

（5）协助艾滋病检测实验室开展自愿咨询检测工作,给予技术支持和指导。

（三）艾滋病检测筛查实验室

艾滋病检测筛查实验室包括艾滋病筛查中心实验室、艾滋病筛查实验室和艾滋病检测点。艾滋病筛查中心实验室设在市(地)级疾病预防控制中心;艾滋病筛查实验室和艾滋病检测点可设在疾病预防控制机构、医疗机构、采供血机构、计划生育技术服务机构等。

1．艾滋病筛查中心实验室职能

（1）负责职责范围内艾滋病病毒抗体筛查试验,根据需要可开展其他艾滋病检测工作。

（2）负责将艾滋病病毒抗体筛查呈阳性反应的样品送艾滋病检测确证实验室。

（3）定期汇总艾滋病检测资料,并上报艾滋病检测确证实验室。配合艾滋病检测确证实验室做好个案调查、登记等随访工作。

（4）负责对职责范围内艾滋病检测筛查实验室的技术指导;协助艾滋病筛查实验室和艾滋病检测点开展自愿咨询检测工作,给予技术支持和指导。

2．艾滋病筛查实验室职能

（1）开展艾滋病病毒抗体的筛查试验,根据需要可开展其他艾滋病检测工作。

（2）负责将艾滋病病毒抗体筛查呈阳性反应的样品送当地艾滋病筛查中心实验室或艾滋病检测确证实验室。

（3）定期汇总艾滋病检测资料,并上报当地艾滋病筛查中心实验室或艾滋病检测确证实验室。

（4）对自愿咨询检测工作提供技术支持。

3．艾滋病检测点职能

（1）开展艾滋病病毒抗体的筛查试验。

（2）负责将艾滋病病毒抗体筛查呈阳性反应的样品送当地艾滋病筛查实验室或艾滋病筛查中心实验室。

（3）定期汇总艾滋病检测资料,并上报当地艾滋病筛查实验室或艾滋病筛查中心实验室。

（4）开展艾滋病自愿咨询检测工作。

第三章　艾滋病检测实验室的验收

第七条　开展艾滋病检测工作的实验室要经过技术和条件验收,未经验收或验收不合格的实验室不得开展艾滋病检测工作。

第八条　设立艾滋病检测实验室的机构或单位应向省级卫生行政部门提交申请书。

第九条　省级卫生行政部门组织专家组按照"艾滋病检测实验室基本标准"(见附件),对艾滋病检测实验室人员业务能力、设施、条件等进行验收。

（一）艾滋病检测确证实验室的验收

省级卫生行政部门组织专家组对申请材料进行审查,对符合规定、材料齐全的申请者,组织有国家级专家参加的省级艾滋病检测实验室验收专家组进行现场验收。省级卫生行政部门对通过验收者发出合格通知,同时抄送省级疾病预防控制中心,未通过验收者整改后可重新提出申请。

（二）艾滋病检测筛查实验室的验收

省级卫生行政部门组织专家组对申请材料进行审查,对符合规定、材料齐全的申请者,由省级(或市地级)艾滋病检测实验室验收专家组进行现场验收。省级卫生行政部门对通过验收者发出合格通知,同时抄送省级疾病预防控制中心,未通过验收者整改后可重新提出申请。

省级卫生行政部门在组织对采供血机构执业验收时,应选派艾滋病检测实验室验收专家组专家参加对采供血机构实验室的验收。采供血机构取得执业许可后,抄送省级疾病预防控制中心备案。

第十条　迁移艾滋病检测实验室或变更艾滋病检测实验室的类别,按本办法上述规定重新申请验收。

第十一条　省级卫生行政部门应将艾滋病检测实验室验收情况对外公布,并接受相关部门的监督检查。

第四章　艾滋病检测工作要求

第十二条　艾滋病检测实验室应在规定的职能范围内开展检测工作,遵守国家法律、法规和有关规范。检测技术及程序应符合《全国艾滋病检测技术规范》的要求。

第十三条　艾滋病检测实验室技术人员需要经过相关的业务培训,经考核合格者由相关机构发给培训证书,持证上岗。非卫生专业技术人员不得从事艾滋病检测工作。

第十四条　艾滋病检测实验室中使用国家规定需要强检的仪器设备,必须由同级或上级计量认证部门定期检定,非国家强检的仪器设备应定期要求厂家或供应部门维护和校准。

第十五条　艾滋病检测实验室中使用的检测试剂必须是经国家食品药品监督管理总局注册且符合相关要求的试剂。

第十六条　艾滋病检测筛查实验室发现艾滋病病毒抗体筛查呈阳性反应的样品必须及时送艾滋病检测确证实验室,不得擅自处理。

艾滋病检测确证实验室收到送检样品后应尽快进行确证试验,最迟不得超过十个工作日,一次性检测大量样品等特殊情况除外。

第十七条　艾滋病检测确证实验室出具的艾滋病病毒抗体确证报告应以保密方式发送。艾滋病病毒抗体确证试验结果应当告知本人;本人为无行为能力人或者限制行为能力人的,应当告知其监护人。

第十八条　艾滋病检测实验室应有专人负责妥善保存检测记录和各种档案,不得擅自修改和销毁。记录保存期不少于十年,国家法律、法规另有规定的,依照有关规定执行。

第十九条　艾滋病检测工作应遵守自愿和知情同意原则,国家法律、法规另有规定的除外。艾滋病自愿咨询检测需按《艾滋病免费自愿咨询检测管理办法(试行)》执行。

第二十条　艾滋病检测实验室工作人员不得泄露艾滋病患者或感染者的姓名、住址、检测结果等有关情况。

第五章　艾滋病检测工作中的生物安全

第二十一条　艾滋病检测实验室应按照国家有关法律、法规的相关规定,对污染场所、物品及医疗废弃物进行消毒和无害化处置,遵循"标准防护原则",防止实验室内外污染。

第二十二条　艾滋病检测工作中涉及到艾滋病病毒毒种(株)和检测样品的采集、保藏、携带、运输,必须符合卫生部的有关规定。

第二十三条　艾滋病检测实验室必须执行《实验室生物安全通用要求》(GB 19489—2004)的要求及卫生部的有关规定。

第二十四条　艾滋病检测实验室人员发生职业暴露后,应按照《医务人员艾滋病病毒职业暴露防护工作指导原则(试行)》及其他相关规定及时处理。

第六章　实验室质量管理

第二十五条　艾滋病参比实验室负责对全国艾滋病检测实验室的检测质量进行检查。艾滋病确证中心实验室负责对职责范围内的艾滋病检测实验室的检测质量进行检查。

第二十六条　艾滋病检测实验室应建立健全实验室质量保证和质量控制体系,并有专人负责质量体系的正常运转。

第二十七条　艾滋病检测筛查实验室必须参加省级以上实验室能力验证;艾滋病检测确证实验室必须参加中国疾病预防控制中心组织的实验室能力验证。艾滋病检测实验室能力验证结果由组织者定期公开发布。

第七章　监 督 管 理

第二十八条　各级卫生行政部门应当加强对艾滋病检测实验室的监督管理工作。实验室未经验收或验收不合格擅自开展艾滋病检测工作的,由本级或上级卫生行政部门责令限期改正,并通报批评。

第二十九条 艾滋病检测实验室有下列情形之一的,由本级或上级卫生行政部门责令限期改正,并依法对其所在的机构、单位和责任人进行查处:

①艾滋病检测筛查实验室出具艾滋病病毒抗体阳性报告及筛查呈阳性反应的样品不按规定送检的。

②使用不符合本办法所规定试剂的。

③在艾滋病检测工作中未开展实验室室内质量控制或未参加实验室能力验证的。

④使用非卫生技术人员或未经培训合格的技术人员从事艾滋病检测工作的。

⑤未按照规定对实验室废弃物、污物进行消毒处理的。

⑥在艾滋病检测工作中弄虚作假,出具虚假检验报告的。

⑦擅自修改检测记录或未按规定保存记录,造成严重后果的。

⑧违反本管理办法所规定其他有关条款的。

第八章 附 则

第三十条 国家质量监督检验检疫总局主管出入境检验检疫机构艾滋病检测及其监督管理工作。国家出入境检验检疫机构按照本管理办法规定的标准和规范,确定本系统承担出入境人员艾滋病检测工作的实验室,并将实验室验收情况抄送当地卫生行政部门及疾病预防控制机构。

第三十一条 军队艾滋病检测工作由中国人民解放军卫生主管部门参照本办法实施监督管理。武警部队艾滋病检测工作由武警部队卫生主管部门参照本办法实施监督管理。

第三十二条 《艾滋病检测实验室验收办法》和《全国艾滋病检测技术规范》由中国疾病预防控制中心另行制定。

第三十三条 本办法的用语含义如下:

艾滋病检测:采用实验室方法对人体血液、其他体液、组织器官、血液衍生物等进行艾滋病病毒、艾滋病病毒抗体及相关免疫指标检测,包括监测、检验检疫、自愿咨询检测、临床诊断、血液及血液制品筛查工作中的艾滋病检测。

艾滋病检测实验室:对人体血液、其他体液、组织器官、血液衍生物等进行艾滋病病毒、艾滋病病毒抗体及相关免疫指标检测的所有实验室的统称。

疾病预防控制机构:从事疾病预防控制活动的疾病预防控制中心及与上述机构业务活动相同的单位。

医疗机构:按照《医疗机构管理条例》取得医疗机构执业许可证,从事疾病诊断、治疗活动的机构。

采供血机构:采集、提供临床用血和生产用原料血浆的机构,包括血液中心、中心血站、中心血库、特殊血液成分库和单采血浆站等。

出入境检验检疫机构:负责出入境卫生检疫、动植物检疫与商品检验的行政执法机构,由国家质量监督检验检疫总局及其设立的各地分支机构组成。

实验室能力验证:利用实验室间的比对确定实验室的检测能力。

标准防护原则:医务人员将所有患者的血液、其他体液及被血液、其他体液污染的物品均视为具有传染性的病原物质,医务人员在接触这些物质时,必须采取防护措施。

第三十四条 本办法由卫生部负责解释,自发布之日起施行。

第三十五条 本办法实施前已获正式批准的艾滋病检测实验室不再重新验收。1997 年卫生部发布的《全国艾滋病检测工作规范》同时废止。

该管理办法附件如下。

艾滋病检测实验室基本标准

一、艾滋病参比实验室

1. 人员条件 由 10 名以上医技或科研人员组成,其中具有高级卫生技术职称人员至少 5 名,中级卫生技术职称人员至少 3 名。高级技术负责人需具有 5 年以上艾滋病病毒检测和研究经验,接受过国际或国家级艾滋病检测技术培训,并获得培训证书。

2. 建筑条件　需有独立的符合二级生物安全实验室(BSL-2)要求的以下建筑区域,包括血清学检测、质量控制、核酸检测、基因序列测定及分析、免疫学检测、血清库和冷库等,并将建筑区域分为清洁区、半污染区和污染区。具有满足艾滋病病毒分离、培养与扩增、浓缩与纯化、中和试验等需要的三级生物安全实验室(BSL-3)。

3. 仪器设备条件　配备血清学检测、病原学检测、核酸检测、基因序列测定、免疫学检测设备和三级生物安全实验室(BSL-3)所需仪器设备,至少包括酶标读数仪、洗板机、病毒载量测定仪、基因序列测定仪和流式细胞仪、普通冰箱、低温冰箱、超低温冰箱、水浴箱、温箱、离心机、旋转振荡器、摇床、加样器(仪)、专用计算机和必要的摄像器材、消毒和污物处理设备、实验室恒温设备、安全防护用品和生物安全柜等。具有建立国家艾滋病病毒毒种库、检测样品库、质控品库、基因库、细胞库和数据库的设备条件。

二、艾滋病检测确证实验室

1. 人员条件　至少由 5 名医技人员组成,其中专职人员至少 2 名,具有副高级卫生技术职称人员至少 1 名。负责确证试验的技术人员需具有 3 年以上从事艾滋病病毒抗体检测工作经验、接受过省级以上艾滋病检测技术培训,并获得培训证书。

2. 建筑条件　需有独立的血清学检测实验室,分为清洁区、半污染区和污染区,符合二级生物安全实验室(BSL-2)要求。根据需要可设置核酸检测、免疫学检测等建筑区域。

3. 仪器设备条件　配备血清学检测和二级生物安全实验室(BSL-2)所需仪器设备,至少包括酶标读数仪、洗板机、普通冰箱、低温冰箱、水浴箱(或温箱)、离心机、旋转振荡器、摇床、加样器(仪)、专用计算机和必要的摄像器材、消毒和污物处理设备、实验室恒温设备、安全防护用品和生物安全柜。具有建立血清库和数据库的设备条件。

三、艾滋病检测筛查实验室

(一)艾滋病筛查中心实验室及艾滋病筛查实验室

1. 人员条件　至少由 3 名医技人员组成,其中具有中级卫生技术职称人员至少 1 名。负责筛查试验的技术人员需具有 2 年以上从事病毒性疾病血清学检测工作经验,接受过省级以上艾滋病检测技术培训,并获得培训证书。

2. 建筑条件　实验室或检测区域应分为清洁区、半污染区和污染区,应符合二级生物安全实验室(BSL-2)要求。

3. 仪器设备条件　配备艾滋病病毒抗体筛查试验所需设备,至少包括酶标读数仪、洗板机、普通冰箱、水浴箱(或温箱)、离心机、加样器(仪)、消毒与污物处理设备、实验室恒温设备、安全防护用品和生物安全柜。

(二)艾滋病检测点

1. 人员条件　至少由 2 名经过艾滋病检测技术培训并获得培训证书的专业人员组成。

2. 建筑条件　需有艾滋病检测区域或专用实验台,能开展简便、快速检测。

3. 设备条件　需配备快速试验所必须的物品,包括普通冰箱、消毒与污物处理设备、一次性消耗品、安全防护用品。

附录 I　医疗机构临床基因扩增检验实验室管理办法

第一章　总　　则

第一条　为规范医疗机构临床基因扩增检验实验室管理,保障临床基因扩增检验质量和实验室生物安全,保证临床诊断和治疗科学性、合理性,根据《医疗机构管理条例》、《医疗机构临床实验室管理办法》

和《医疗技术临床应用管理办法》,制定本办法。

第二条 临床基因扩增检验实验室是指通过扩增检测特定的 DNA 或 RNA,进行疾病诊断、治疗监测和预后判定等的实验室,医疗机构应当集中设置,统一管理。

第三条 本办法适用于开展临床基因扩增检验技术的医疗机构。

第四条 卫生部负责全国医疗机构临床基因扩增检验实验室的监督管理工作。各省级卫生行政部门负责所辖行政区域内医疗机构临床基因扩增检验实验室的监督管理工作。

第五条 以科研为目的的基因扩增检验项目不得向临床出具检验报告,不得向患者收取任何费用。

第二章 实验室审核和设置

第六条 医疗机构向省级卫生行政部门提出临床基因扩增检验实验室设置申请,并提交以下材料:

(一)医疗机构执业许可证复印件。

(二)医疗机构基本情况,拟设置的临床基因扩增检验实验室平面图及拟开展的检验项目、实验设备、设施条件和有关技术人员资料。

(三)对临床基因扩增检验的需求及临床基因扩增检验实验室运行的预测分析。

第七条 省级临床检验中心或省级卫生行政部门指定的其他机构(以下简称省级卫生行政部门指定机构)负责组织医疗机构临床基因扩增检验实验室的技术审核工作。

第八条 省级临床检验中心或省级卫生行政部门指定机构应当制定医疗机构临床基因扩增检验实验室技术审核办法,组建各相关专业专家库,按照《医疗机构临床基因扩增检验工作导则》对医疗机构进行技术审核。技术审核办法报请省级卫生行政部门同意后实施。

第九条 医疗机构通过省级临床检验中心或省级卫生行政部门指定机构组织的技术审核的,凭技术审核报告至省级卫生行政部门进行相应诊疗科目项下的检验项目登记备案。

第十条 省级卫生行政部门应当按照《医疗机构临床实验室管理办法》和《医疗机构临床检验项目目录》开展医疗机构临床基因扩增检验项目登记工作。

第十一条 基因扩增检验实验室设置应符合国家实验室生物安全有关规定。

第三章 实验室质量管理

第十二条 医疗机构经省级卫生行政部门临床基因扩增检验项目登记后,方可开展临床基因扩增检验工作。

第十三条 医疗机构临床基因扩增检验实验室应当按照《医疗机构临床基因扩增检验工作导则》,开展临床基因扩增检验工作。

第十四条 医疗机构临床基因扩增检验实验室人员应当经省级以上卫生行政部门指定机构技术培训合格后,方可从事临床基因扩增检验工作。

第十五条 医疗机构临床基因扩增检验实验室应当按照《医疗机构临床基因扩增检验工作导则》开展实验室室内质量控制,参加卫生部临床检验中心或指定机构组织的实验室室间质量评价。卫生部临床检验中心或指定机构应当将室间质量评价结果及时通报医疗机构和相应省级卫生行政部门。

第四章 实验室监督管理

第十六条 省级临床检验中心或省级卫生行政部门指定机构按照《医疗机构临床基因扩增检验工作导则》对医疗机构临床基因扩增检验实验室的检验质量进行监测,并将监测结果报省级卫生行政部门。

第十七条 省级以上卫生行政部门可以委托临床检验中心或者其他指定机构对医疗机构临床基因扩增检验实验室进行现场检查。现场检查工作人员在履行职责时应当出示证明文件。在进行现场检查时,检查人员有权调阅有关资料,被检查医疗机构不得拒绝或隐瞒。

第十八条 省级以上卫生行政部门指定机构对室间质量评价不合格的医疗机构临床基因扩增检验实验室提出警告。对于连续2次或者3次中有2次发现临床基因扩增检验结果不合格的医疗机构临床基因扩增检验实验室,省级卫生行政部门应当责令其暂停有关临床基因扩增检验项目,限期整改。整改结束后,经指定机构组织的再次技术审核合格后,方可重新开展临床基因扩增检验项目。

第十九条 对于擅自开展临床基因检验项目的医疗机构,由省级卫生行政部门依据《医疗机构管理条例》第四十七条和《医疗机构管理条例实施细则》第八十条处罚,并予以公告。公告所需费用由被公告医疗机构支付。

第二十条 医疗机构临床基因扩增检验实验室出现以下情形之一的,由省级卫生行政部门责令其停止开展临床基因扩增检验项目,并予以公告,公告所需费用由被公告医疗机构支付:

(一)开展的临床基因扩增检验项目超出省级卫生行政部门核定范围的。

(二)使用未经国家食品药品监督管理总局批准的临床检验试剂开展临床基因扩增检验的。

(三)在临床基因扩增检验中未开展实验室室内质量控制的。

(四)在临床基因扩增检验中未参加实验室室间质量评价的。

(五)在临床基因扩增检验中弄虚作假的。

(六)以科研为目的的基因扩增检验项目向患者收取费用。

(七)使用未经培训合格的专业技术人员从事临床基因扩增检验工作的。

(八)严重违反国家实验室生物安全有关规定或不具备实验室生物安全保障条件的。

第五章 附 则

第二十一条 本办法自发布之日起施行。《临床基因扩增检验实验室管理暂行办法》(卫医发〔2002〕10号)同时废止。

(李树平)

参考文献
CANKAOWENXIAN

[1]　尚红,王毓三,申子瑜.全国临床检验操作规程[M].3版.北京:人民卫生出版社,2015.

[2]　李艳,李山.临床实验室管理学[M].3版.北京:人民卫生出版社,2014.

[3]　杨振华.临床实验室管理学[M].北京:人民卫生出版社,2003.

[4]　丛玉隆.实用检验医学[M].北京:人民卫生出版社,2009.

[5]　申子瑜.临床实验室管理学[M].2版.北京:人民卫生出版社,2010.

[6]　吴阿阳,蒋斌,孙若东.临床实验室管理[M].武汉:华中科技大学出版社,2013.

[7]　尚红,王毓三,申子瑜.全国临床检验操作规程[M].4版.北京:人民卫生出版社,2015.

[8]　徐克前.临床生物化学检验[M].北京:人民卫生出版社,2014.

[9]　龚道元,赵建宏.临床实验室管理学[M].武汉:华中科技大学出版社,2014.